Heiner Fangerau | Silke Fehlemann | Sylvia Wagner | Carolin Ehlke |
Carolin Oppermann | Wolfgang Schröer (Hrsg.)

Missbräuchlicher Einsatz von Medikamenten an Kindern und Jugendlichen in Nordrhein-Westfalen seit der Gründung des Landes bis in die 1980er Jahre

Heiner Fangerau | Silke Fehlemann |
Sylvia Wagner | Carolin Ehlke |
Carolin Oppermann | Wolfgang Schröer (Hrsg.)

Missbräuchlicher Einsatz von Medikamenten an Kindern und Jugendlichen in Nordrhein-Westfalen seit der Gründung des Landes bis in die 1980er Jahre

BELTZ JUVENTA

Auftraggeber:
Ministerium für Arbeit,
Gesundheit und Soziales
des Landes Nordrhein-Westfalen

MIX
Papier | Fördert gute Waldnutzung
FSC® C089473
FSC
www.fsc.org

Dieses Buch ist erhältlich als:
ISBN 978-3-7799-9358-2 Print
ISBN 978-3-7799-9359-9 E-Book (PDF)
DOI 10.3262/978-3-7799-9359-9

1. Auflage 2026

Beltz Verlagsgruppe GmbH & Co. KG
Werderstraße 10, 69469 Weinheim
service@beltz.de

Satz: Datagrafix, Berlin
Druck und Bindung: Beltz Grafische Betriebe, Bad Langensalza
Beltz Grafische Betriebe ist ein Unternehmen mit finanziellem Klimabeitrag
(ID 15985-2104-1001)
Printed in Germany

Weitere Informationen zu unseren Autor:innen und Titeln finden Sie unter: www.beltz.de

Inhalt

1. Definition, Forschungsüberblick, Vorbedingungen und Methode

Heiner Fangerau, Silke Fehlemann, Sylvia Wagner, Carolin Ehlke, Carolin Oppermann, Wolfgang Schröer

Im Juli 2023 wurde gegen den Bonner Psychiater Michael Winterhoff Anklage erhoben, weil er in großem Umfang Neuroleptika an junge Menschen in stationären Erziehungshilfen unter der Verwendung umstrittener Diagnosen verabreicht bzw. verordnet haben soll. Es handelte sich offenbar vor allem um das lang bekannte Medikament Pipamperon. Winterhoff verteidigt sein Vorgehen mit dem Argument, er habe das Medikament nur verabreicht, wenn Kinder „von Aggressionen, Stimmungslabilität und Verwirrtheit beherrscht"[1] gewesen seien.

Der Fall Winterhoff zeigt, dass die Frage, in welchem Umfang, unter welchen Bedingungen und ob überhaupt jungen Menschen psychotrope Medikamente gegeben werden sollten, keinesfalls nur ein historisch relevantes Thema ist. Die Frage, wie viel Abweichung von der Norm eine Gesellschaft bereit ist, zu ertragen, und wie viel Abweichung Kindern und Jugendlichen selbst zugemutet werden kann, ist weiterhin virulent, wird aktuell in den Medien diskutiert und wird laufend zu überprüfen sein. Begleitet wird diese Abwägung von der Frage, welche Medikamente in welchem Umfang und in welchen Kombinationen an (minderjährige) junge Menschen gegeben werden sollen. Die Verordnung von Psychopharmaka an Kinder und Jugendliche ist in den letzten Jahrzehnten angestiegen und bleibt auf hohem Niveau konstant (Abbas u. a. 2016). Die Beurteilung, ob eine Medikamentengabe moralisch gerechtfertigt, medizinisch indiziert und gesellschaftlich sowie in pädagogischen Konstellationen akzeptiert ist, bleibt

1 https://www.tagesschau.de/investigativ/wdr/kinderpsychiater-winterhoff-anklage-100.html [Letzter Zugriff 18.10.2023]. Der Vorgang wird aufgearbeitet in einem aktuellen Projekt unter der Leitung von Michael Kölch und dem ISA (Institut für soziale Arbeit) e. V. sowie SOCLES International unter dem Titel „Verantwortung zwischen Jugendamt, freien Trägern und Kinder- und Jugendpsychiatrie (KJP) im Rahmen der Gesundheitsfürsorge – Fall- und Organisationsanalysen für das Jugendamt Bonn" (Kurztitel: Fallstudie Kooperation KJH – KJP Bonn), siehe Näheres unter: https://www.socles.org/fallstudie-kooperation-kjh-kjp-bonn [Letzter Zugriff 18.10.2023]. Dokumentiert wurde der Fall in der dreiteiligen WDR-Reihe: Der Kinderpsychiater – Die Macht des Dr. Winterhoff, in: https://www.ardmediathek.de/serie/der-kinderpsychiater-die-macht-des-dr-winterhoff/staffel-1/Y3JpZDovL3dkci5kZS9kZXJraW5kZXJwc3ljaGlhdGVyZHJ3aW50ZXJob2Zm/1 [Letzter Zugriff 13.03.2025]. Die Stellungnahmen seiner Rechtsanwälte zur Berichterstattung finden sich hier: https://www.hoecker.eu/news/pressemitteilung-zur-strafrechtlichen-hauptverhandlung-gegen-dr-michael-winterhoff [Letzter Zugriff 02.03.2025].

insofern eine dynamische Frage und ist auch aktuell der steten Verhandlung unterworfen. Darüber hinaus existierten und existieren medizinische Leitlinien und juristische Vorgaben sowie festgelegte Dosierungsempfehlungen in den jeweiligen Zeitläufen.[2]

Dieses Spannungsfeld zwischen den tradierten Praktiken und Routinen des Medikamentierens einerseits und den ethischen, juristischen und medizinischen Grundlagen des Medikamentenkonsums andererseits bestimmt auch den Begriff des „missbräuchlichen Einsatzes" von Medikamenten. Im vorliegenden Aufarbeitungsforschungsprojekt wurde der missbräuchliche Einsatz von Medikamenten in Einrichtungen der Kinder- und Jugendhilfe, der stationären Behindertenhilfe und Psychiatrien sowie in Heilstätten und Kurheimen im Land Nordrhein-Westfalen (NRW) definiert, erfasst und beschrieben. Damit ist noch einmal ein besonderer Fokus gelegt. Es handelt sich insgesamt um Einrichtungen und Orte des Alltags von jungen Menschen, die unter öffentlicher Verantwortung standen, bestimmten Auflagen und Kontrollen unterlagen sowie dem Kindeswohl dienen sollten. Entsprechend steht nicht nur die Analyse von Alltagspraktiken in ihren jeweiligen historischen Kontexten im Fokus, sondern die Rekonstruktion eines öffentlich verantworteten organisierten und durch spezifische Verfahrensabläufe rekonstruierten Alltags. Der zeitliche Horizont liegt zwischen 1946, der Gründung des Landes NRW, und 1980 mit Ausblicken in die Zeit davor und danach. In dem Aufarbeitungsforschungsprojekt werden missbräuchliche Arzneimittelgaben rekonstruiert, die Wahrnehmung von Betroffenen und Zeitzeug:innen wird untersucht und Verantwortungsstrukturen werden herausgearbeitet. Wir markieren im Folgenden mit dem Begriff „Betroffene" Personen, die durch missbräuchlichen Arzneimitteleinsatz Leid und Unrecht erfahren haben. Als „Zeitzeug:innen" bezeichnen wir Personen, die missbräuchlichen Arzneimitteleinsatz erlebt oder beobachtet haben oder die in irgendeiner Weise selbst beteiligt waren. Dabei kann es Schnittmengen zwischen beiden Gruppen geben.

1.1 Definition: „Missbräuchlicher Einsatz von Medikamenten"

Als Arzneimittel/Medikamente werden im Projekt der Definition im Arzneimittelgesetz von 1961 folgend „Stoffe und Zubereitungen aus Stoffen [verstanden], die vom Hersteller oder demjenigen, der sie sonst in Verkehr bringt, dazu

2 Allerdings gab es auch zahlreiche Medikamente, für die keine Dosierungsempfehlungen für Kinder vorlagen. In der roten Liste von 1963 wird nur für Truxaletten-Saft eine Dosierungsempfehlung für Kinder angegeben, vgl. z. B. Hartig (2020, S. 91). Dabei kann nicht davon ausgegangen werden, dass Kinder „kleine Erwachsene" waren, man konnte also die nötige Menge nicht einfach vom Gewicht her herunterrechnen, sondern man hätte die abweichende Physiologie und Pathophysiologie und die noch nicht abgeschlossene Entwicklung der Heranwachsenden etc. berücksichtigen müssen, vgl. dazu Wagner (2020, S. 168).

bestimmt sind, durch Anwendung am oder im menschlichen Körper 1. die Beschaffenheit, den Zustand oder die Funktionen des Körpers oder seelische Zustände erkennen zu lassen oder zu beeinflussen, 2. vom menschlichen oder tierischen Körper erzeugte Wirkstoffe oder Körperflüssigkeiten zu ersetzen oder 3. Krankheitserreger, Parasiten oder körperfremde Stoffe zu beseitigen oder unschädlich zu machen“ (Gesetz über den Verkehr mit Arzneimitteln (Arzneimittelgesetz) vom 16. Mai 1961, S. 533f.).

Der missbräuchliche Einsatz von Arzneimitteln oder „Arzneimittelmissbrauch“ liegt nach dem Verständnis des Forschungsteams vor, wenn der Einsatz oder der Umfang der Medikamentenvergabe die Menschenwürde oder die jeweiligen zeitgenössischen Grenzen der ethischen, juristischen oder medizinischen Norm verletzte oder erkennbar mehr Schaden als Nutzen für das Kind bzw. den/die Jugendliche:n mit sich brachte (Fangerau 2014). Dabei sollte – wenn möglich – auch die zeitgenössisch übliche Praxis der Medikamentenvergabe berücksichtigt werden. Mit im Blick der Studie ist ein Zwangskontext, in dem das Ausgeliefertsein in der Unterbringung in den o.g. Einrichtungen nicht berücksichtigt oder ausgenutzt wurde oder in dem der Einsatz anderen Zielen und Zwecken als dem Wohl der jungen Menschen diente. Hierzu gehören auch medizinische Versuche, Behandlungen sowie Testungen a) ohne Aufklärung und Einwilligung der (gesetzlichen) Sorgeberechtigten und der Kinder und Jugendlichen oder b) ohne individuellen Nutzen für die jungen Menschen oder c) ohne Berücksichtigung oder unter Ausnutzung und Erzeugung von Vulnerabilität (ten Have 2023). Über die historische Einordnung hinaus kann im Sinne der Betroffenen auch rückblickend thematisiert werden, ob eine Verordnung von Medikamenten aus aktueller Sicht fragwürdig oder missbräuchlich ist. Zudem ist offen, ob die Gesellschaft der Erwachsenen den Leidenserfahrungen von Kindern und Jugendlichen bereits differenziert genug Gehör schenkt.

In diesem Bericht werden für die Betroffenen zum Teil die Begriffe „Heimkinder“ und „Verschickungskinder“ verwendet, da die zentralen Betroffenenverbände (z.B. Verein ehemaliger Heimkinder e.V. und 1. Heimkinder-Community NRW e.V. oder die Initiative Verschickungskinder) diese Begriffe als Selbstbezeichnung nutzen. Diskussionen, bspw. im Rahmen des „Zukunftsforums Heimerziehung“, weisen allerdings explizit auf das stigmatisierende Potenzial hin und fordern, zusammen mit betroffenen Selbstorganisationen und Heimräten die Begrifflichkeit zu reflektieren (Zukunftsforum Heimerziehung 2021). Diese Diskussionen beziehen sich auf die aktuelle Kinder- und Jugendhilfe. In dieser Studie wird der Bezeichnung der Selbstorganisationen gefolgt, „Heimkinder“ oder andere Bezeichnungen wie „Verschickungskinder“ und „Kurkinder“ werden aber in Anführungszeichen gesetzt.

Bislang haben sich in der Forschung **vier wesentliche Formen** des Medikamentenmissbrauchs gezeigt, die mitunter nicht trennscharf voneinander zu betrachten, sondern auch in Kombination aufgetreten sind (Lenhard-Schramm 2017, S. 27).

1. Experimente mit pharmakologisch wirksamen Stoffen oder medizinische Erprobungen von neuartigen Medikamenten (oder Impfstoffen) ohne Einwilligung der Kinder bzw. Jugendlichen, ihrer Sorgeberechtigten oder ihrer gesetzlichen Vormünder:innen bzw. Erprobungen von bereits zugelassenen Medikamenten für neue Einsatzmöglichkeiten oder zur Erforschung von Nebenwirkungen. Inzwischen ist in der Forschung eine lebhafte Diskussion um die Begrifflichkeit der „Erprobungen", „Studien", „Versuche" oder „Experimente" entstanden. So wird kritisiert, dass der Begriff „Arzneimittelstudie" eine wissenschaftliche Anlage der Testungen nahelege (Kaminsky/Klöcker 2020, S. XIII), der Begriff der „Menschenversuche" hingegen eine zu enge Verbindung zu den Menschenversuchen in den NS-Konzentrationslagern ziehe. (Die Frage nach dem Begriff der Anwendungsbeobachtung bzw. -studie wird in Kapitel 2.1.3 tiefergehend adressiert).
2. Massive Überdosierungen und problematische Kombinationen von handelsüblichen und zugelassenen Medikamenten.
3. Einsatz von Medikamenten zur Strafe und zur Disziplinierung bzw. ohne medizinische Indikation. In diese Rubrik gehören auch Fälle, in denen Medikamente als pädagogisches (Sanktions-)Mittel oder zur Unterstützung einer pädagogischen Intervention oder Konstellation eingesetzt wurden. Hierbei ist auch die Frage zu diskutieren, ob es missbräuchlich war, wenn Medikamente zur Ruhigstellung eingesetzt worden sind, wenn etwa die Kinder und Jugendlichen sich selbst oder andere Heranwachsende gefährdeten[3] oder wenn Medikamente als Instrumente dienten, um Organisationslogiken zu erhalten, wenn etwa in Kinderkurkliniken zur Bekämpfung von Tuberkulose (TBC) die Patient:innen Beruhigungsmittel erhielten, damit sie möglichst lange liegen konnten.
4. Interviews mit Betroffenen und Berichte ehemaliger „Heimkinder"/„Kurkinder"/ „Verschickungskinder" weisen darauf hin, dass es auch noch eine vierte Form des Missbrauchs von Medikamenten gab: Als „Vorbereitung" für sexuelle[4] Gewalt gegen Minderjährige in Einrichtungen (Kaminsky/Klöcker 2020, S. 73) sowie zur Verstärkung anderer Gewaltanwendungen. Daran wird deutlich, dass der missbräuchliche Einsatz von Medikamenten Teil eines größeren

3 Hierauf weist auch die neuere Studie zum Medikamentenmissbrauch im Franz-Sales-Haus hin (Kaminsky/Klöcker 2020, S. 63–74).

4 Im vorliegenden Bericht wird einerseits von sexueller Gewalt und andererseits von sexualisierter Gewalt gesprochen. Es wird im Folgenden die Begrifflichkeit „sexuelle Gewalt/ Übergriffe" verwendet, wenn sich auf konkrete Erzählungen der Betroffenen bezogen wird. In Gesprächen mit Betroffenen wurde geäußert, dass diese Bezeichnung als passend für die eigenen Erfahrungen von sexueller Gewalt gesehen werden, da sexuelle Gewalt eine besondere Form von Gewalt darstellt. Hingegen fokussiert die Begrifflichkeit „sexualisierte Gewalt/Übergriffe" stärker auf einen Machtmissbrauch, der sexualisiert ist bzw. durch sexualisierte Gewalt umgesetzt wird. Dieser Begriff wird daher in dem Bericht bei allgemeinen, nicht betroffenenbezogenen Beschreibungen von Grenzverletzungen durch sexualisierte Gewalt verwendet.

Komplexes von Gewaltanwendungen ist und nicht losgelöst von diesen betrachtet werden kann.

1.2 Allgemeiner Forschungsüberblick und Ausgangspunkt der Studie

In den späten 1960er Jahren hatte der Psychiater Asmus Finzen bereits davor gewarnt, dass es Arzneimitteltestungen an „Heimkindern" gäbe, allerdings verhallten seine Warnrufe noch weitgehend ungehört (Finzen 1969). Die Kritik an Medikamentengaben in der Psychiatrie und an der Unterbringung in Heimen allgemein gehörte allerdings zum Repertoire der Medizin- und Gesellschaftskritik seit den späten 1960er Jahren. Doch erst in den 1980er Jahren begann die Geschichtswissenschaft, sich dem Thema der Unterbringung und Versorgung von Kindern und Jugendlichen in sogenannten Fürsorgeheimen vertiefter zu widmen. Die Zugänge kamen aus zwei unterschiedlichen Richtungen: Zum einen wurde intensiv an der Geschichte des Sozialstaats (Sachße/Tennstedt 1980–2012, Hockerts 2006, Geyer 2008) und den Fürsorgepolitiken geforscht und vor dem Hintergrund wurden wohlfahrtshistorische Arbeiten wie etwa von Detlev Peukert (1986), Markus Köster (1999), Jürgen Blandow (1986), Carola Kuhlmann (2008) und vielen anderen veröffentlicht. Zum anderen stand die Geschichte institutioneller Gewalt auf der Agenda. Diese Forschung war inspiriert von den Thesen Erving Goffmans (1973) zur „totalen Institution". Damit verbunden stand die Frage nach den Kosten des Fortschritts, nach den Ambivalenzen der Moderne im Raum (Peukert 1986). Innerhalb dieser an der Jugend- und Gewaltgeschichte orientierten Ansätze wurden durch das aufrüttelnde Werk von Peter Wensierski „Schläge im Namen des Herrn" (2006) auch junge Menschen aus Heimeinrichtungen als Betroffene von Gewalt identifiziert und dementsprechend auch skandalisiert. Vor diesem Hintergrund trat im Jahre 2009 der von der Bundesregierung initiierte Runde Tisch Heimerziehung (RTH) zusammen (Runder Tisch Heimerziehung 2010; Kröger/Schrapper 2009). Mit der Einrichtung des RTH hatte nicht nur eine wissenschaftliche, sondern auch eine politische Auseinandersetzung eingesetzt, galt es auch darum, Ausgleichs- und Entschädigungsfragen zu verhandeln. Dass vom RTH die Frage des Medikamentenmissbrauchs und der Medikamentenversuche weitgehend ausgeklammert wurde, führte von Beginn an zu Enttäuschung bei den Betroffenen (Kappeler 2012, S. 97f.).

In NRW bemühten sich daraufhin vor allem die Landschaftsverbände (Landschaftsverband Westfalen Lippe (LWL) und Landschaftsverband Rheinland (LVR), die Träger überproportional vieler Einrichtungen insbesondere von heilpädagogischen Einrichtungen gewesen waren und zugleich als Landesjugendämter auch die Heimaufsicht innegehabt hatten, um die historische Bearbeitung der Heimerziehung und der Kinder- und Jugendpsychiatrie. Bei einer dieser Arbeiten entdeckte Uwe Kaminsky (2011) einen Versuch mit Truxal/Chlorprothixen bei den Kindern in den Düsselthaler Anstalten in Düsseldorf-Wittlaer (Neu-Düsselthal). Ebenso hatte Bernhard Frings in seiner Studie über das Franz-Sales-Haus auf Medikamentenmissbrauch aufmerksam gemacht (Frings 2012, S. 92f.). Aber auch diejenigen historischen Studienautor:innen, die sich mit Gewalt in heilpädagogischen Heimen und Kinder- und Jugendpsychiatrien auseinandersetzten, thematisierten nun auch Medikationspraktiken und -versuche (Schmuhl/Winkler 2011, 2012 und 2013; Fehlemann/Sparing 2017; Kersting/Schmuhl 2018; Fangerau et al. 2021). Vor allem die Arbeiten der Pharmaziehistorikerin Sylvia Wagner beschäftigen sich intensiv mit Medikamentenversuchen und konnten zahlreiche Erprobungen u.a. in NRW identifizieren (Wagner 2016, 2019, 2020, Wagner/Wiebel 2020). In dieser intensiveren Forschung wurde neben der Identifizierung von Arzneimittelstudien, deren gesetzliche und ethische Zulässigkeit immer wieder in Frage gestellt wurde, deutlich, dass auch Medikationsmissbräuche bereits registrierter Medikamente hinsichtlich der Dosierungen, Dauer und Zwecke an der Tagesordnung waren und dass Medikamente zu Straf- und Disziplinierungszwecken eingesetzt wurden (Frings 2012; Fehlemann/Sparing 2017; Kersting/Schmuhl 2018; Fangerau et al. 2021). Darüber hinaus ließ sich ein weitgespanntes Netz von medizinischen Eingriffen identifizieren, deren medizinische Indikation häufig nicht nachvollziehbar schien, wie etwa Pneumenzephalographien (vgl. Klinda 2010).[5]

Im Vergleich zu Eingriffen wie Pneumenzephalographien oder gewaltnahen Fixierungen wie etwa durch „Zwangsjacken" ist das Thema des Medikamentenmissbrauchs deutlich undurchsichtiger für die Betroffenen, weil ihre Erinnerungen hier oftmals unklarer sind, da sie z.B. die Inhaltsstoffe der Medikamente kaum kennen konnten. Die Nachwirkungen solcher Einnahmen konnten aber das ganze spätere Leben vorhalten. Vor diesem Hintergrund ließen einige Bundesländer Medikamentenmissbräuche bzw. -versuche in Kinderheimen, heilpädagogischen Heimen und Kinderpsychiatrien durch Studien untersuchen, darunter vor allem Niedersachsen (Hähner-Rombach/Hartig 2019; Hartig 2020) und Schleswig-Holstein (Beyer et al. 2021). Sowohl für das Franz-Sales-Haus in Essen und für die Stiftung Bethel als auch für Viersen liegen seit 2020 bzw. 2022 für NRW sogar eigene Studien vor, die sich ausschließlich mit der Frage des Medikamentenmissbrauchs beschäftigen (Kaminsky/Klöcker 2020; Lenhard-Schramm et al. 2022;

5 Die Pneumenzephalographie war ein radiologisches Verfahren, das dazu dienen sollte, Hirnveränderungen zu zeigen. Bei dem Verfahren wurde zunächst der Liquor cerebrospinalis durch eine Lumbalpunktion abgesogen und durch Luft ersetzt, um die Hirnventrikel im Röntgenbild abbildbar zu machen. Hirnstrukturen sind ohne Kontrastmittel auf einer Röntgenaufnahme nicht zu erkennen. Zu den Risiken der Methode zählten „starke Kopfschmerzen, lang andauernde Übelkeit, Erbrechen" (Klinda 2010, S. 12), Blutdruck-, Blutzucker- und Herzreizleitungsveränderungen (Hockerts/Ströder 1953). Anfang der 1970er Jahre wurde das Verfahren durch die Computertomographie abgelöst.

Sparing 2020). Diese sind neben den grundlegenden Arbeiten von Sylvia Wagner (Wagner 2016, 2019, 2020, Wagner/Wiebel 2020) im Kontext der vorliegenden Studie als besonders ergiebig hervorzuheben. Da insbesondere die Forschungslage zu NRW sich in den letzten Jahren als äußerst produktiv erwiesen hat, werden diese Spezialforschungen zum Medikamentenmissbrauch überblicksartig in einem extra Kapitel vorgestellt, soweit sie das Bundesland NRW betreffen (vgl. Kap. 3).

Mit Blick und Bezug auf den Forschungsstand wird in diesem Bericht die Perspektive in dreifacher Hinsicht ausgeweitet:

- So werden (1) die Erfahrungen der Betroffenen in den Vordergrund gestellt, auch unabhängig davon, ob die Medikamentenvergabe unethisch oder ungesetzlich bzw. illegal war. Auch wenn frühere Studien ebenfalls Betroffene einbezogen haben (Kaminsky/Klöcker 2020; Kersting/Schmuhl 2018), stand doch bislang vor allem die Frage im Vordergrund, ob die bislang identifizierten Arzneimittelstudien ungesetzlich oder unethisch waren. Die Diskussion um diese Frage ist schon weit fortgeschritten und es ist zu erwarten, dass auch in NRW diese Perspektive nicht zu grundsätzlich neuen Ergebnissen führen würde. Insofern soll die deutliche Priorisierung der Betroffenenperspektive ihr Recht auf Anhörung deutlich machen und die Sicht über die juristischen und ethischen Fragen hinaus erweitern. In diesem Zusammenhang ist zu reflektieren, dass Bewertungen oft aus einer Perspektive von Erwachsenen vorgenommen wurden. Diese Perspektive birgt die Gefahr des „Adultismus", d. h. eines Machtungleichgewichts, das von einer festen hierarchischen Beziehung zwischen Erwachsenen und Kindern ausgeht, die auf der Annahme fußt, dass Erwachsene Kindern in allen Eigenschaften überlegen seien. Die Folge davon ist, dass kindliche Belange nicht beachtet, nicht gehört oder nicht ernst genommen werden (Flasher 1978; LeFrancois 2014).
- Darüber hinaus ist der Blick nicht nur auf Versuche, sondern (2) auch auf Medikamentengaben gerichtet worden, da gerade in Berichten von Betroffenen deutlich wurde, dass langjährige Medikamentengaben in teils zu hohen Dosierungen oder in fragwürdigen Kombinationen einen sehr langfristigen negativen Effekt auf das Wohlbefinden der Kinder und Jugendlichen sowie späteren Erwachsenen hatten und haben, da insbesondere Nebenwirkungen wie etwa irreversible Spätdyskinesien auftreten können, die durch abnorme, häufig stereotype Bewegungen gekennzeichnet sind (s. u.).
- Zuletzt sind (3) auch „Kinderkuren" und Heilstätten mit einbezogen worden, da die vertiefte historische Betrachtung dieses Themas während der letzten 20 Jahre durch die Betroffenen selbst noch einmal eine erhebliche Vertiefung und Dynamisierung erfahren hat. So wurde deutlich, dass auch während der „Kinderkuren" missbräuchliche Medikamenteneinsätze erfolgten, dieser Aspekt bislang aber noch kaum historisch aufgearbeitet wurde (Wagner/

Wiebel 2020). Ein weiterer Grund für die vertiefte Betrachtung ist auch die Überschneidung zwischen den Gruppen, da im Verlauf der bisherigen Recherchen deutlich wurde, dass viele ehemalige „Heimkinder“ ebenfalls zur Kur verschickt wurden. Darüber hinaus gab es, wie bei Anja Röhl (2022) herausgestellt wird, auch die Konstellation, dass Kinder und Jugendliche zur „Erholung“ in Säuglings- und Kinderheime verschickt wurden. Insofern wurden die Arbeiten der Sonderpädagogin und Publizistin Anja Röhl (2022) sowie die neueste Publikation zu „Kinderkuren“ der DAK von Hans-Walter Schmuhl (2023) und von Sylvia Wagner und Burkhard Wiebel (2020) ausgewertet.[6] Ergänzt werden diese Befunde durch eigene Aktenfunde im Hinblick auf Medikamentenmissbrauch an „Verschickungskindern“ und in Lungenheilstätten in NRW. Die Kinder sind aus NRW eher in entferntere Erholungsgebiete weggeschickt worden (Miquel, v. 2021), weswegen in der vorliegenden Studie nur die Kinderkurkliniken Bad Oeynhausen und Aprath, die „Godeshöhe“ in Bad Godesberg, das Kinderkurheim Bad Waldliesborn sowie das „Haus Bernward“ in Bonn-Oberkassel berücksichtigt wurden. Die Frage der „Verschickungskinder“ kann allerdings nur in einem engen Rahmen thematisiert werden, da die Ressourcen des Projekts begrenzt waren. Die umfassende Situation in NRW müsste in einem bundesweiten, länderübergreifenden Projekt noch einmal weiter vertieft und konzeptioniert werden.

1.3 Konzeptioneller Rahmen

1.3.1 Zugang: Das Recht der Betroffenen auf Aufarbeitung und die Anerkennung ihrer Leid- und Unrechtserfahrungen

Die vorliegende Aufarbeitung geht von einem Recht der Betroffenen auf Aufarbeitung von Gewalt aus, die in öffentlicher Verantwortung geschehen ist (Baader et al. 2022; Meysen et al. 2023). Dieses Recht besteht auch, wenn Übergriffe samt deren Legitimation oder Duldung schon weiter zurückliegen. Auch wenn bisher juristisch (noch) kein Recht auf Aufarbeitung existiert, so besteht – aus Sicht der Wissenschaftler:innen – ein moralisches Recht auf Aufarbeitung und damit für die Organisationen eine Verpflichtung, in ihrer Verantwortung zugefügtes Leid und Unrecht aufzuarbeiten.

Wissenschaftliche Aufarbeitungsforschung kann komplexe organisationale Zusammenhänge und Kontexte sowie Diskurse um den missbräuchlichen Einsatz von Medikamenten und anderen Gewalterfahrungen und Grenzverletzungen in Einrichtungen der Kinder- und Jugendhilfe, der Behindertenhilfe, in

6 Unmittelbar vor Drucklegung erschien auch die Studie von Nützenadel et al. (2025) zur Geschichte der Kinderkuren in der Bundesrepublik Deutschland.

Psychiatrien und in sog. Verschickungsheimen für die Betroffenen und für die Öffentlichkeit erschließen und rekonstruieren. Dafür bedarf es verschiedener Forschungsperspektiven, die institutionelle, medizinische und erzieherische Dokumentationen ebenso einschließen wie die Perspektiven von Betroffenen und Zeitzeug:innen – wobei letztere einen zentralen bzw. den zentralen Stellenwert in Aufarbeitungen darstellen, da sie in einer eigenen Form als Maßstab der Bewertung anzuerkennen sind. Die Rekonstruktion von Leiderfahrungen und ihre Anerkennung in der sozialen Wirklichkeit sind für die Sozial- und Geschichtswissenschaften eine besondere Herausforderung, da Leid- und Unrechtserfahrungen häufig als subjektive Empfindungen und Konstruktionen der jeweiligen Betroffenen abgewertet oder unsichtbar gemacht werden. Dabei hat schon Müller-Lyer (1914) in dem Versuch, eine Soziologie der Leiden zu verfassen, darauf hingewiesen, dass Leiden letztlich nur über die Erzählungen der betroffenen Menschen wissenschaftlich zu analysieren und anzuerkennen sei und darüber als Teil der sozialen Wirklichkeit rekonstruiert werden könne.

Wenn es in Studien zur Aufarbeitung allein um die Frage der Legalität und damit um die Frage, ob bestimmte Akteur:innen oder organisationale Strukturen gegen zeitgenössische Gesetze und/oder ethische Normen verstießen, geht, dann besteht die Gefahr, dass die Leiderfahrungen der Betroffenen mitunter übergangen oder unsichtbar gehalten werden, auch weil sie in Akten nicht in klaren Worten dokumentiert wurden. Anders als die Rechtswissenschaften, die juristisch festgeschriebenes Recht und Unrecht erkennen sollen, können und sollen Studien zur Aufarbeitung aber die Grauzonen von Leid, Recht und Unrecht, von Verantwortung, organisationalen Wirklichkeiten und Selbstverstrickung ausloten und beschreiben, in denen verschiedene gesellschaftliche Akteur:innen agierten. Dabei ist es wiederum unabdingbar, dass Aufarbeitung immer auch kritisch darauf blickt, was die Konjunkturen der Aufmerksamkeit steuert und welche Rolle der wissenschaftlichen Aufarbeitung hier von den beteiligten Akteur:innen und Auftraggebern zugeschrieben wird (Göllnitz/Mecking 2022; Holst 2023; Jessen 2020; Schildt 2018). Mit dieser Ambiguitätstoleranz wird es möglich, individuelle Leiderfahrungen in ihrem historischen und aktuellen Kontext anzuerkennen. In diese Richtung hat es bereits erste Schritte gegeben. Indem z. B. in der Aufarbeitung der sog. Behindertenhilfe und Psychiatrie der BRD und DDR von „Leid und Unrecht“ gesprochen wurde (Fangerau et al. 2021), wurde die Anerkennung des Leidens prioritär gesetzt und erst dann im Begriff des „Unrechts“ die juristisch-ethische Perspektive eingenommen. „Nicht jedes Unrecht erzeugt Leid und nicht jedes Leid ist auf Unrecht zurückzuführen. Leid als subjektive Erfahrung kann am ehesten aus persönlichen Schilderungen rekonstruiert werden oder sich in Erfahrungen von Menschen in vergleichbaren Situationen mit vergleichbaren Erfahrungen spiegeln“ (ebd., S. 19).

Der ausschließliche Blick auf die Legitimität und Legalität von Handlungen hat folglich eine doppelte Begrenzung:

Erstens sind die juristischen und wissenschaftlichen Quellen zu den kollektiven Normen der jeweiligen Zeiten stark durch eine adultistische Perspektive geprägt (Winkler 2016). Sie nehmen kaum die Erfahrungen von jungen Menschen auf, die Leid- und Unrechtserfahrungen gemacht haben, und auch nicht die Frage, wie sie mit ihrer Kindheit und Jugend in ihrem Lebensverlauf weiter, z. B. durch die Nichtanerkennung ihrer Leiderfahrungen, konfrontiert werden. In den Quellen und Daten, die von Erwachsenen verfasst wurden, sind entsprechend subjektive Leid- und Unrechtserfahrungen junger Menschen häufig nicht oder nur z. B. aktenförmig zugerichtet zu finden (Zaft 2011). Letztlich sind wissenschaftliche Studien zur Aufarbeitung selbst wieder durch Denkvoraussetzungen geprägt: Miranda Fricker (2007) hat mit dem Begriff der „epistemischen Ungerechtigkeit" und ihren Formen der testimonialen und hermeneutischen Ungerechtigkeit einerseits das Phänomen bezeichnet, dass Betroffenen entweder zur Zeit des erlebten Leids nicht zugehört wurde oder ihnen das Zeugnisrecht verweigert wurde, weil sie, wie z. B. als Kinder in einer von der Erwachsenensicht geprägten (adultistischen) Gesellschaft leben und damit als wenig glaubwürdig oder auch nicht zeugnisfähig betrachtet wurden. Andererseits weist sie mit dem Begriff darauf hin, dass in der Vergangenheit vielfach auch die Denkvoraussetzungen fehlten, das, was heute als Leid und Unrecht begriffen wird, damals als solches zu sehen oder zu erfassen (Fricker 2007; Winkler 2016). Diese Ungerechtigkeiten drohen, in Aufarbeitungsstudien wiederholt zu werden, denn konkret sind Letztere zwar einerseits um professionelle Distanz bemüht, aber andererseits oftmals Teil des wissenschaftlichen oder fachlichen Milieus, das Leiderfahrung produziert hat (Oppermann/Schröder 2024). Die Forschenden stehen – z. B. aus der Perspektive von Menschen mit Heimerziehungserfahrungen oder missbräuchlichem Arzneimitteleinsatz – als Vertreter:innen der akademischen Disziplinen wie z. B. Sozialpädagogik oder Medizin im Zweifel den Personenkreisen näher, die in der Vergangenheit das aufgedeckte Unrecht erst produziert haben (Baader et al. 2024). Von Gewalt betroffene Kinder und Jugendliche können deshalb (wie andere Gruppen auch) als „fragile epistemische Subjekte" (Hänel 2024, S. 176ff.) bezeichnet werden. Erzählungen und Dokumente von Betroffenen über ihr Leid und Unrecht in ihrer Kindheit und Jugend sind darum für die Aufarbeitung umso bedeutender, auch um neue Lesarten von Daten und Quellen zu eröffnen. Weiterhin lassen sich erst über das Sichtbarmachen der Erfahrungen der Menschen auch neue Zugänge zu anderen Quellen finden und Unrecht weiter entschlüsseln.

Zweitens sind die Unrechtskonstellationen der Vollzugswirklichkeiten (Wolff 2008) von Organisationen im Kindes- und Jugendalter nicht allein aus einer gesetzlichen Perspektive zu betrachten, da die organisationalen Praktiken und z. B. Rechte von Kindern und Jugendlichen nicht rechtlich ausdefiniert waren oder – wie der Begriff des Kindeswohls als unbestimmter Rechtsbegriff

(Görgen/Söhner/Fangerau 2018) – stark der jeweiligen historischen Konstellation verhaftet sind. So kann eine Handlung, die ein junger Mensch in der Vergangenheit als ungerecht erfahren hat und die heute als unangemessen oder sogar strafbar gelten würde, damals in der vorherrschenden Vollzugswirklichkeit von Organisationen aber auch als legitim angesehen worden oder gar legal gewesen sein (Fangerau et al. 2021). Weiterhin können organisationale Praktiken jenseits der Rechtswirklichkeit vorherrschend sein, die selbst wiederum Gewalt, Unrecht und Leid hervorbringen können, wie z. B. das Übergehen von Leid in der Aktenführung. Auch diese Enttäuschung kann eine Aufarbeitung hervorbringen (Oppermann/Schröder 2024).

Deshalb wird hier argumentiert, dass wissenschaftliche Aufarbeitung ihre Aufgabe nur angemessen erfüllen kann, wenn sie einen Zugang verfolgt, der nicht nur politische und gesetzliche Bedingungen historisiert, sondern auch das Erleben, Gefühle und das Leiden der Betroffenen und gerade auch die Betroffenheit von jungen Menschen in einer historischen Perspektive betrachtet. So muss hier berücksichtigt werden, dass für die Betroffenen die Vorstellung, sie seien Opfer von Medikamentenerprobungen/-versuchen oder -überdosierungen gewesen, offenbar besonders traumatisierend wirkte und wirkt, da sie sich vor dem Hintergrund einer üblichen regelmäßigen Medikamentengabe an solche Eingriffe häufig nicht explizit oder nur schemenhaft erinnern. Körperliche und psychische Gewalt (z. B. in Form von Isolierungen, Demütigungen oder sexualisierten Übergriffen) waren im Vergleich dazu eher „fassbar" (vgl. hierzu die Überlegungen von Holst 2023). In den Interviews und Gesprächen mit Betroffenen und der Zeitzeugin (vgl. Kap. 4 und 5), aber auch über das Betroffenen- und Zeitzeug:innenportal (vgl. Kap. 6) wurde deutlich, was es für die Betroffenen in der konkreten historischen Situation emotional bedeutet hat, wenn bspw. ein unbekannter Mann ihnen in einer unbekannten Umgebung eine unbekannte Substanz gegeben hat (s. u.). Um das als beängstigend zu erleben, musste die Medikamentengabe nicht ungesetzlich gewesen sein. Das heißt, es wird auch auf das Erleben und die Gefühle der Betroffenen in der Kombination der historischen Faktoren wie „beängstigende Umgebung", Isolation oder „unbekannte Betreuer" etc. geblickt.

An diesen Punkten setzt auch der Zugang zu den Betroffenen in diesem Projekt an, indem es zunächst um die Anerkennung und das Sichtbarmachen des Leidens und Unrechts geht, wie es damals und heute erfahren wird und wie es als Zugang und Erfahrung zur Kindheit und Jugend dient und diesen ermöglicht. So wird das Leid auch als Ausdruck sozial emotionaler Wirklichkeit verstanden, das wiederum ebenfalls den Blick für verdeckte oder nicht dokumentierte Unrechtskonstellationen eröffnen kann. Aufarbeitung ist damit auch in einen emotionshistorischen Kontext zu setzen, ohne die Berichte oder Erfahrungen der Betroffenen allein auf eine gefühlsbasierte Wirklichkeitskonstruktion zu reduzieren (Fehlemann/Fangerau 2025; Kohut 2023). Dabei wird auch reflektiert, dass Emotionen nicht einfach nur da sind, sondern in einem komplexen Zusammenspiel zwischen Körper und Geist, Biologie, sozialem Empfinden und kulturellem Erleben geprägt werden. Es geht also nicht um eine Emotionalisierung der Betroffenen, die in gewisser Weise eine Individualisierung und auch Relativierung des von ihnen erlebten Leids und Unrechts insinuieren würde. Vielmehr geht es um eine Geschichte der Gefühle, die Emotionen als Gegenstand und Treiber kultureller und gesellschaftlicher Prozesse sowie politischer Entscheidungen ernst nimmt. Emotionen, Erinnerungen und Erfahrungen können in Aufarbeitungsstudien einbezogen werden, wenn reflektiert wird, dass Emotionen auch geschaffen, geformt, mobilisiert und kommuniziert worden und damit historisierbar sind (Frevert/Pahl 2023).

Ziel der in dieser Studie zur Aufarbeitung durchgeführten Interviews mit Betroffenen und des Betroffenen- und Zeitzeug:innenportals ist zum einen, einen Raum herzustellen, in denen die Betroffenen von ihren Leid-, Gewalt- und Unrechtserfahrungen berichten können und in denen ihr Leid Anerkennung findet. Zum anderen geht es in den Interviews und in dem Portal dieser Studie darum, ihre Perspektiven auf das Geschehen, die bisher nicht in dieser Form in den Vordergrund gestellt wurden, und damit auch ihre Perspektiven auf die Geschichten der Einrichtungen, die bisher nicht ausreichend in den Blick genommen wurden, sichtbar zu machen.

1.3.2 Verantwortungskonstellationen

Zentral für die Frage der Aufarbeitung von missbräuchlichem Arzneimitteleinsatz ist mit Blick zurück und in die Zukunft auch die Frage nach Verantwortlichkeiten und Verantwortungsübernahme. Verantwortung wird dabei als ein mehrdimensionales Konzept verstanden. Es handelt sich um die Zuschreibung einer Pflicht an eine Person, Gruppe, Organisation oder auch soziale Formation gegenüber einer anderen Person, Gruppe, Objekte und soziale Konstellationen etc. Handlungen entlang dieser Pflicht sind häufig einer Instanz gegenüber zu rechtfertigen. Diese kann z.B. das Gesetz sein, das eigene Gewissen oder eine Moralvorstellung (Werner 2006). Zuallererst sind Personen für ihre Handlungen selbst verantwortlich, aber auch ganze Gruppen, Organisationen oder Gesellschaften können zur Verantwortung gezogen werden, wenn sie als Kollektiv oder sog. Verantwortungsgemeinschaft agieren. Verantwortung hat dabei zuletzt eine qualitative Dimension, die fragt, wer wie (aktiv, passiv, virtuell) verantwortlich ist, und eine temporale Dimension, die fragt, wer wann (prospektiv oder retrospektiv) verantwortlich ist oder war (Birnbacher 1995; Spaemann 2007).

Die historische Frage nach Verantwortung ist dabei zu trennen von der juristischen Frage, auch wenn sie häufig damit verflochten ist. Das Recht bemüht sich, über Zurechnung und z.B. über Strafe Verantwortungsnormen legal, z.B.

im Sinne einer ausgleichenden Gerechtigkeit zu adressieren. Die Geschichte muss sich bemühen zu rekonstruieren, wie in einer gewissen Zeit rechtliche und ethisch-moralische Verantwortungsverhältnisse und -beziehungen gesehen wurden und welche Folgen das für in der Verantwortung oder unter Verantwortung stehende Personen/Gruppen/Objekte hatte.

Es wird in dieser Studie zur Aufarbeitung der Versuch unternommen, die Verantwortungen für Leid und Unrecht vielschichtig zu erschließen und Zugänge herauszuarbeiten, die zu einer Thematisierung dieser Verantwortungen führen können. Es geht darum, epistemische Ungerechtigkeiten in Studien zu Aufarbeitungsprozessen zumindest zu reflektieren, in dem sie die Lesarten und das Reden über Verantwortung nicht entscheiden, sondern durch unterschiedliche Positionierungen und Lesarten öffnen. Dabei ist zu thematisieren, wie Verantwortungen für Medikamentenmissbrauch wissenschaftlich unsichtbar gemacht wurden und werden. Individuell stellt sich das z. B. so dar, dass ein Kind, das nach Erfahrungen sexualisierter Gewalt nervös ist, sediert wird. Ist der:die Täter:in in der Nähe, wird es trotz Sedierung nervöser. Die Konsequenz ist die Gabe einer erhöhten Dosis des Medikaments, nicht die Frage an das Kind, was passiert ist. Fälle wie dieser erlebten wenig Widerspruch von den Beteiligten. Die Verantwortung reicht hier von den das Medikament anordnenden Ärzt:innen bis hin zu den Betreuer:innen in den jeweiligen Einrichtungen sowie deren Verfahren und den organisationalen Strukturen, die die Gabe ermöglichten, beobachteten und keine Fragen stellten.

Die Figur des „innocent bystander“ gerät hier an ihre Grenzen, wenn im Grunde die Chance da war, zum Wohl eines jungen Menschen zu handeln (Imbusch 2017). Als Bystander wird eine Person bezeichnet, „die von einem grenzverletzenden bzw. gefährlichen Geschehen weiß, jedoch nicht interveniert“ (Baader et al. 2024, S. 15). Dabei geht die Haltung dieser Person auf die „[…] Leugnung von Verantwortung bzw. der Zurückweisung von Verpflichtungen einem möglichen Opfer gegenüber“ zurück (Imbusch 2017, S. 50f.). Hier ist es wichtig, dass es keine „blinden Flecken“ und kein aktives „Wegsehen“ sind, die am Ende allein die Verantwortung konstituieren, sondern die Beteiligung an der Herstellung von Missbrauchspraktiken, -prozessen und -strukturen. Es ist folglich das Anliegen der folgenden Ausführungen, unterschiedliche Ebenen – vor allem systembezogener, organisationaler und professioneller und persönlicher sowie alltäglicher Verantwortungsarbeit – herauszuarbeiten, um Leid und Unrecht nicht in den Grauzonen einer Historisierung, z. B. über die Rede einer damals so scheinbar akzeptierten Praxis, verschwinden zu lassen. Wichtig erscheint, die Entscheidung und Einschätzung über Verantwortungen nicht denjenigen institutionellen Vertretungen und ihren Nachfolgeinstitutionen zu überlassen, die selbst machtvoll Teil des Medikamentenmissbrauchs waren: die Jugend-, Sozial- und Gesundheitsfürsorge, die Träger von Einrichtungen, Wissenschaft, die Fachverbände, Kammern, Pharmaindustrie etc. So wird der Versuch unternommen, verschiedene sozial situierte Formen von Verantwortungskonstellationen zu beschreiben und die Diskussionen darüber zu eröffnen, wer welche Verantwortungsarbeit wie wahrgenommen hat und wie diese prozessiert und auch missbraucht wurde. Gerade wenn eine eindeutige Klärung von Verantwortung nicht darstellbar ist, ist die Auffächerung von Verantwortungen weiterführend, um nicht einer vorschnellen historischen Relativierung, die Leid durch geltendes zeitgenössisches Recht und vermeintlich übliche organisationale, erzieherische und professionelle Praktiken verdeckt, das Wort zu reden.

Zudem ist zu berücksichtigen, dass die in dieser Studie rekonstruierten Konstellationen sich auf den Alltag von Kindern und Jugendlichen beziehen, der in öffentlicher Verantwortung stattfand. Auch wenn die Personenberechtigten, häufig die Eltern, dem Aufenthalt der Kinder und Jugendlichen in den jeweiligen Einrichtungen oder z. B. zu einem Kuraufenthalt und mitunter auch der Fürsorgeerziehung zustimmten (bzw. zustimmen mussten), so galt für Infrastrukturen, Einrichtungen und Angebote in öffentlicher Verantwortung doch gerade, dass sie einer rechtlichen, fachlichen und professionellen Überprüfbarkeit unterliegen und auch damals das Kindeswohl zum Maßstab nehmen mussten sowie eine gegebenenfalls bisher erlebte Gewaltpraxis in den Familien nicht wiederholen sollten. Somit wurde diesbezüglich auch damals den Institutionen ein gewisses Vertrauen entgegengebracht.

Bereits seit einigen Jahren wird in der sozialwissenschaftlichen Forschung danach gefragt, wie gerade in Zeiten gesellschaftlicher Transformation etwa in den 1990er Jahren (Wagenblass 2004) ein solches Vertrauen in soziale Institutionen und Dienstleistungen entstehen kann (Tiefel/Zeller 2012; BMFSFJ 2024). Auch wenn die diesbezügliche Forschung sich insbesondere auf Modernisierungsprozesse sozialer Dienstleistungen in den vergangenen 40 Jahren bezieht und mitunter herausgestellt wird, dass junge Menschen in den 1950er und 1960er Jahre eher als „Objekte“ autoritärer Erziehungspraktiken gesehen wurden, greift dies aus einer Betroffenenperspektive zu kurz, denn die jungen Menschen haben die Verfahren der Kinder- und Jugendwohlfahrtsarbeit und Sozial- und Gesundheitsfürsorge als Subjekte häufig erzwungenermaßen erlebt und erlitten. So hatten zumindest die jungen Menschen vielfach keine Wahl. Sie und auch ihre Eltern mussten diesen Organisationen „vertrauen“ und die Einrichtungen mussten dieses Vertrauen verantworten. Wer vertraut, geht ein Risiko ein, heißt es in der Vertrauensforschung (Tiefel/Zeller 2012). So stellt sich auch für den Untersuchungszeitraum der vorliegenden Studie die Frage, wie dieses erzwungene Vertrauen in die Einrichtungen der Kinder- und Jugendwohlfahrtsarbeit sowie Gesundheitsfürsorge hergestellt wurde. Inwieweit die jungen Menschen und die Sorgeberechtigten dabei um das Risiko des Missbrauchs wussten, lässt sich kaum rekonstruieren. Doch es lässt sich die Frage danach stellen, wie das Risiko des Missbrauchs kontrolliert oder bewusst in Kauf genommen wurde bzw. wer die Verantwortung dafür trug. Es geht also darum zu analysieren, durch welche diesbezügliche Verantwortungsarbeit Medikamentenmissbrauch und das Leid und Unrecht der jungen Menschen ermöglicht, mitunter machtvoll unsichtbar gemacht oder gar gerechtfertigt wurde. Diese Frage(n) der öffentlichen Verantwortung gegenüber Kindern und Jugendlichen lässt sich nur historisieren, wenn die unterschiedlichen Verantwortungskonstellationen in ihrer komplexen historischen Situiertheit betrachtet werden.

Wagenblass (2015) schlägt für die Vertrauensarbeit vor, sie auf einer Makro-, Meso- und Mikroebene zu betrachten:

> „1. Auf der Makroebene steht das generalisierte Vertrauen bzw. das Systemvertrauen […]. 2. Auf der Mesoebene wird das Vertrauen in interprofessionellen Kooperationen, also das Vertrauen zwischen unterschiedlichen Expertensystemen diskutiert […]. 3. Und auf der Mikroebene schließlich wird das Vertrauen in Interaktionsbeziehungen zwischen den Professionellen und den AdressatInnen untersucht" (Wagenblass 2015, S. 1830).

In Anlehnung an diese Dreiteilung sollen anhand der vorliegenden Quellen, der Interviews und der Ergebnisse aus dem Betroffenen- und Zeitzeug:innenportal Verantwortungskonstellationen von Medikamentenmissbrauch analysiert werden, um reflektieren zu können, welche Widersprüche sich abzeichnen und wie diese in der Verantwortungsarbeit genutzt oder übergangen wurden und wie letztlich junge Menschen verletzt oder ihnen durch Medikamentenmissbrauch Leid zugefügt wurde.

- *Erstens* wird auf der systemischen oder generalisierten Ebene gefragt, wie grundsätzlich auf einer systembezogenen Ebene Medikamentenmissbrauch in den Verantwortungskonstellationen im Umgang mit Medikamenten möglich wurde, welche gesetzlichen Regulierungen wie missachtet wurden und welche institutionellen Ordnungen z. B. durch Intransparenz oder Verantwortungsabschottungen (z. B. der Medizin gegenüber Fürsorgeorganisationen etc.) dieses ermöglichten.
- *Zweitens* wird auf einer organisationalen und inter- sowie intraprofessionellen Ebene gefragt, welche organisationalen Verfahren (wie z. B. Aufsichtsformen), Einrichtungskonzepte oder -praktiken sowie Formen der Kooperation- und Arbeitsteilung Medikamentenmissbrauch ermöglicht haben.
- Schließlich wird *drittens* gefragt, welche persönlichen und professionellen Beziehungen und Interaktionen zwischen Professionellen, jungen Menschen und Eltern Medikamentenmissbrauch (z. B. in der Medikamentengabe oder in der Einholung von Einverständnissen) ermöglicht haben.

1.4 Forschungsmethodisches Vorgehen

Die Studie arbeitet hier nach einem „mixed methods"-Vorgehen. Sie erhebt ihre Befunde durch Interviews mit Betroffenen und Zeitzeug:innen (Kapitel 4 und 5), durch das Erfassen der Perspektiven von Betroffenen und Zeitzeug:innen über eine Onlinebefragung in Form eines sog. Portals (Kapitel 6) und durch die quellenkritisch-hermeneutische Analyse verschiedener historischer Quellenbestände (Kapitel 7).

Eine quantitative Repräsentativität für eine quantifizierende Gesamtgeschichte des Medikamentenmissbrauchs wurde nicht angestrebt, da sie mit dem vorhandenen Quellenmaterial und den vorhandenen Ressourcen kaum zu erreichen ist. Es wird immer wieder betont, dass es keine genauen Zahlen über Häufigkeiten und Mengen des Missbrauchs gibt (Hähner-Rombach/Hartig 2019). Den bisherigen Forschungen kann allerdings überschlagsartig entnommen werden, dass Medikamentenmissbrauch in allen hier angesprochenen Formen sehr konservativ geschätzt und abhängig vom Einrichtungstyp und der in Frage stehenden Jahre mindestens 20 Prozent der Betroffenen betraf (s. u. a. Fangerau et al. 2021; Schepker/Kölch 2021). Genauere Zahlen werden über die Fläche aufgrund der ganz unterschiedlichen Institutionen und Aktenlagen kaum zu ermitteln sein. So wurden in manchen Institutionen wie der Kinderheilstätte Aprath explizit Medikamentenstudien durchgeführt, in anderen waren andere missbräuchliche Vergaben dominant. Es geht in dieser Studie folglich weniger darum, den quantitativen Umfang des Phänomens genau zu erfassen als vielmehr die qualitativen Ausmaße zu beschreiben. Das ist auch durch die Einsicht begründet, dass viele dieser missbräuchlichen Praktiken historisch gesehen in einem rechtlichen Graubereich stattfanden. Somit wird es Studien, die allein auf die Frage der historischen Legitimität oder Legalität abzielen, nicht gelingen, den Bedürfnissen der Betroffenen angemessen zu begegnen, da es kaum möglich sein wird, erstens alle missbräuchlichen Praktiken zu identifizieren und zweitens die Abgrenzung zwischen missbräuchlich und nicht missbräuchlich trennscharf zu ziehen.

Deswegen war es ein wichtiger Ansatz des Projekts, Betroffene und Zeitzeug:innen zu einem hohen Grad mit einzubeziehen. Neben leitfadengestützten Interviews mit Betroffenen und Zeitzeug:innen wurde ein Betroffenen- und Zeitzeug:innenportal erstellt. Dabei waren folgende Fragen zentral: Was bedeutet es für die Betroffenen, wenn ihnen als Kinder und Jugendliche unbekannte Medikamente von unbekannten Menschen in einer unbekannten Umgebung gegeben wurden? Was bedeutet es heute für sie, zu wissen, dass sie als junge Menschen möglicherweise unbekannte Psychopharmaka bekommen haben oder vielleicht Erprobungen an ihnen durchgeführt wurden, deren langfristige Folgeschäden vielleicht bis heute anhalten und die dazu führen, dass sie ihren Alltag nur schwerlich bewältigen können?

Die vorliegende Studie möchte auch diese Erfahrungen in den Blick nehmen, obwohl auch das Forschungsteam es kaum vermag, den Betroffenen ihre

Unsicherheit zu nehmen und zu einer vollständigen Transparenz zu den organisationalen Verfahren in den Einrichtungen und den Verantwortlichkeiten beizutragen. Denn die (Medizin-)Historiker:innen sind leider nicht in der Lage, aus der Überlieferung gleichsam retrospektive Langzeitstudienergebnisse zu generieren oder jeder:jedem betroffenen Erwachsenen zu erklären, welche Medikamente er:sie in welcher Dosierung in der Vergangenheit erhalten hat. Das würde den Rahmen und die Studienpotenziale jeder Untersuchung sprengen. Das Forschungsteam kann nur repräsentative Fallanalysen herstellen und damit eine Wahrscheinlichkeit für alle Betroffenen erhärten. Auch wenn durch das Studium von Einzelfallakten in manchem Fall die Möglichkeit besteht, die Hintergründe zu erläutern, verbietet es der Datenschutz, auf einzelne identifizierte Betroffene zuzugehen. Deswegen setzt die Studie auch direkt bei der Erfahrung der Betroffenen und ihren Emotionen an. So kann das Spannungsverhältnis zwischen dem mangelnden Wissen im Einzelfall und den Ängsten, Sorgen und den teils traumatischen Erfahrungen der Betroffenen verringert werden und das Schadenspotenzial missbräuchlicher Medikamentengaben deutlicher herausgearbeitet werden.

Gleichzeitig war, wie bei allen wissenschaftlichen Studien zur Aufarbeitung darauf zu achten, dass diese nicht selbst wiederum persönliche Rechte betroffener Personen verletzt (Oppermann/Schröder 2024). Auch die Aufarbeitung kann wiederum zu neuen Erfahrungen von Gewalt, Retraumatisierungen und Enttäuschungen führen. Aufarbeitungen sind entsprechend an die Achtung der persönlichen Integrität, an die Vorgaben des Datenschutzes sowie vor allem an das Recht der Betroffenen, ihre Erinnerungen und Erfahrungen sowohl zu erzählen als auch für sich zu behalten, gebunden.

1.4.1 Die Perspektive von Betroffenen und Zeitzeug:innen in Interviews und einer Onlinebefragung in einem Betroffenen- und Zeitzeug:innenportal – die forschungsmethodischen Zugänge

Carolin Ehlke, Carolin Oppermann, Wolfgang Schröer

Insgesamt ist der Rahmen der hier geleisteten Aufarbeitungsforschung zeitlich und räumlich, wie eingangs geschildert, begrenzt. Dies bedeutet, dass sich die Perspektiven der Betroffenen und Zeitzeug:innen und die Zusammenarbeit mit ihnen auch auf diesen gemeinsamen Kontext bezog. Weitere Hinweise und Kontexte, die im Aufarbeitungszusammenhang auftraten, wurden nur insoweit aufgenommen, wie sie für die Klärung der jeweiligen Zusammenhänge von Belang sind. Ansonsten wurden diese Hinweise zwar protokolliert, konnten aber in diesem Rahmen nicht vollständig weiterbearbeitet werden.

Zudem konnten aufgrund der Vielzahl an Personen, die Interesse an der Mitwirkung am Aufarbeitungsprojekt hatten, nicht alle entsprechenden Betroffenen und Zeitzeug:innen von ihren Erlebnissen in den unterschiedlichen Einrichtungen in Form eines Interviews berichten. Dies bedeutet nicht, dass die individuellen Leiderfahrungen der Personen, die nicht teilnehmen konnten, nicht anerkannt werden oder mutwillig übergangen wurden. Der Umfang an Interviews, die im Projekt geführt werden konnten, war begrenzt. Daher sind die Forscher:innen auch all jenen dankbar, die ihre Erfahrungen nicht im Rahmen der Interviews, sondern über das Betroffenen- und Zeitzeug:innenportal geteilt haben. Auch hier konnten nur einzelne Auszüge (direkte Zitate) einzelner Personen in die Auswertung mit einfließen; das Forschungsteam hat aber alle Anmerkungen (insbesondere in Form der Freitexte) der an der Onlinebefragung im Portal teilnehmenden Betroffenen und Zeitzeug:innen ausführlich und aufmerksam gelesen und diskutiert.

Betroffeneninterviews

Die Betroffenen hatten im Rahmen von qualitativen Interviews die Möglichkeit, über ihre Erlebnisse und Erfahrungen in Einrichtungen der o. g. Praxisfelder und Einrichtungen in Zusammenhang mit dem missbräuchlichen Einsatz von Medikamenten zu berichten.

Durch die Interviews mit den Betroffenen, die von dem Hildesheimer Projektteam durchgeführt wurden, wurde es möglich, ihre subjektiven Erfahrungen und ihre Relevanzsetzungen der Leiderfahrungen in den Blick zu bekommen und zu erfahren, welche Bedeutung diese Erfahrungen in ihrer Kindheit resp. Jugend in dem Erleben, in dem Erfahren, in dem Überleben und in dem Be- und Verarbeiten über ihr gesamtes Leben und damit in den Konstruktionen ihrer Biografien bis in die Gegenwart eingenommen haben. Bisherige Zeitstrukturen – wie sie bspw. in Akten herrschen –, die das Geschehen bis zum bzw. durch das Ende der Aktenführung in der Vergangenheit verorten, konnten so aufgebrochen werden. Weiterführende Zeitkonstruktionen wurden durch die Betroffenen sichtbar gemacht, in denen das Erleben von Leid und Unrecht und Überleben mit der Vergangenheit, der Gegenwart und der Zukunft verwoben sind.

Es wurde bei der Auswahl der Interviewpersonen darauf geachtet, Betroffene aus möglichst unterschiedlichen Einrichtungsformen der Kinder- und Jugendhilfe, der Behindertenhilfe, aus Psychiatrien und aus sog. Verschickungsheimen zu erreichen.

Der Kontakt zu den Betroffenen entstand über zwei unterschiedliche Wege. Einerseits hatten Betroffene nach ersten Medienberichten über das Aufarbeitungsprojekt bereits Kontakt zur Heinrich-Heine Universität Düsseldorf aufgenommen, die Interesse an einem Interview geäußert haben. Diese Betroffenen wurden brieflich mit einem Begleitschreiben zu einem Interview durch das

Hildesheimer Team eingeladen. In dem Begleitschreiben wurden die Rahmenbedingungen der Interviews beschrieben und bereits auf das Recht hingewiesen, die Mitwirkung an dem Projekt jederzeit beenden zu können. Zudem wird in dem Schreiben die Projektmailadresse des Hildesheimer Teams angeführt, sodass die Betroffenen darüber den Kontakt zu den Forscher:innen aufnehmen konnten. Über diesen Weg meldeten sich fünf betroffene Personen. Eine weitere betroffene Person, die ebenfalls das Begleitschreiben über diesen Weg erhalten hat, hat noch vor einer Rückmeldung an das Hildesheimer Team festgestellt, dass die Aufarbeitung auf das Bundesland NRW begrenzt ist, sie jedoch in einer Heimeinrichtung in einem anderen Bundesland war.

Ferner hatten Betroffene die Möglichkeit, sich an einem Onlinefragebogen zu beteiligen und darin anonym von ihren Erfahrungen der (missbräuchlichen) Vergabe von Medikamenten in den o. g. Einrichtungen zu berichten. Am Ende jedes Fragebogens bestand die Möglichkeit, Kontaktdaten zu hinterlassen und anzukreuzen, ob die Forscher:innen die jeweilige betroffene Person, z. B. für ein Interview, kontaktieren dürfen. Über dieses Betroffenen- und Zeitzeug:innenportal konnte Kontakt zu drei weiteren Betroffenen hergestellt werden. Über einen Aufruf, der in unterschiedlichen Regionalzeitungen in NRW veröffentlicht wurde, hat sich zudem eine weitere betroffene Person bei den Hildesheimer Forscher:innen gemeldet und Interesse an der Mitwirkung im Projekt bekundet. Nach der Anfrage für ein Telefonat hat die betroffene Person aufgrund möglicher entstehender Belastungen und Retraumatisierungen ihre Bereitschaft jedoch wieder zurückgezogen.

Nach der Kontaktaufnahme der Betroffenen zum Hildesheimer Projektteam per Mail wurde mit den Betroffenen abgestimmt, ob und in welcher Form sie sich ein Interview für das Projekt vorstellen können. Es wurde dafür jeweils ein erstes Telefonat geführt. Darin skizzierten die Forscher:innen zunächst das Aufarbeitungsprojekt und das Anliegen der Betroffeneninterviews. In den Telefonaten berichteten die Betroffenen zudem i. d. R. bereits von ihren Erfahrungen mit dem missbräuchlichen Einsatz von Medikamenten in den o. g. Einrichtungen. Zudem wurden in dem Telefonat die Rahmenbedingungen der Interviews erläutert (u. a. Länge der Interviews, Interviews durch zwei Interviewer:innen, Audioaufnahme der Interviews etc.).

In diesen Gesprächen wurden bereits ausführlich die Datenschutzbestimmungen erläutert. Zudem wurde auf die Möglichkeit hingewiesen, dass die Betroffenen zu den Interviews eine (oder mehrere) Begleitperson(en) mitbringen können und sowohl die Betroffenen als auch die Begleitperson(en) eine Aufwandsentschädigung erhalten, wenn sie dies möchten. Darüber hinaus haben die Forscher:innen erläutert, dass sich die Betroffenen vor oder nach dem Interview an eine fachlich qualifizierte (Betroffenen-)Organisation wenden können. Denn, während die Beteiligten aus der Wissenschaft und von den Einrichtungen jeweils auf einen institutionellen Rahmen zurückgreifen können, durch den sie beraten und in ihrer Positionierung abgesichert werden, stehen die Betroffenen diesen zumeist als „ungeschützte“ Einzelpersonen gegenüber. Ziel einer solchen beraterischen Begleitung war es, dass die Betroffenen in einem begleiteten Rahmen ihre Fragen, Interessen und Anliegen formulieren und gemeinsam reflektieren konnten, welche Er- und Überlebenserfahrungen sie kommunizieren und dem Projekt zur Verfügung stellen wollten.

Das Datenschutzkonzept und die darin enthaltene Einverständniserklärung für die Interviews wurde den Betroffenen im Anschluss an das Telefonat per E-Mail geschickt, sodass sie Gelegenheit hatten, das Konzept und die Erklärung vor dem Interview durchzulesen – und sich bei Fragen ggf. an die Forscher:innen zu wenden. Waren Begleitpersonen für die Interviews vorgesehen, so haben diese Personen eine angepasste Version des Datenschutzkonzepts und der Einverständniserklärung – ebenfalls vorab per E-Mail oder über die Betroffenen – erhalten. Das jeweilige Datenschutzkonzept mit der Einverständniserklärung wurde – bei den Interviews, die in Präsenz geführt wurden – in zweifach ausgedruckter Version mit zum jeweiligen Interview gebracht und beiderseitig unterschrieben – ein Exemplar für die betroffenen Personen (bzw. deren Begleitperson(en)) und ein Exemplar für die Forscher:innen. Bei den telefonisch bzw. über eine Videokonferenz geführten Interviews wurde die unterschriebene Einverständniserklärung den Forscher:innen postalisch zurückgeschickt.

Zu Beginn der Interviews wurden, neben letzten Rücksprachen und Fragen zu den Datenschutzbestimmungen, gemeinsam Verabredungen für den Verlauf getroffen. Dazu gehörte, dass die betroffenen Personen lediglich das erzählen sollten, was sie auch erzählen mochten, und dass sie selbstverständlich das Recht hatten, Fragen des Leitfadens auch nicht zu beantworten. Auch eine Exit-Option – die Möglichkeit, das Interview jederzeit zu unter- oder abzubrechen – wurde stets offengehalten.

Bei den Interviews mit den Betroffenen ging es über die Gewinnung von Informationen und die subjektive Rekonstruktion des Geschehens hinaus insbesondere auch darum, den persönlichen Erfahrungen und dem Leiden und der Leidensgeschichte der Betroffenen Raum zu geben und diese mit der subjektiven Erzählung anzuerkennen. Die Interviews begannen daher mit einer Erzählaufforderung, die zu einer Haupterzählung einladen sollte (Misoch 2019). So wurde insbesondere der erste Teil der Interviews insofern offen gestaltet, als dass die betroffenen Personen gebeten wurden, den Forscher:innen zunächst zu erzählen, was ihnen wichtig ist und was die Forschenden aus ihrer Sicht für das Aufarbeitungsprojekt wissen sollten. Die Eingangsfrage war damit nicht vollkommen offen formuliert, sondern „leicht vorstrukturierend“, da sie in einen konkreten Forschungskontext eingebettet ist und einen thematischen Schwerpunkt in der Lebenserzählung legt (Rosenthal/Loch 2002, S. 227).

In Anlehnung an narrative Interviewformen sind diese Erzählungen sog. Stegreiferzählungen, die im Interview seitens des:der Interviewten unvorbereitet wiedergegeben werden (Misoch 2019). Bei den Anfangserzählungen, die oft fließend in eine Haupterzählung übergingen, wurde von den Forscher:innen eine zurückhaltende Rolle eingenommen, keine Nachfragen gestellt und der:die interviewte Betroffene als Expert:in seiner:ihrer Erzählung anerkannt (Rosenthal/Loch 2002). Insbesondere wurde versucht, viel Empathie zu zeigen und „emotional mit[zu]schwingen", da dies „bei hochemotionalen Erzählsituationen […] unterstützend" wirkt (Misoch 2019, S. 42). Bei diesen Anfangserzählungen war zu beobachten, dass einige Betroffene bereits eine konkrete Erzählstruktur hatten, weil sie z. B. im Rahmen von Therapien oder im Kontext von Entschädigungsverfahren schon öfter über ihre Erfahrungen berichtet haben. Gleichwohl gab es Betroffene, denen es schwerfiel, einen Anfangspunkt in ihrer Erzählung zu finden, weshalb seitens der Forscher:innen schon etwas früher unterstützende Nachfragen kamen.

Im zweiten Teil der Interviews wurden die betroffenen Personen gebeten, einige sowohl immanente Fragen, die sich aus der Erzählung bis dahin ergeben haben, als auch exmanente Fragen zu beantworten (Misoch 2019; Rosenthal/Loch 2002). Für die exmanenten Fragen wurde ein Leitfaden vorbereitet, der das jeweilige Interview nach der Erzählaufforderung inhaltlich strukturierte. Dabei wurden die Leitfäden an die Betroffenen und ihre ersten Erzählungen in den Telefonaten und E-Mails angepasst, wobei die Fragen grundsätzlich auf die Formen und das Ausmaß des missbräuchlichen Einsatzes von Medikamenten, verantwortliche Personen und Institutionen und die organisationalen Strukturen und Verfahren, die diesen Missbrauch ermöglichten, abzielten. Alle Nachfragen zielten somit darauf ab, das Erzählte zu konkretisieren, Zusammenhänge und Kontexte besser zu verstehen und insgesamt die organisationale Rahmung der Erzählungen zu erfassen.

Zum Abschluss der Gespräche wurde jeweils die Gelegenheit angeboten, Aspekte anzusprechen, die den betroffenen Personen wichtig waren und über die im Verlauf der Interviews noch nicht gesprochen wurde. Damit sollte den interviewten Betroffenen auch die Möglichkeit gegeben werden, „sich aus den für sie belastenden Lebensphasen und -bereichen heraus zu erzählen" (Rosenthal/Loch 2002, S. 232).

Die Interviews wurden mit einem Audioaufnahmegerät aufgezeichnet, anschließend transkribiert und anonymisiert. Sowohl die Audioaufnahmen als auch die anonymisierten Transkripte wurden auf einem digitalen Speichermedium, das in einem verschlossenen Schrank in der Universität Hildesheim aufbewahrt wird, gespeichert. Die Forscher:innen selbst haben nur mit den anonymisierten Interviewtranskripten auf passwortgeschützten Laptops gearbeitet.

Die Auswertung orientierte sich an erprobten Verfahren der qualitativen und historischen Sozialforschung zur Auswertung biografischer Interviews (Kavemann et al. 2016). Es wurde explizit ein zweistufiges Verfahren angewandt. So ist es in der wissenschaftlichen Aufarbeitung zentral, für die je individuellen Erfahrungen von Gewaltgeschehnissen und einzigartigen Lebensgeschichten einen ausreichenden Raum herzustellen und diese zu würdigen, sodass zunächst die einzelnen Interviews deskriptiv mit ihren je einzelnen Relevanzsetzungen bearbeitet und dargestellt wurden (siehe Kap. 4.2). Daraufhin wurden aus dem Interviewmaterial heraus Kategorien im Hinblick auf geteilte Erfahrungen und damit Parallelitäten generiert, die anschließend an die individuellen Erzählungen dargestellt werden (siehe Kap. 4.3).

Insgesamt zielen die Auswertungen darauf, soziale Wirklichkeit zu ordnen, zu verdichten und zu verstehen. Darüber, wie Menschen Leid- und Zerstörungsphänomene subjektiv erleben und was dies für sie und ihre biografischen Sinnstiftungen bedeutet, kann die Sozialforschung nur begrenzte Aussagen machen. Leid- und Gewaltphänomene können die üblichen Formen der Versprachlichung und damit auch die Kriterien der wissenschaftlichen Überprüfbarkeit, die auf verbaler Sprache beruhen, sprengen. Forschungen zu Gewaltkontexten haben darauf verwiesen, dass bei am eigenen Leib erfahrener Gewalt deren Äußerung in Sprache aussetzen kann (Bohleber 2007). Rekonstruktive Studien zu biografischen Interviews mit Betroffenen von sexualisierter Gewalt haben auf die spezifischen Grenzen der Erforschung von erlebter Gewalt hingewiesen (Kavemann et al. 2016, S. 32). Dies schließt die Grenzen der Versprachlichung ein und ist im wissenschaftlichen Auswertungsprozess zu reflektieren.

Explizit soll darauf an dieser Stelle verwiesen werden, dass bei der Darstellung der Betroffeneninterviews die Deskriptionen und Analysen nicht im Konjunktiv erfolgen, sondern vielmehr im Indikativ. Damit soll sprachlich unterstrichen und betont werden, dass es sich hier um die subjektiven Erfahrungen, sozial-emotionalen Deutungen und Verarbeitungen der betroffenen Personen handelt, die als solche als Wirklichkeiten anerkannt und geachtet werden. Darüber hinaus soll ebenso darauf verwiesen werden, dass eine Anonymisierung im Hinblick auf das Geschlecht aufgelöst wurde. Der Grund dafür liegt darin, dass die Positionierungen als Mann, Frau oder Queer in vielen Erfahrungen und Bearbeitungen bis in die Gegenwart im Kontext der erlebten Gewalt eine zentrale Rolle spielen und durch eine Anonymisierung zentrale Relevanzsetzungen der Betroffenen und damit Erkenntnisgewinne verloren gingen.

Wörtliche Zitate aus den Interviews wurden bewusst nur sehr selten angeführt. In einigen Konstellationen war es aber kaum möglich, die Erfahrungen und das erfahrene Leid in ihrem dichten Gehalt und damit in einer weiteren Konstruktion (2. Ordnung) zu versprachlichen als es die Betroffenen in den Interviews zum Ausdruck gebracht haben.

Zeitzeuginneninterview

Im Rahmen dieser Studie zur Aufarbeitung des missbräuchlichen Einsatzes von Medikamenten wurden auch Personen aufgerufen, sich als Zeitzeug:innen an der Aufarbeitung zu beteiligen. Dies wurde, wie bereits erwähnt, sowohl durch das

Betroffenen- und Zeitzeug:innenportal (siehe Kap. 6) als auch im Rahmen von Zeitzeug:inneninterviews ermöglicht. Zudem haben sich Zeitzeug:innen auch direkt schriftlich an die Forschungsgruppe gewendet.

Zeitzeug:innen sind Personen, deren Geschichte in der Studie vor allem im Rahmen des Zugangs der „oral history"[7] aufgenommen werden. Zeitzeug:innen haben ein Ereignis, einen Vorgang, Verfahren, eine institutionelle Praktik, Personen oder eine Entwicklung in der Vergangenheit erlebt (erlebte Zeit) und erinnern sich heute an diese Zeit (erinnerte Zeit). Diese Erinnerungen sind nicht unabhängig von den jeweiligen zeitlichen und historischen Kontexten, in denen die Erinnerungen erzählt werden. Entsprechend sind sie differenziert hinsichtlich der unterschiedlichen Zeitkonstruktionen zu historisieren.

Zeitzeug:inneninterviews sind eine notwendige Ergänzung zu anderen Quellen, weil sie Auskunft über Sachverhalte geben können, über die andere Quellen kaum berichten, so z.B. über Alltagserfahrungen der Menschen in einer bestimmten Zeit. Zeitzeug:inneninterviews können entsprechend neue Lesarten bieten, um historische Zusammenhänge zu erschließen. Sie bieten der historischen Forschung subjektive Sichtweisen, Sinnkonstruktionen und historische Verarbeitungen sowie persönlich auch emotionale Deutungen. Es ergeben sich aus den Zeitzeug:inneninterviews weiterhin neue Lesarten für die anderen Akten, Quellen oder Daten.

Mit Zeitzeug:innen hatte das Forschungsteam somit neben den Angaben im Betroffenen- und Zeitzeug:innenportal Kontakt in Gruppengesprächen, u.a. in einem Besuch einer Vereinssitzung von Betroffenen (1. Heimkinder-Community NRW e.V.), als Begleitung in den Gesprächen mit Betroffenen (z.B. ehemalige Praktikantin aus der Einrichtung eines interviewten Betroffenen), in der Kontaktaufnahme mit Einrichtungen und im Mailaustausch. Alle Formen des Kontakts wurden entsprechend hinsichtlich ihres Informationsgehalts für weitere Zugänge und Lesarten aufgenommen.

Konkret wurde zudem ein ausführliches Zeitzeug:inneninterview geführt. Die Interviewvorbereitung, -durchführung und -auswertung erfolgte ähnlich wie bei den Betroffeneninterviews (siehe ausführlichere Erläuterungen zuvor). Dass eine ebenfalls sensible Interviewdurchführung mit ausreichend narrativen Anteilen bedeutsam war, spiegelt sich in den von der Zeitzeugin berichteten Erlebnissen und den darin beschriebenen Gewaltformen wider, die bisher aus anderen Quellen nicht hervorgingen. Die Schilderungen der Zeitzeugin lösten bei ihr ebenfalls immer noch z.T. starke Emotionen aus und ließen erkennen, dass damit auch bestimmte, schmerzhafte Erinnerungen verbunden sind, die bis heute nachwirken.

7 Zur Methode der „oral history" siehe u.a. Plato (1991, 2000), Dejung (2008).

Betroffenen- und Zeitzeug:innenportal

Karsten Laudien

Das Betroffenen- und Zeitzeug:innenportal ist ein vom Deutschen Institut für Heimerziehungsforschung entwickeltes Instrument, das für die vorliegende Studie zur Aufarbeitung eingesetzt wurde, damit sich Betroffene und Zeitzeug:innen über einen anonymen Onlinezugang beteiligen konnten. Durch die Gesamtkonzeption als frei zugängliche Onlinebefragung, die aus Single-Choice, Multiple-Choice- sowie (halb-)offenen Fragen mit der Möglichkeit zu Freitexten zusammengesetzt ist, gab das Portal die Möglichkeit, sich sowohl Gehör in der Aufarbeitung zu verschaffen als auch Informationen und Anregungen zu geben. Betroffene haben mitgeteilt, dass bereits der Umstand, dass ihr Leid öffentlich aufgegriffen wird und sie sich in diesem Zusammenhang zur Teilnahme am Portal aufgerufen sahen, als positiv empfunden wurde.

Neben den Betroffenen waren auch Zeitzeug:innen auf dem Portal eingeladen, sich an der Aufarbeitung zu beteiligen, Informationen, ihre Perspektiven, ihr Erleben, ihre Erfahrungen, ihre Wahrnehmungen und Anliegen mitzuteilen. Der Fragebogen im Portal war so konzipiert, dass Betroffene und Zeitzeug:innen jeweils einen eigenen Fragenkatalog bekommen haben.

Insgesamt wurde mit dem Betroffenen- und Zeitzeug:innenportal der Versuch unternommen, neben den Interviews und den bereits o. g. Gruppengesprächen einen weiteren methodischen Weg zu eröffnen, damit Betroffene ihre Erfahrungen und ihr Leid ausdrücken können, das sie durch den missbräuchlichen Einsatz von Medikamenten in Einrichtungen der Kinder- und Jugendhilfe, der stationären Behindertenhilfe und Psychiatrie sowie in Heimen im Rahmen der Kinderverschickung in NRW bis 1980 erfahren mussten. Es erscheint für die Aufarbeitung zentral, mehrere Angebote und Wege zu eröffnen, da Betroffene sich unterschiedlich über ihr Leid ausdrücken möchten und können. Auch Zeitzeug:innen suchen häufig nach unterschiedlichen Möglichkeiten, Informationen zu geben und über ihre Erfahrungen zu berichten.

Durch die freie Zugänglichkeit sowie die Anonymität stellte das Portal insgesamt eine relativ niedrigschwellige Möglichkeit – im Vergleich zu einer Interviewsituation – der Beteiligung an der Studie zur Aufarbeitung dar, die somit insbesondere auch jene Betroffene und Zeitzeug:innen ansprechen konnte, denen es schwerfällt, ihre Erfahrungen zu erzählen. Die Anonymität ermöglicht es und ermutigt dazu, Erfahrungen und Wissen über für die Betroffenen und Zeitzeug:innen bedeutsamen Aspekte und Erlebnisse zu teilen, die ansonsten unausgesprochen blieben.

Die Kombination von Single- und Multiple-Choice-Fragen sowie die breite Möglichkeit zu Freitexten schaffte einen Rahmen, um nicht nur konkrete Informationen zu geben, sondern es blieb ebenso Raum zum Ausdruck von subjektiven

Perspektiven, Erfahrungen und Deutungen. So wurden im Portal verschiedene Formen, sich Ausdruck zu verleihen, bereitgestellt. Ohne möglichen Legitimationsdruck oder unmittelbarer Situationserwartung, etwas berichten zu müssen, wie in einem Interview, konnten Betroffene und Zeitzeug:innen entscheiden, was sie wann erzählen möchten. Sie konnten zudem Fragen fragmentarisch beantworten oder Fragen übergehen und die Beantwortung auch jederzeit abbrechen. Gleichzeitig bot das Portal bei einem Wunsch nach weiterer Beteiligung die Möglichkeit, Kontaktadressen für ein mögliches Betroffenen- bzw. Zeitzeug:inneninterview zu hinterlassen.

Das Portal wurde am 01.07.2023 online gestellt und war insgesamt 14 Monate bis zum 31.08.2024 zugänglich. Der erste Eintrag ist auf den 13.07.2023, der letzte Eintrag auf den 23.08.2024 datiert. Der Fragebogen (siehe Anhang) besteht aus insgesamt 45 Fragen. Zu diesen zählen Fragen zum Datenschutz, Fragen zu den Einrichtungen, in denen die Personen Formen des Medikamentenmissbrauchs erlebten (z. B. Ort, Name, Träger, Größe, etc.), Fragen zum Einsatz von Medikamenten bzw. Behandlungs- und Diagnosemethoden (z. B. Vergabe von Medikamenten, Verabreichung von Spritzen, Durchführung von Lumbalpunktionen, damalige Möglichkeiten, mit jemandem darüber zu sprechen, etc.), Fragen zu subjektiven Perspektiven, Anliegen, Deutungen (z. B. „Warum ist Ihnen das Thema wichtig?") und Fragen zum Wunsch nach weiterem Kontakt und entsprechenden persönlichen Angaben.

Hinsichtlich der Datenbereinigung sind für die statistische Datenauswertung (exklusive der Freitexte) alle Daten entfernt worden, die sich nicht auf Einrichtungen in NRW beziehen. Zudem wurden die Fälle entfernt, die weniger als die ersten drei Fragen beantwortet haben. Der letzte Schritt der Datenbereinigung stellt das Streichen von zwei Datensätzen dar, bei denen Personen doppelt an der Befragung teilgenommen haben. Insgesamt hat die Stichprobe damit eine Größe von N=43.

Für die Auswertung sind die Daten für die Berechnung zudem vereinheitlicht worden. Hierzu wurden Rechtschreibfehler ausgebessert, Schreibweisen von Orten angepasst oder bei fehlenden Antworten der Wert mit *Keine Angabe* ersetzt.

Um den Aufenthalt in einer Einrichtung in Jahrzehnte zu clustern, sind die Zeiträume des Aufenthalts auf das erstgenannte Jahr gekürzt worden. Bspw. wurde die Antwort 1967–1972 auf das Jahr 1967 gekürzt. Die Angaben zum Alter der Befragten wurde ebenfalls angepasst. Bei Altersangaben über mehrere Jahre wurde die jüngste Angabe übernommen. Bspw. ist die Antwort 6–7 [Jahre] auf 6 [Jahre] geändert worden. Bei Jahren, bei denen nichts vermerkt wurde oder ein Datum ohne Jahreszahl eingetragen ist, wurde das Jahr mit der Zeitangabe vom Beginn des Aufenthalts mit dem Geburtsdatum verglichen und das Alter errechnet.

Mit Blick auf die Freitexte wurden alle Antworten – unabhängig der Zuordnung zu NRW – in die Analyse mit einbezogen. Diese Entscheidung wurde getroffen, da sich die Erfahrungen der Betroffenen und Zeitzeug:innen auch über die Einrichtungen in NRW ähneln und wertvolle Aussagen der an der Befragung Teilgenommenen verloren gegangen wären, wenn an dieser Stelle nur der Datensatz der statistischen Auswertung von N=43 herangezogen worden wäre. Auch kann damit bereits darauf hingewiesen werden, wie wichtig es ist, eine deutschlandweite Aufarbeitung des Medikamentenmissbrauchs in den unterschiedlichen Einrichtungen durchzuführen.

1.4.2 Dokumenten- und Aktenanalyse

Silke Fehlemann, Sylvia Wagner, Heiner Fangerau

Für die Recherche und Auswertung verschiedenster Quellen wurde für die Untersuchung eine große regionale Breite an Institutionen abgedeckt, wobei auch bereits vorhandene Forschungen zu NRW intensiv miteinbezogen wurden. Im Hinblick auf Repräsentativität wurde insofern eher die regionale Breite berücksichtigt als einzelne Institutionen in erschöpfender Tiefe zu behandeln. Das lag auch daran, dass das Forschungsteam von ganz unterschiedlichen Hinweisen auf Arzneimittelmissbräuchen geleitet wurde. Im Gegensatz zu Spezialstudien, die einzelne Einrichtungen in thematischer, qualitativer und quantitativer Tiefe in den Blick nehmen, wie etwa das Franz-Sales-Haus oder Bethel, wurde sich in dieser Studie darauf fokussiert, einen breiten Überblick über ganz unterschiedliche Medikamentenmissbräuche in NRW zu bekommen und die bisherige Forschung überblicksmäßig darzulegen. Dabei wird deutlich zwischen Medikamententestung (neuartige Heilbehandlung und Experiment: Bei der neuartigen Heilbehandlung handelt es sich um eine Prüfung mit Heilabsicht, beim Experiment um die grundsätzliche Prüfung eines Wirkstoffs oder eines neuartigen Arzneimittels) und Medikamentengabe unterschieden. Diese beiden Phänomene werden durch die Untersuchung abgedeckt.

Für die historische Aktenanalyse wurden einzelne repräsentative Institutionen ausgewählt, die bislang in der Forschung wenig oder gar nicht untersucht wurden, um bisher durchgeführte historische Analysen zu erweitern und zu ergänzen. Zu diesem Zweck werden die bislang vorliegenden Studien zu NRW ausgewertet und dargelegt (vgl. Kap. 3). Darauf aufbauend wurde ein repräsentativer Querschnitt verschiedener Einrichtungen (Kinder- und Jugendpsychiatrien, heilpädagogische Heime, Kurheime, Kinderheilstätten und Erziehungsheime) ausgewählt, deren Patient:innen bzw. Bewohner:innenakten im Hinblick auf Medikamentenmissbrauch analysiert wurden (vgl. Kap. 7). Dazu gehörten dann auch Medikamentengaben im Zusammenhang mit unerwünschten bzw. fragwürdigen Operationen. Darüber hinaus wurden Verwaltungsaktenbestände aus dem Landesarchiv NRW, aus verschiedenen Stadtarchiven und aus den

Archiven der beiden Landschaftsverbände (LVR und LWL) berücksichtigt (in die Darstellung eingeflossene Archivalien werden im Text einzeln zitiert). Hinzu treten die Auswertung von Forschungsdokumentationsakten aus dem Firmenarchiv von Bayer und Rekonstruktionen anhand von Forschungsberichten. Um Materialien zu ermitteln, haben neben Gesprächen mit Archiven und entsprechenden Recherchen auch verschiedene Sondierungsgespräche mit Betroffeneninitiativen stattgefunden.

So ist es gelungen, den Zugang zu Patient:innen- bzw. zu Bewohner:innenakten zu erhalten, die bislang noch gar nicht im Fokus der Forschung standen wie etwa zu Unterlagen der Hephata in Mönchengladbach,[8] die zu den größten evangelischen heilpädagogischen Anstalten des Rheinlands gehörte (Frommann 1962). Ferner wurden neue Aktenbestände zum Haus Bernward (aus dem Stadtarchiv Bonn), der Kinder- und Jugendpsychiatrie (KJP) Gütersloh und Hamm, aus dem Mädchenheim Tecklenburg (alles im Archiv des LWL) sowie zum Evangelischen Mädchenheim Ratingen (im Archiv des LVR) analysiert. Frank Sparing (2020) hatte schon einen Teil der Akten aus Viersen-Süchteln im LVR-Archiv ansehen können. Dieser Bestand ist inzwischen weiter erschlossen worden. Für den vorliegenden Bericht wurde der komplette Bestand der Fallakten aus der KJP Viersen-Süchteln seit Gründung im Jahr 1961 bis 1985 im Archiv des LVR eingesehen. Es handelte sich dabei um 3051 Akten. Anhand von Forschungsakten aus dem Bayer Archiv und den Jahresberichten der Klinik (u. a. aus dem Stadtarchiv Solingen) konnte nicht zuletzt auch die Geschichte der Kinderheilstätte Aprath erstmals genauer aufgearbeitet werden. Auch konnten Unterlagen zur Kurklinik für Kinder und Jugendliche in Bad Oeynhausen sowie der Kinderheilstätte Godeshöhe und des Kinderkurheims Bad Waldliesborn untersucht werden. Für das Kinderkurheim Bad Laasphe existiert ebenfalls ein Aktenbestand im Archiv des LWL,[9] der für die Fragestellung dieser Untersuchung jedoch nicht relevant erschien.

Gerne hätte das Forschungsteam weiteres ergänzendes Quellenmaterial herangezogen. Doch nicht alle möglichen Einrichtungen verfügen noch über Unterlagen oder sie wollten einer Einsichtnahme aus datenschutzrechtlichen Bedenken nicht zustimmen. So hat sich das Forschungsteam nach Unterlagen des 1917 eröffneten Kinderheims Köln-Sülz erkundigt.[10] Es handelte sich hier um eines der größten Waisenhäuser Europas.[11] Auf eine Rechercheanfrage antwortete die Stadt Köln im April 2024: „Im Rahmen unserer Bemühungen um die Aufarbeitung pädagogischer Missstände in der NS- und Nachkriegszeit sowie zur Ermöglichung von Akteneinsichten durch Betroffene bewahren wir bis heute

8 Wir danken dem Vorstand der Evangelischen Stiftung Hephata, dass er erstmals das Archiv für die Forschung geöffnet hat.

9 ALWL 633.

10 https://kinderheim-koeln-suelz.de/?page_id=1469 [Letzter Zugriff 14.11.2024].

11 Ebd.

fast alle Akten von Betreuungsfällen aus ihrem Untersuchungszeitraum auf. In Anbetracht der zur Einsicht erforderlichen Schweigepflichtsentbindungen für zehntausende Akten sehe ich leider jedoch keine realistische und rechtskonforme Möglichkeit einer Einsicht, zumal bisher kein Anlass für die Annahme missbräuchlicher Medikamentenvergaben besteht."[12]

Die Caritas Duisburg, als Träger des ehemaligen Kinderheims Maria in der Drucht, antwortete im April 2024 auf eine Rechercheanfrage, sie befinde sich aktuell selbst in einem Aufarbeitungsprozess mit Betroffenen sowie dem Archiv und sie recherchierten zum ehemaligen Kinderheim. Heimakten für die Recherchen des Forschungsteams existierten aber nicht mehr.[13]

Es sollte geprüft werden, ob es Beschwerden bei Ärztekammern oder Apothekerkammern gegeben hat. Zu diesem Zweck wurden die Ärztekammern Nordrhein und Westfalen-Lippe und die Apothekerkammern Nordrhein und Westfalen-Lippe angeschrieben und um einen Archivzugang gebeten. In den nordrheinischen Fällen wurde dem Forschungsteam vom jeweiligen Justiziariat mitgeteilt, dass es dort kein Archiv gebe. Auch seien keine entsprechenden Unterlagen bekannt. An das Landesarchiv NRW seien in den letzten Jahren auch keine Unterlagen mehr abgegeben worden. Dort fanden die Forschenden keine Hinweise auf z. B. Ehrenverfahren oder Beschwerden. Die Ärztekammer Nordrhein hat daraufhin intensiv im eigenen Hause nach möglichen Unterlagen zu Beschwerden recherchiert, aber keine aufgefunden. Die Ärztekammer Westfalen-Lippe hat mitgeteilt, dass Akten ihrer Rechtsabteilung über Beschwerden und Berufsgerichtsverfahren aus den betreffenden Jahren datenschutzkonform vernichtet worden seien. Die Apothekerkammer Westfalen-Lippe schrieb, dass derartige Unterlagen nicht vorlägen. In diese Richtung möglicher Beschwerden sollte in Zukunft im Rahmen anderer Forschungen weiter recherchiert werden.

Auch wurden 17 Arzneimittelproduzenten oder ihre Archive (soweit bekannt) angeschrieben. Zehn (Bayer, Behring-Werke, Boehringer Ingelheim, Evonik, Hoffmann-La Roche, Merck, Merz, Novartis, Sanofi, Verla-Pharm) haben zum Teil ausführlich geantwortet. Sechs von diesen haben mitgeteilt, dass sie nicht über für die Fragestellung der Studie relevante Quellen verfügten. Das Firmenarchiv von Bayer konnte mehrfach besucht werden und es engagierte sich selbst sehr bei der Identifikation und Hebung entsprechender Unterlagen. Das Unternehmen Novartis AG (als Nachfolgeunternehmen von Ciba, Geigy, Ciba-Geigy, Sandoz und Wander) bot auf Nachfrage an, im Unternehmensarchiv nach vom Forschungsteam genannten Substanzen und Einrichtungen zu forschen und einen Bericht über die Ergebnisse zu verfassen. Das Forschungsteam hat dem Unternehmen daraufhin eine Liste mit 39 Substanzen, die bis dahin von den Vorgängerunternehmen von Novartis in dem Kontext aufgefallen waren, sowie

12 E-Mail von der Stadt Köln, Beratungsteam KidS vom 08.04.2024 an Sylvia Wagner.

13 E-Mails vom Caritasverband Duisburg e. V. vom 26.04.2024 und 29.04.2024 an Sylvia Wagner.

eine Liste von 26 relevant erscheinenden Einrichtungen in NRW zugesandt. Der Rechercheberichts von Novartis wurde dem Forschungsteam am 19.08.2024 vom Unternehmen zugesandt, lieferte aber für die Fragestellung des Projekts mit NRW-Bezug keine relevanten Ergebnisse. Merck zeigte sich sehr hilfsbereit und überließ den Forschenden einen eigenen Bericht zu Arzneimittelversuchen in Heimeinrichtungen und erlaubte einen ausführlichen Einblick in ihre Archivalien.[14] Das Archiv der Behringwerke hat dem Forschungsteam ebenfalls wertvolle Informationen überlassen.

Zuletzt wurde eine Abfrage des Landes NRW genutzt, hier waren 52 Einrichtungen angeschrieben worden. Von denen gaben 47 an, über keine Unterlagen (mehr) zur in Frage stehenden Zeit zu verfügen, oder die Prüfung der Akten hätte keine Hinweise auf Medikamententests o. Ä. gegeben.[15]

Eine Leerstelle bleiben bis auf wenige Ausnahmen Erhebungen zu Säuglingsheimen, weil wir hier trotz Bemühen keine Archivalien ermitteln konnten und Betroffene aus dieser Zeit keine Erinnerungen berichten können. Felix Berth schildert in seiner Untersuchung zu Säuglingsheimen, dass zumindest Schwesternschülerinnen ihre Irritation über den Einsatz des Schlafmittels Luminal bei Säuglingen öffentlich machten (Berth 2019, S. 81).

Alle erhobenen Quellen wurden im Sinne eines „Close Reading" quellenkritisch inhaltsanalytisch ausgewertet mit einem Fokus auf Medikamentengaben. Alle Quellen wurden begriffsgeschichtlich eingeordnet und inhaltsanalytisch interpretiert. Details der Auswertung, Stichprobenauswahl, die Befunde und ihre Interpretation werden in den folgenden Kapiteln jeweils spezifisch erläutert. Namen von damaligen Kindern und Jugendlichen in den folgenden Fallschilderungen, Betroffenenberichten, Erzählungen von Zeitzeug:innen wurden im Text, in den Fußnoten und in Aktenzutaten ausnahmslos pseudonymisiert oder anonymisiert. In einigen Fallschilderungen wurden sie mit frei assoziierten Namen belegt, um einer Entpersonalisierung der geschilderten Personen entgegenzuarbeiten, in anderen Fällen wurde gänzlich auf Namensangaben verzichtet. Amtsträger:innen wurden in der Regel wegen eines bestehenden öffentlichen Interesses an der Identifikation von Verantwortungsstrukturen mit ihrem Klarnamen genannt, wenn sie über eine öffentliche Bedeutung verfügten oder in der Forschung schon hinreichend bekannt sind.

---

14 Wir danken dem Merck-Archiv und insbesondere Dr. Bernschneider-Reif für den Einblick in die Unterlagen. Die Merck KGaA hat eine eigene Aufarbeitungsforschung initiiert. Den von Axel Hüntelmann und Uwe Kaminsky erstellten Bericht von 2022, der demnächst erscheint, durften wir vorab einsehen, auch dafür sprechen wir Dank aus.

15 Bericht für den Ausschuss für Arbeit, Gesundheit und Soziales des Landtags Nordrhein-Westfalen zur Erforschung des Medikamenteneinsatzes in Kinderheimen, Einrichtungen der Öffentlichen Erziehung und heilpädagogischen und psychiatrischen Anstalten vom 31.01.2020, MMV17-2967. Verfügbar unter: https://www.landtag.nrw.de/portal/WWW/dokumentenarchiv/Dokument/MMV17-2967.pdf [Letzter Zugriff 01.03.2025].

2. Rechtliche, ethische, kulturelle und organisatorische Bedingungen des Medikamentenmissbrauchs

2.1 Rechtliche Rahmenbedingungen

Silke Fehlemann, Sylvia Wagner, Heiner Fangerau

In der Vorstudie zu NRW ist bereits eingehend und kenntnisreich auf die Geschichte der Fürsorgeerziehung in NRW eingegangen worden (Lenhard-Schramm 2017), auch die rechtlichen Rahmenbedingungen für den hier untersuchten Medikamentenmissbrauch sind durch vorherige Studien bereits gut aufgearbeitet. Besonders hervorzuheben ist hier die Studie zu Bethel von Lenhard-Schramm et al. (2022). Der Forschungsstand wird entsprechend im Folgenden zusammengefasst.

Die Überstellung von Jugendlichen in die Fürsorgeerziehung beruhte zu großen Teilen auf dem Reichsstrafgesetzbuch von 1871 (novelliert 1876), das in Preußen im Jahr 1900 durch das Fürsorgegesetz ergänzt wurde, in dem nun nicht nur straffällige Jugendliche, sondern auch diejenigen, denen Verwahrlosung drohte, in die Zwangserziehung geschickt werden konnten. Die Traditionspfade der Fürsorgeerziehung, die auch aus dem Jugendstrafrecht resultierten, bedeuteten noch nach 1945 eine schwerwiegende Bürde. Zum einen war die Einweisung in die Zwangserziehung von einem Vormundschaftsgericht abhängig und zum anderen wurde die Zwangserziehung den Provinzialverbänden als Aufgabe zugeordnet (Lenhard-Schramm 2017, S. 5f.). In NRW bestand eine Sonderlage in Bezug auf den Umgang mit fürsorgebedürftigen Kindern und Jugendlichen. Das Fürsorgewesen war vor allem in den 1950er Jahren völlig überlastet. Die Kriegsfolgen und die desolate soziale Situation im Rheinland hatten oftmals zur Auflösung von Familienstrukturen und zum Funktionsverlust von Familien geführt (Seegers 2013, S. 88–126; Fleermann 2015; Fehlemann/Sparing 2019). Die Belegung der Heimeinrichtungen befand sich zwischen 1950 und 1954 mit etwa 14.000–15.000 Kindern und Jugendlichen (Lenhard-Schramm 2017, S. 19) in NRW auf Rekordniveau und ging auch erst danach langsam zurück mit einer langen Stagnationsphase zwischen 1960 und 1975 (Henkelmann/Kaminsky 2011, S. 61; Gehltomholt/Hering 2006). In NRW wurde das Landesjugendamt vertreten durch die Landschaftsverbände Rheinland (LVR) und Westfalen-Lippe (LWL), die zugleich auch Träger zahlreicher psychiatrischer Kliniken und heilpädagogischer Heime sowie anderer fürsorgerischer Institutionen waren und sind (Enseling 1955; Carspecken 1962; Trost 1966; Fricke 1968). In Gestalt der aufsichtsführenden Landesjugendämter hatten der LVR und der LWL auch einen erheblichen Einfluss auf die Heimeinrichtungen in kirchlicher und kommunaler Trägerschaft (Köster 1999; Damberg 2010; Johns/Schrapper 2010; Frölich 2011b).

Es bestand zwar eine Aufsichtspflicht des Landes über die Fürsorgeerziehung, diese wurde aber zunächst an die Landschaftsverbände delegiert, die in regelmäßigen Abständen sogenannte Revisionen durchführten, die aber nach einhelliger Forschungsmeinung eher „lasch" ausgestaltet waren. Problematisch war dabei, dass für zahlreiche Einrichtungen (Kinder- und Jugendpsychiatrien und Heime) galt, dass die Landschaftsverbände ihre eigenen Institutionen kontrollierten (Löffelbein/Kaminsky 2021). Bei den Institutionen in kirchlicher Trägerschaft wurde die Aufsicht allerdings noch oberflächlicher wahrgenommen. Zum Ende der 1950er Jahre intensivierte sich die Aufsichtstätigkeit in NRW etwas, da es zu einigen aufsehenerregenden Misshandlungsfällen in Heimen gekommen war. Das führte auf Veranlassung des Arbeits- und Sozialministeriums zu einer Verbesserung der Heimaufsicht, aber erst zur Mitte der 1960er Jahre wurde etwa die Überprüfung der gesundheitlichen und medizinischen Betreuung überhaupt mit in die Beaufsichtigungspflichten aufgenommen (zu der Entwicklung ausführlich Lenhard-Schramm 2017, S. 10–16). Zu diesem Zeitpunkt stellte auch der LVR seine Anforderungen an eine gesundheitliche und medizinische Versorgung der „Heimzöglinge" auf eine neue Basis[1] und versuchte, sich einen Überblick über Zahl und Funktion der Heim- und Anstaltsärzte/-ärztinnen zu verschaffen.[2]

Deutlich wird in der bisherigen Literatur, dass es zu rechtlichen Regelungen des Arzneimitteleinsatzes unterschiedliche Auslegungen gab und gibt. Das gilt umso mehr für die ethischen Kontexte und Bewertungen. Diese unterschiedlichen Perspektiven sollen hier noch einmal deutlich gemacht werden, um auch zu zeigen, welchen Spielraum öffentliche Vorgaben und gesellschaftliche Normierungen gelassen haben. Dabei ist im Folgenden *dreifach* zu unterscheiden zwischen missbräuchlicher, übermäßiger Medikamentenvergabe einerseits und illegalen, illegitimen und unethischen Medikamententestungen andererseits, wobei bei Letzteren zwischen einem Heilversuch mit neuartigen Mitteln und einem Experiment unterschieden werden muss unter Berücksichtigung der jeweiligen Arzneimittelzulassung, d. h. wichtig ist hier auch, ab wann und für welche Medikamente überhaupt welche Prüfungen vorgesehen waren.

Für das Projekt waren die ersten beiden Fragen am wichtigsten, also die Frage des Missbrauchs durch übermäßige Medikamentengabe und durch fragwürdige Medikamententestungen. Beide Handlungen können als medizinische Gewalt betrachtet werden, jedoch können sich Ursachen, Motive und Betroffene

---

1 ALVR 38524 Gesundheitsordnung für die zur Durchführung der öffentlichen Erziehung (Freiwillige Erziehungshilfe und Fürsorgeerziehung) im Bereich des Landschaftsverbandes Rheinland bestimmten Heime o. D. (wahrscheinlich von 1969).

2 ALVR 38665 Gesundheitsbetreuung im Heim 1958–1970: Liste der Heimärzte, Stand 1958.

erheblich unterscheiden. Während es bei der übermäßigen Medikamentenvergabe neben der Heilungs- oder Linderungsabsicht auch darum gehen konnte, Disziplin oder andere fragwürdige Ziele zu erreichen, konnte es bei den Medikamentenprüfungen auch um wissenschaftlichen Ehrgeiz, das Streben nach neuen medizinischen Heilerfolgen und um finanzielle Motive gehen. Die bisherige Forschung ist sich recht einig, dass bei Arzneimittelerprobungen auch Honorare an die durchführenden Ärzte/Ärztinnen gezahlt wurden (Lenhard-Schramm et al. 2022, S. 218; Hüntelmann/Kaminsky 2022).

2.1.1 Missbräuchliche Gabe von zugelassenen Medikamenten, Aufklärung und Einwilligung

Die Vorbehalte gegen Arzneimittelstudien an „Heimkindern" sagen nur wenig über den alltäglichen Medikamentenmissbrauch in Einrichtungen aus. So haben zahlreiche Studien gezeigt, dass in vielen Einrichtungen und Kliniken hohe, teils toxische Mengen an Neuroleptika bzw. Medikamente in kritischen Kombinationen gegeben wurden (Frings 2012, Fehlemann/Sparing 2017, Kaminsky/Klöcker 2020, Hottenrott 2021). Diese Form des Medikamentenmissbrauchs lässt sich rechtlich und in ihren Auswirkungen nur schwer fassen, stellt aber im Vergleich zu Medikamententestungen die weitaus häufigere und alltäglichere Form des Missbrauchs dar. Für die große Zahl der betroffenen Kinder und Jugendlichen war die übermäßige Medikamentengabe sicherlich die prägendste Handlung für ihr weiteres Leben im Hinblick auf langfristige Nebenwirkungen.

Die Art und Stärke der Nebenwirkungen der Neuroleptika sind abhängig vom Wirkstoff, der Dosierung sowie der individuellen Disposition der Patient:innen (Mutschler 1991, S. 127). Vor allem bei den damals eingesetzten typischen Neuroleptika kann es zu sogenannten extrapyramidalmotorischen Nebenwirkungen kommen, die sich u. a. in einer Störung von Bewegungsabläufen zeigen. So können vor allem in den ersten Behandlungswochen Frühdyskinesien, z. B. in Form von Blickkrämpfen und ruckartigem Herausstrecken der Zunge, auftreten. Auch Bewegungsstörungen, die denen von Parkinsonpatient:innen ähneln, sind zu beobachten. Ebenso kann eine subjektiv quälende motorische Unruhe auftreten, die bis zur Unfähigkeit führen kann, still sitzen zu können („Sitzunruhe"). Eine seltene, jedoch potenziell lebensbedrohliche Nebenwirkung ist das maligne neuroleptische Syndrom, das durch hohes Fieber, Muskelstarre, Bewusstseins- und Kreislaufstörungen gekennzeichnet ist. Bei einer Langzeitbehandlung mit Neuroleptika können ferner als Spätfolge irreversible Spätdyskinesien auftreten, die durch abnorme, häufig stereotype Bewegungen gekennzeichnet sind. Langfristig kann zudem ein metabolisches Syndrom mit Adipositas, Hypertonie, Fettstoffwechselstörung und Diabetes mellitus entstehen (Aderhold 2014, S. 26). Dadurch wiederum kann sich das kardiovaskuläre Erkrankungsrisiko erhöhen (ebd., S. 26). Außerdem verursachen Neuroleptika langfristig eine Hirnvolumenverminderung (Ho et al. 2011) und kognitive Störungen (Aderhold 2014, S. 22).

Besonders problematisch war es, dass für zahlreiche Medikamente noch in den 1960er Jahren keine Dosierungsempfehlungen für Kinder und Jugendliche vorlagen (vgl. z. B. Hartig 2020, S. 91). In der Praxis wurden Medikamente an Erwachsenen getestet und dann die Dosierung auf Kinder und Jugendliche nach Körpergewicht und altersbezogen heruntergerechnet. Das ist an sich schwierig, weil die abweichende kindliche Physiologie und Pathophysiologie zu berücksichtigen sind, wie schon zeitgenössisch diskutiert wurde (Wagner 2020, S. 168). Für die behandelnde Ärzteschaft war die Dosierung folglich eine Herausforderung, solange keine verbindlichen Dosierungsempfehlungen vorlagen. In der Roten Liste von 1963 wurde für die damals gängigen Neuroleptika nur für Truxaletten-Saft eine Dosierungsempfehlung für Kinder und Jugendliche angegeben. Das bedeutete aber, dass jede:r Arzt/Ärzt:in erst einmal ausprobierte, welche Dosierung gut „funktionierte" und dabei zu hohe oder zu niedrige Dosierungen in Kauf nahm/nehmen musste. Für Neuroleptika war es ferner üblich, dass erst einmal hoch dosiert und dann die Dosis langsam reduziert wurde.[3] Weit verbreitet war die Theorie des Psychiaters Haase, dass Neuroleptika erst wirkten, wenn parkinsonoide Nebenwirkungen eintraten („neuroleptische Schwelle").

Anhand der Forschungsliteratur entsteht schnell der Eindruck, es seien sowohl die Bevölkerung als auch die Ärzteschaft erst mit dem „Contergan-Skandal" für mögliche Nebenwirkungen von Psychopharmaka sensibilisiert worden (Lenhard-Schramm 2017, S. 25). Das muss stärker differenziert werden. Innerhalb der Fachwelt wurden Nebenwirkungen grundsätzlich schon seit dem 19. Jahrhundert diskutiert (Seifert 1915; Kaminsky/Klöcker 2020, S. 224). Die Nebenwirkungen von Neuroleptika wurden spätestens seit Ende der 1950er und Anfang der 1960er in der ärztlichen Öffentlichkeit auch kritisch beobachtet, folglich recht kurz nach ihrer flächendeckenden Einführung ab Mitte der 1950er Jahre (Bay 1960). Die kritischen Bewertungen fielen allerdings zeitlich ungefähr mit dem „Contergan-Skandal" zusammen, der zum Ende des Jahres 1961 an die Öffentlichkeit drang. Das öffentliche Interesse an Arzneimittelnebenwirkungen hat zu diesem Zeitpunkt weiter zugenommen und es entstanden nun einige Veröffentlichungen, die sich dem Problem von Nebenwirkungen widmeten (z. B. Corboz 1965, Jacobs 1965). Bereits im Jahr 1962 gab Dr. Hermann Schmitz aus der Landesklinik für Jugendpsychiatrie in Bonn in einem Vortrag über „Die Psychopharmaka im Anwendungsbereich der Kinder- und Jugendpsychiatrie" eine „Orientierung für die Praxis", in der deutlich wurde, dass man sich über das Vorkommen von schädlichen Nebenwirkungen sehr bewusst war:

3 http://www.finzen.de/pdf-dateien/dosierungsempfehlungen.pdf [Letzter Zugriff 20.2.2024].

> „Reserpin und Megaphen haben wir in der Bonner Jugendpsychiatrischen Klinik von Anfang an auf breiter Basis angewandt, jedoch bei weitem nicht jene günstigen Wirkungen gesehen, von denen andere berichteten. Reserpin brachte sehr oft nicht die unserer Erwartung entsprechende Sedierung. [...] Wenn auch die bei vermehrter Eßlust einsetzende Gewichtszunahme keineswegs immer unerwünscht war, so ging doch diese bei Dauermedikation gelegentlich so weit, dass beim Hinzukommen anderer medikamentös bewirkter psychischer oder somatischer Stigmata schließlich ein Kind vor uns stand, das wir in solcher Veränderung nicht so recht als das Ziel unseres therapeutischen Bemühens akzeptieren wollten. Eine Kombination des Reserpins mit Atosil und Dibutil brachte uns nicht viel weiter. Wohl erreichten wir bei entsprechender Dosierung vermehrte Müdigkeit und Dösigkeit“ (Schmitz 1962, Fehlemann/Sparing 2017, S. 157f.).

Das Chlorpromazin-Präparat „Megaphen“[4] sah Schmitz wegen der ausgeprägten Nebenwirkungen als wenig geeignet für Kinder an:

> „Dem Megaphen – das muß betont werden – standen wir von vorneherein wegen der bekannten Nebenwirkungen mit einer betonten Reserve gegenüber, die, so glauben wir, gerade bei Kindern verständlich und gerechtfertigt ist. Wir haben es jedoch tastend und zögernd bei allen Formen erethischen Verhaltens außer bei Epilepsie gegeben. Man erreicht damit bei einer Dosierung bis 75 mg maximal für ein älteres Schulkind in manchen Fällen eine psychomotorische Dämpfung, kaum aber eine Normalisierung kindlichen Verhaltens, wenn man pädagogische, psychotherapeutische und schulisch-fördernde Ziele im Auge hat. Wenn ein Kind auf eine Megaphen-Dauermedikation anspricht, dann muß man in der Regel eine extrapyramidal gekennzeichnete Erstarrung mit mimischer Verarmung und affektiver Einengung in Kauf nehmen. Das mag angehen, wenn es sich um sogenannte schwere Pflegefälle handelt, die meist höhere Dosen brauchen, als zuvor angegeben, nicht aber dann, wenn es gilt, einem Kind Zugang zu normalen Kommunikationen zu eröffnen. Kommt es auf den sedierenden Effekt allein oder überwiegend an, z. B. bei erethischen Imbecilen oder Idioten, dann ist das Megaphen Compositum wirkungsvoller und brauchbarer.“ (Ebd.)

Neben der Diskussion über die Nebenwirkungen wurde auch hier noch einmal deutlich, in welchem Umfang Neuroleptika zu pädagogischen und nicht so sehr zu medizinischen Zwecken eingesetzt wurden. Außerdem sei auch „Haloperidol“[5] in einer Dosierung von 3 x2 bis 3 x7 Tropfen täglich an Kinder und Jugendliche verabreicht worden – wegen des Auftretens von starken Nebenwirkungen bei fast zwei Drittel der Fälle habe es jedoch oft wieder abgesetzt werden müssen

---

4 Megaphen (Wirkstoff: Chlorpromazin) ist ein Neuroleptikum, also ein Wirkstoff gegen eine psychotische Symptomatik. Es wirkt jedoch auch sedierend.

5 Haloperidol ist ein Neuroleptikum mit sedierenden Eigenschaften.

(ebd.). Das Medikament „Truxal“ hingegen wurde für den Gebrauch bei jungen Menschen den anderen Arzneimitteln gegenüber als „eindeutig überlegen“ eingeschätzt, obwohl auch „Truxal“ als Nebenwirkung eine „extrapyramidale dysleptische Symptomatik“ (ebd.) hervorriefe.

Die Rheinische Kinder- und Jugendpsychiatrie in Bonn war alles andere als vorsichtig mit Medikamentengaben, wie in historischen Studien gezeigt wurde und von Betroffenen in dem diesem Bericht zugrundeliegenden Projekt bestätigt wurde (Fehlemann/Sparing 2017; Fangerau et al. 2021). Dennoch war sogar hier offensichtlich schon Anfang der 1960er Jahre eine gewisse Wachsamkeit im Hinblick auf Nebenwirkungen vorhanden. Ob der Vortrag als Reaktion auf den „Contergan-Skandal“ vom LVR eingefordert oder dies zeitlich zufällig zusammenfiel, lässt sich nicht mehr herausfinden. Jedoch dynamisierte der „Contergan-Skandal“ die Sensibilisierung im Hinblick auf die Nebenwirkungen von Medikamenten. Im Jahr 1965 wurden in dem Sammelwerk „Psychopharmakologie im Kindesalter“ im Beitrag von Robert J. Corboz die Nebenwirkungen von Neuroleptika thematisiert. „Schon bei schwacher Dosierung können manchmal neurodysleptische Zustände mit Torsionsspasmen, Schluckstörungen und Trismus auftreten, die für das Kind sehr unangenehm sind und auf die Eltern beängstigend wirken“ (Corboz 1965, S. 35; vgl. auch Kaminsky/Klöcker 2020, S. 224). Im Jahre 1967 schließlich warnte Heinz Krebs, dass Überdosierungen zu vermeiden sind, weil das für die Patient:innen eine quälende Wirkung haben könnte und auch Spätfolgen im extrapyramidal-motorischen System bedeuten könne (Krebs 1967, S. 49). Dabei schränkt er seine Warnung ausdrücklich für die Kinder ein. Diese seien „offensichtlich überhaupt für Komplikationen der Behandlung mit den psychopharmakologischen Substanzen *relativ unempfindlich*“ (ebd., Herv. i. O.). Die Diskussion in der Fachliteratur zeigt, dass Nebenwirkungen schon einige Jahre nach dem Beginn des flächendeckenden Einsatzes von psychoaktiven Substanzen in den Kinder- und Jugendpsychiatrien und in den heilpädagogischen Heimen bekannt waren. In welchem Umfang Kinder von solchen Wirkungen betroffen waren, darüber war die Ärzteschaft durchaus unterschiedlicher Meinung (Jacobs 1965, 1966).

In der Praxis wurden die Dosierungen der verordneten Medikamente entweder in die „Fieberbögen“ oder ärztlichen Berichte in den Patient:innenakten oder auch in sog. Medikamentenbücher eingetragen. Auffällig ist, dass in vielen Akten die Arzneimittelgaben genau verzeichnet wurden, während sie in anderen pauschal oder ungenau dokumentiert wurden. Vielfach stellt sich die Frage, wie genau und wie exakt die Dokumentation erfolgte oder ob sie in manchen Fällen überhaupt erfolgte. Für Ärztinnen und Ärzte bestand nach § 7 der Berufsordnung der Reichsärztekammer von 1937 berufsrechtlich gesehen eine Dokumentationspflicht. Auf dem 53. Ärztetag von 1950 wurde diese Dokumentationspflicht in einer Musterberufsordnung ebenfalls verankert für wichtige Behandlungsmaßnahmen (explizit wurden Unfälle, Operationen und Strahlenbehandlung genannt). 1956 wurde einschränkend vorangestellt, es handele sich um „Gedächtnisstützen“ und der

Arzt/die Ärztin solle Aufzeichnungen machen. Erst ab 1978 richtete sich der Blick zunehmend auf die Dokumentation als Instrument des Patienten-/Patientinnenschutzes (Taupitz 1991, S. 296, 308–310). Die 1952 gegründeten Ärztekammern Nordrhein und Westfalen-Lippe gaben sich 1956 eine erste Ordnung entlang der Musterberufsordnung aus dem gleichen Jahr (ebd., S. 1344). Rein theoretisch gab es demnach die Möglichkeit der Kontrolle der Gaben.

Die Rechtslage ist im Hinblick auf die Dosierungen nur schwer zu beurteilen. Der Gestaltungsraum der Ärzt:innen und der Pharmaunternehmen wurde vor allem durch die praktische Rechtsprechung, weniger durch gesetzliche Vorgaben eingehegt. Die Rechtsprechung hatte zwar schon im Jahr 1894 jeden ärztlichen Eingriff zunächst als Körperverletzung angesehen, deren Strafbarkeit nur aufgehoben werden konnte, wenn eine Einwilligung des:der Patient:in vorlag. Das galt theoretisch auch für Medikamentengaben. Der seit der Antike überlieferte Grundsatz „primum non nocere, secundum cavere, tertium sanare", also zuallererst einmal keinen Schaden zuzufügen, vorsichtig zu sein und dann zu heilen, wurde auch in der frühen Bundesrepublik weiter tradiert. Im Grundgesetz, das im Frühjahr 1949 in Kraft trat, wurde das Recht auf Selbstbestimmung und körperliche Unversehrtheit hervorgehoben, das waren aber noch recht weit gefasste Rechtsgüter. Ebenso war in § 223 StGB zur Körperverletzung grundsätzlich mit der Formulierung „wer eine andere Person […] an der Gesundheit beschädigt" der ärztliche Eingriff nicht ausgeschlossen (Schröter 2023, S. 541). Diese Bestimmungen wurden durch die Rechtsprechung weiter ausgeführt. Der Bundesgerichtshof (BGH) machte schon 1953 deutlich, dass sich Ärzt:innen der Einwilligung von Patient:innen zu versichern haben, wenn stark wirksame Arzneimittel gegeben werden. Diese Rechtsprechung zielte auf die selbstbestimmte Entscheidung von Patient:innen, wenn es um medizinische Eingriffe ging. Kinder und Jugendliche waren dabei durch Erziehungsberechtigte oder Sorgebevollmächtigte zu vertreten. Zudem wurde zur Bewertung der in Frage stehenden Eingriffe in den sog. Elektroschockurteilen des BGH von 1954 und 1958 nicht nur eine Einwilligung, sondern auch eine „Aufklärung des Patienten über mögliche schädliche Folgen einer vorgesehenen Heilbehandlung" (Noack 2004, S. 191–199) gefordert. In der Forschungsliteratur wird dabei inzwischen zwischen der Einwilligungserfordernis und der Aufklärungserfordernis noch einmal differenziert. Lenhard-Schramm et al. (2022) sehen mit den „Elektroschockurteilen" nicht nur die Einwilligungs- sondern auch die Aufklärungspflicht durch die behandelnden Ärzt:innen als notwendig an. Ganz deutlich machte Bundesanwalt Max Kohlhaas 1964, dass Ärzte/Ärztinnen sich sowohl bei noch nicht registrierten Medikamenten als auch bei bereits registrierten Medikamenten die Einwilligung der Patient:innen bzw. ihrer gesetzlichen Vertreter:innen einzuholen haben: „Bei der Erprobung nicht registrierter oder zwar registrierter, aber dem Verschreibenden bislang unbekannter Mittel liegt in der Regel […], der Fall einer nicht *nicht ganz dringendlichen Vornahme* vor, so daß die Aufklärung meist in irgendeiner Form notwendig sein wird" (Kohlhaas 1964, S. 2285; Herv. i. O.).

In Bezug auf noch nicht als einwilligungsfähig geltende Kinder und Jugendliche hätte eine Einwilligungspflicht für Medikamentengaben bedeutet, dass nach der Einwilligung der Sorgeberechtigten (Eltern, Vormund, Jugendamt) hätte gefragt werden müssen. Lenhard-Schramm et al. (2022, S. 43) machen deutlich, dass im Falle der Fürsorgeerziehung den Eltern (sofern ihnen das Personensorgerecht nicht vollständig entzogen war) auch das Recht auf Zustimmung verblieb. Inwieweit aber bei der Frage der Gabe von gebräuchlichen Medikamenten (nicht operative Eingriffe) diese Rechtsauffassung von allen Instanzen geteilt wurde, darüber gibt es unterschiedliche Auffassungen (ebd., S. 39).

Bis heute ist umstritten, ob und inwieweit einzelne Medikamentengaben gesonderter expliziter Einwilligungen bedürfen (bis heute ist es so, dass Patient:innen für Medikamente, die sie im Krankenhaus erhalten, nicht in jedem Einzelfall eine explizite Einwilligung geben, sondern z. B. durch schlüssiges Handeln ihre Zustimmung signalisieren können, bzw. zu Beginn eine allgemeine Einwilligung unterschreiben): Die Frage lautet daher, ob im zeitgenössischen Rechtsdiskurs und in der medizinischen Alltagspraxis die Gabe von (zugelassenen) Psychopharmaka und anderen Medikamenten nicht den „harmlosen Eingriffen" und damit dem ärztlichen Ermessensspielraum zugeordnet wurde (Kaminsky/Klöcker 2020, S. 113f.), bei dem keine Zustimmung nötig war. Mit dem Verweis auf „harmlose Eingriffe", die weniger oder nicht aufklärungs- und einwilligungspflichtig wären, ließen diese Urteile möglicherweise eine Lücke, die für Medikamentengaben genutzt werden konnte. Trotzdem lief die Fachliteratur zum Medizinrecht in den Folgejahren Sturm gegen das 1954er BGH-Urteil (Beppel 2007, S. 20–35). Thorsten Noack (2004, S. 191–199) und Lenhard-Schramm et al. (2022, S. 41) stellen jedenfalls heraus, dass die Ärzteverbände mit diesen Urteilen mit Blick auf ihre eigene Praxis alles andere als zufrieden waren (vgl. auch Kleinewefers 1962). Infolgedessen überdachte der BGH die Angelegenheit, kam aber schließlich 1958 in einem zweiten „Elektroschockurteil" zu einem ähnlichen Urteil. In den folgenden Jahren beschäftigte sich die Rechtsprechung nicht nur mit der Einwilligungspflicht, sondern auch mit der Frage der Aufklärungspflicht bei medikamentösen Behandlungen (Lenhard-Schramm et al. 2022, S. 41). Dabei ist es auch diskussionswürdig, inwiefern die spezifische einzelne Rechtsprechung als allgemeine rechtliche Grundlage betrachtet werden kann, wenn andere Urteile fehlen oder entsprechende Urteile nicht in eine Verordnung oder eine Gesetzesregelung überführt werden. Wenn man von der damaligen Rechtsauffassung ausgeht, dass auch die Anwendung bereits registrierter, aber noch neuer Medikamente eine besondere ärztliche Sorgfaltspflicht erforderte (Kohlhaas 1964, S. 2283), wäre zu argumentieren, dass zahlreiche der Neuroleptika, die in den 1960er Jahren gegeben wurden, noch recht neue Medikamente waren (z. B. Aolept seit 1965, Truxal seit 1959) und deshalb hier eine besondere Sorgfaltspflicht gegeben war, zumal es sich um die Anwendung bei Kindern und Jugendlichen handelte.

Insofern stellte sich theoretisch die Rechtslage sicher so dar, dass es notwendig gewesen sei, bei der Gabe von psychotropen Medikamenten die Eltern, andere Sorgeberechtigte bzw. die gesetzlichen Vertreter:innen aufzuklären und eine Einwilligung einzuholen. Dies galt um so mehr für die Behandlung mit noch nicht registrierten Medikamenten. Allerdings haben die gerichtlichen Vorgaben offenbar für den medizinischen Alltag bei der Behandlung mit Psychopharmaka wenig bis keine Auswirkung gehabt. Die Ärzteverbände waren in den 1950er Jahren noch damit beschäftigt, darüber zu diskutieren, ob § 223 StGB nicht gänzlich umformuliert werden müsste und ob es eine Einwilligungspflicht für Operationen oder andere körperliche Eingriffe überhaupt geben müsse (Noack 2004, S. 193). Von Aufklärung und Einwilligungserfordernis bei Medikamentengaben waren sie in der Praxis noch sehr weit entfernt. Es ist nach den bisherigen Studien ziemlich sicher davon auszugehen, dass im ärztlichen Alltag für eine Medikation (mit registrierten Medikamenten) in der Regel keine gesonderte Aufklärung erfolgte oder Einwilligung eingeholt wurde. Beispiele oder Zufallsfunde sind kaum bekannt, auch wenn sich die Rechtslage rein theoretisch anders darstellt, gerade wenn die Dosierung und auch die Wirkung bei vielen Medikamenten für Kinder und Jugendliche noch nicht vollständig festlag. Alles deutet daraufhin, dass Medikamentengaben von registrierten Medikamenten in der ärztlichen Praxis nicht als einwilligungspflichtig angesehen wurden bzw. dass die Aufklärungen und Einwilligungen hierzu als mit dem Klinik- bzw. Heimaufenthalt an sich als abgegolten angesehen wurde. In einigen Studien finden sich Beispiele, wo den Eltern Medikamente für die Ferien ihrer Kinder mitgegeben wurden, hier kann man von einer Einwilligung durch konkludentes Handeln ausgehen. Das waren aber Ausnahmefälle. Ebenso könnte vermutet werden, dass es auch telefonische oder mündliche Aufklärungen bzw. Einwilligungen gegeben hat, das ist aber nach der Aktenlage auch eher selten, denn auch solche Telefongespräche wurden nur selten dokumentiert, während sich Telefonnotizen zu anderen Fragen, wie etwa zur Einwilligung bei Operationen der Kinder, aber auch zu Fragen von Kleidung und Urlauben etc. durchaus finden lassen.

Festhalten lässt sich für die weitere Analyse: Überdosierungen und problematische Kombinationen von Arzneimitteln fielen juristisch betrachtet unter den Tatbestand der Körperverletzung und waren ethisch problematisch. Der Einwand, dass Nebenwirkungen von Psychopharmaka noch kaum bekannt waren, kann für die Zeit zwischen 1960 und 1980 nicht ohne Weiteres bestätigt werden und spielt für die rechtliche Beurteilung auch nur eine geringe Rolle. Dass Ärzt:innen wegen der Gabe zu vieler (registrierter) Medikamente ernsthafte rechtliche oder standesorganisatorische Schwierigkeiten bekamen, ist nicht bekannt. In einem Fall (Neu-Düsselthal) ist allerdings ein Heimarzt von seinem Amt zurückgetreten, weil er der Meinung war, dass die Kinder unter Überdosierungen litten. (Kaminsky 2011, S. 489ff., vgl. Kap. 3.2.7). In der konkreten Praxis war die Frage des Umfangs der Medikamentengabe kaum rechtlich erfassbar und Kritik an dieser Praxis lässt sich in den Akten kaum finden.

Bei den sowieso schon spärlichen Kontrollbesuchen durch den LVR und den LWL – insbesondere in ihrer Funktion als Landesjugendämter – oder durch Besuchskommissionen aus dem Ministerium (Löffelbein/Kaminsky 2021) wurden Medikamentengaben und -verordnungen bis in die späten 1960er Jahre nicht kontrolliert (s. u.).

Die Rechtsprechung, aber vor allem der Gesetzgeber setzte den Beharrungskräften in der Ärzteschaft zu unklare Vorgaben entgegen, es blieb damit viel ärztlicher Spielraum, der persönlich ausgedeutet und genutzt werden konnte. In Institutionen verbrachte Kinder und Jugendliche hatten offensichtlich überdies keine Lobby, die für ihre Einwilligungs- und Aufklärungsrechte einstand, denn es ist nicht bekannt, dass es in Bezug auf die Gabe nicht registrierter Medikamente oder auch zu vieler registrierter Arzneimittel zu Klagen gekommen wäre. Eine öffentlichkeitswirksame Klage hätte aber möglicherweise das Verhalten der zuständigen Ärzt:innen und der Verantwortlichen in der Jugend- und Gesundheitsfürsorge dahingehend verändern können, dass aufgeklärt worden wäre und Einwilligungen eingeholt worden wären. Die große Mehrheit des medizinischen und in der Fürsorge tätigen Personals verstand aber offenbar die Einwilligungs- und Aufklärungspflicht bei medizinischen Eingriffen nur für konkret auf den Körper gerichtete operativ-mechanische Eingriffe wie etwa Entfernung der Mandeln oder auch bei Pneumenzephalographien. Hier holte man durchaus die Einwilligung der Eltern, anderer Sorgeberechtigter bzw. gesetzlicher Vertreter:innen ein, wie zahlreiche Beispiele in Bewohner:innen- und Patient:innenakten zeigen. Abgesehen von diesen Fragen wurde in der konkreten Praxis vor Ort aber auch deutlich, dass es auch bei der Gabe von zugelassenen Medikamenten Abstimmungsprobleme und Konflikte gab. So wird in einem Dokument aus den Verwaltungsakten des LVR klar, dass die Frage der Medikamentengabe nicht ohne Konflikte verlief. Vor allem wurde kritisiert, dass offenbar Erzieher:innen in einigen Fällen selbständig Medikamente abgesetzt hätten.[6] So beanstandete der Vertreter des Landesjugendamts:

> „In jüngster Zeit sind mir Fehler in der medikamentösen Behandlung von Kindern und Jugendlichen, die in der öffentlichen Erziehung betreut werden, zur Kenntnis gekommen, die Anlaß geben, noch einmal auf die Bedeutung und das Ziel einer solchen Behandlung aufmerksam zu machen. Es handelt sich dabei um Fehler, die durch das selbständige Eingreifen in die Behandlung seitens der Erzieher ohne ärztliche Anweisung gemacht wurden. […]

6 ALVR 38662, Der Direktor des Landesverbandes Rheinland Landesjugendamt Köln-Deutz, 2. Juni 1965.

> Voraussetzung dafür ist die richtige Auswahl und Dosierung der Mittel. Diese ist u. U. schwierig und kann nur von einem Arzt – wo das möglich ist, von einem Facharzt für Nerven- und Gemütskrankheiten – getroffen werden. Ebenso darf die Änderung des Medikaments oder der Dosis nur von einem Arzt angeordnet werden, wenn das Ziel der Behandlung nicht gefährdet werden soll. [...]
> Auch eine wegen psychomotorischer Unruhe angeordnete dämpfende Medikation darf nicht ohne ärztliche Anweisung geändert oder beendet werden, etwa mit der Begründung: ‚Das Kind bzw. der Jugendliche hat sich so in die Gemeinschaft eingelebt, daß eine weitere Behandlung überflüssig erscheint.' [...]
> Aus diesem Grunde scheint es mir angezeigt, jede notwendig werdende Behandlung dieser Art bei Kindern und Jugendlichen in der öffentlichen Erziehung sowie jede Beendigung der Medikation dem Landesjugendamt in Form einer ganz kurzen Mitteilung bekanntzugeben."[7]

Solche „Bekanntgaben" hat das Forschungsteam in den Akten jedoch nicht gefunden. Die hier aufscheinende Frage, inwiefern Medikamente zur Sedierung eingesetzt werden können, bleibt Teil einer intensiven Diskussion in der vorliegenden historischen Literatur. In manchen Aufarbeitungsstudien wird deutlich kritisiert, dass Psychopharmaka zur vermeintlichen „Verbreiterung der pädagogischen Angriffsfläche" eingesetzt worden seien (Kaminsky 2011; Wagner 2020), in anderen Studien wird diese Frage ambivalenter betrachtet (Lenhard-Schramm et al. 2022, S. 224). Im Fall der Epilepsie-Patient:innen und hirnerkrankter Kinder und Jugendlicher wird etwa argumentiert, dass die Alternative zu Sedativa und Neuroleptika oft in Isolationsmaßnahmen bestanden habe und dass es für betroffene junge Menschen mit großer Unruhe auch eine Verbesserung ihrer Lebensqualität bedeuten konnte, wenn sie am sozialen Leben der Institution oder am Schulleben teilnehmen konnten (ebd.). Und diese und ähnliche durchaus berechtigten Argumente werden bis heute angeführt, wenn es um die Gabe von Psychopharmaka an Kinder und Jugendliche geht. Es bedarf daher einer sehr genauen Betrachtung, um zu entscheiden, ob eine Medikamentengabe in ihrer Zielrichtung, ihrer Dosierung und ihrer Kombination mit anderen Mitteln eine problematische Behandlung darstellt. Weiterführend ist hier die Frage, ob eine solche Medikationsfrage nicht auch ein gesamtgesellschaftliches Thema ist und nicht nur dem ärztlichen Ermessensspielraum unterliegt. Dieses Spannungsverhältnis macht etwa die Causa „Winterhoff" auch zu einem politischen Fall.[8]

---

7 ALVR 38662, Schreiben: Der Direktor des Landschaftsverbandes Rheinland, Landesjugendamt an die vom Landesjugendamt zur Durchführung der öffentlichen Erziehung belegten Heime im Gebiet des Landschaftsverbandes Rheinland (unterzeichnet von Dr. Gieraths, dem für die Heimfürsorge zuständigen Landespsychiater) (siehe Kaminsky 2011, S. 488ff.), vom 2.6.1965.

8 Vgl. die dreiteilige Dokumentation des WDR „Aufstieg & Fall des Dr. Winterhoff" aus dem Jahr 2025.

2.1.2 Vorgaben und gesetzliche Regelungen bei „neuartigen Heilbehandlungen" und wissenschaftlichen Versuchen

In Bezug auf die Regelung von sog. neuartigen Heilbehandlungen und wissenschaftlichen Versuche am Menschen waren die ethischen und rechtlichen Vorgaben eindeutig, wenn auch bis Mitte/Ende der 1970er Jahre keine gesetzlichen Regelungen vorlagen. Die ärztliche Praxis, die sich teilweise der Rechtsprechung aus Unkenntnis oder bewusst verweigerte, hat sich offenbar auch auf die Arzneimittelprüfungen ausgewirkt. Die oben adressierte Frage der Aufklärung und Einwilligung trifft auf die Arzneimittelforschung ebenfalls zu. Auch hier wurden in den bisherigen historischen Studien kaum Einwilligungen gefunden.

Die Zulassung von neuen Medikamenten wurde 1943 durch eine sog. Stopp-Verordnung geregelt, die ihrem Sinn nach (modifiziert durch Anordnung und Erlasse) bis in die späten 1950er Jahre auch in NRW weiterbestand. Diese Regelung verbot das Herstellen und Inverkehrbringen neuer Medikamente. Die Hersteller konnten aber durch das Einreichen von Unterlagen, die die klinische und pharmakologische Wirkung des jeweiligen Medikaments belegen sollten, Ausnahmegenehmigungen erwirken. Wie Lenhard-Schramm (2016) gezeigt hat, waren diese eingereichten Unterlagen tatsächlich allerdings häufig recht dürftig und ziemlich divers (Lenhard-Schramm 2016, S. 105–114, S. 158–166). Die Stopp-Verordnung war aufgrund des grundsätzlichen Verbots neuer Arzneimittel ziemlich umstritten, doch erst im Jahr 1959 wurde sie vom BVG als verfassungswidrig außer Kraft gesetzt. Schließlich kam es im Jahr 1961 zu einer neuen bundesweiten gesetzlichen Regelung mit dem Gesetz über Arzneimittelsicherheit, das erstmals grundsätzlich die Registrierung von neuen Medikamenten sichern sollte. Die Registrierung neuer Arzneimittel sollte durch das Bundesgesundheitsamt erfolgen. Doch auch hier waren die Auflagen gering. Voraussetzung für eine Registrierung waren lediglich Berichte über eine „ärztliche Prüfung". Nach Viola Balz (2010) habe das Gesetz zwar „ein Verbot, bedenkliche Arzneimittel in den Verkehr zu bringen" beinhaltet, eine regelrechte Zulassungspflicht mit klinischer Prüfung war jedoch hier immer noch nicht vorgesehen, man nahm Rücksicht auf die Konkurrenzfähigkeit der deutschen Pharmaindustrie, von der Schaden etwa durch eine verzögerte Markteinführung abgewehrt werden solle (Balz 2010, S. 86–92).

Es ist demnach für den Untersuchungszeitraum des Forschungsprojektes zunächst festzustellen, dass der Gesetzgeber zwar Prüferfordernisse für Arzneiverfahren seit Anfang der 1960er Jahre stärker in den Blick nahm, das bedeutete aber nicht, dass Einwilligungsfragen zu Prüfverfahren ganz eindeutig geregelt waren, sondern die gesetzliche Lage war bis 1978 (bis das neue Arzneimittelgesetz (AMG) in Kraft trat) so, dass die Arzneimittelhersteller für die Rahmenbedingungen der Prüfungen verantwortlich waren und die ethischen Fragen der Prüfbedingungen als Angelegenheit der prüfenden Ärzt:innen angesehen wurde

(Lenhard-Schramm et al. 2022, S. 37f.). Insgesamt betrachtet ist vor dem Hintergrund der genannten Rechtsprechung und der Literatur jedoch auch schon vor dem AMG von 1978 davon auszugehen, dass eine Aufklärungs- und Einwilligungserfordernis angenommen werden konnte (Kohlhaas 1964, S. 2285, 1969, S. 88), weil eine neuartige Heilbehandlung oder eine Arzneimittelprüfung keinesfalls zu den in den „Elektroschockurteilen" genannten „harmlosen" Eingriffen zu zählen ist. Diese bezog sich bei Kindern und Jugendlichen im Regelfall auf die Sorgeberechtigten oder gesetzlichen Vertreter:innen. 1958 stellte der Bundesanwalt Max Kohlhaas (1909–1985) im Handbuch „Das gesamte Recht der Heilberufe" Experimente an Kindern grundsätzlich in Frage, da sich auch mit Einwilligung der gesetzlichen Vertreter:innen Versuche an Minderjährigen verböten, da es sich um einen Vertrag zu Lasten Dritter handele (Kohlhaas 1958). 1969 wiederholte er diese Ansicht, dass eine „Einwilligung in Experimente [...] nie wirksam erteilt werden kann" und unterstreicht (mit Blick auf neurochirurgische Eingriffe), dass zur Frage der Einschätzung auch entscheidend sei, ob es sich um eine Behandlung zur Besserung des eigenen Wohlbefindens des Patienten bzw. der Patientin handele oder „ob diese Eingriffe in Wahrheit nur der Bequemlichkeit für seine Umwelt" dienten (Kohlhaas 1969, S. 94). Diese Frage war schon in den sog. „Richtlinien des Reichsgesundheitsrates für neuartige Heilbehandlungen und für die Vornahme wissenschaftlicher Versuche am Menschen von 1931" artikuliert worden.

In diesen Richtlinien von 1931 wurde u. a. festgehalten:

> [....]
> „5. Eine neuartige Heilbehandlung darf nur vorgenommen werden, nachdem die betreffende Person oder ihr gesetzlicher Vertreter auf Grund einer vorausgegangenen zweckentsprechenden Belehrung sich in unzweideutiger Weise mit der Vornahme einverstanden erklärt hat.
> Fehlt die Einwilligung, so darf eine neuartige Heilbehandlung nur dann eingeleitet werden, wenn es sich um eine unaufschiebbare Maßnahme zur Erhaltung des Lebens oder zur Verhütung schwerer Gesundheitsschädigung handelt und eine vorherige Einholung der Einwilligung nach Lage der Verhältnisse nicht möglich war.
> 6. Die Frage der Anwendung einer neuartigen Heilbehandlung ist mit ganz besonderer Sorgfalt zu prüfen, wenn es sich um Kinder und jugendliche Personen unter 18 Jahren handelt.
>
> .
>
> [...]
> 10. Über jede neuartige Heilbehandlung ist eine Aufzeichnung zu fertigen, aus der der Zweck der Maßnahme, ihre Begründung und die Art ihrer Durchführung ersichtlich sind. Insbesondere muss auch ein Vermerk darüber vorhanden sein, dass die betreffende Person oder erforderlichenfalls ihr gesetzlicher Vertreter vorher zweckentsprechend belehrt worden ist und die Zustimmung gegeben hat." (zit. nach Seyfarth 1946, Anhang: „Richtlinien...", S. 131–135).

Diese Regelungen bezogen sich auf „neuartige Heilbehandlungen“, also Behandlungen, die einen Heilerfolg zum Ziel hatten.

Noch strenger waren die Richtlinien in Bezug auf wissenschaftliche Versuche bzw. Experimente gefasst, „Eingriffe und Behandlungsweisen am Menschen“, die zu „Forschungszwecken“ durchgeführt wurden, „ohne der Heilbehandlung im einzelnen Falle zu dienen, und deren Auswirkungen und Folgen auf Grund der bisherigen Erfahrungen noch nicht ausreichend zu übersehen sind“ (ebd.). Diese galten ausdrücklich an Kindern und Jugendlichen als „unstatthaft, wenn sie das Kind oder den Jugendlichen auch nur im Geringsten gefährden“ (ebd.).

Die normative Kraft dieser Richtlinien ist schwer zu beurteilen: Kaminsky und Klöcker (2020, S. 116) weisen darauf hin, dass diese Regelungen, die noch vor 1933 in Erlassen und Verordnungen umgesetzt wurden, in mancher Hinsicht formal auch nach 1945 weitergalten, allerdings eher als disziplinarrechtliche Grundlage für Mitarbeiter:innen im öffentlichen Dienst und Fürsorgewesen. Das bedeutet aber für den diesem Forschungsprojekt zugrunde liegenden Forschungsbereich, dass die Richtlinien für die Referent:innen und Mitarbeiter:innen des LVR und LWL eine Bedeutung besaßen (ebd.).

Es ist in der Forschung umstritten, wie intensiv diese Richtlinien von der Ärzteschaft wahrgenommen wurden (Sauerteig 2000; Winau 1996), aber ihr Abdruck im „Kassenarzt“ und ihr im Jahr 1930 erfolgter Versand an alle Landesregierungen mit der Empfehlung, für ihre Umsetzung zu sorgen (Hahn 1995, S. 76f.), sowie ihre Aufnahme in Carly Seyfarths zwischen 1935 und 1946 in fünf Auflagen erschienenen „Ärzteknigge“ (Seyfarth 1946) deuten darauf hin, dass sie vielen Ärzt:innen keineswegs unbekannt gewesen sein dürften. Das häufig vorgebrachte Argument, dass Einwilligungen bei Medikamententestungen damals nicht üblich gewesen seien (Beyer et al. 2021; Schepker/Kölch 2021, S. 418), muss insofern kritisch betrachtet werden. Vor allem für die Landesbeamten im LVR und im LWL mussten die Vorgaben in den Reichsrichtlinien eigentlich rechtsverbindlich gewesen sein. Sicher aber waren die Richtlinien in ethischer Hinsicht klar maßgeblich und galten als standesbezogene ethische Vorgaben in Bezug auf neuartige Heilbehandlungen und Versuche mindestens bis zur eindeutigen rechtlichen Regelung im AMG von 1976 bzw. 1978. Auch die juristischen Ausführungen des Bundesanwalts Max Kohlhaas gingen von den Regelungen in den Richtlinien aus (s. o.).

Die ethischen Grundlagen der Prüfungen waren zudem basal geprägt durch das sog. Genfer Gelöbnis von 1947, das eine modernisierte Fassung des antiken Hippokratischen Eides darstellen sollte. Hier war der folgende Satz entscheidend: „Die Erhaltung und Wiederherstellung der Gesundheit meiner Patienten soll oberstes Gebot meines Handelns sein.“ Im deutschen Vorläufer, dem sog. Bad Nauheimer Gelöbnis von 1947, findet sich sogar eine ausführlichere Formulierung als im späteren Genfer Gelöbnis: „Gegen seinen Willen und auch nicht mit seinem Einverständnis werde ich weder am gesunden noch am kranken

Menschen Mittel oder Verfahren anwenden oder erproben, die ihm an Leib, Seele oder Leben schaden oder Nachteile zufügen können" (zit. nach Gerst 2004, S. 133, vgl. auch Frewer 2008, S. 150–153).

Offenbar setzte in den 1950er und 1960er Jahren in der Öffentlichkeit und in der Rechtswissenschaft eine kritische Sicht auf Medikamententestungen bei Minderjährigen in der Fürsorgeerziehung ein, was an den Kommentaren zum Jugendwohlfahrtsgesetz nach 1945 deutlich wird, die von einer Einwilligungserfordernis bei Arzneimittelerprobungen ausgingen.[9] Wie sehr die beteiligten Ärzt:innen inzwischen die zivilrechtliche Rechtsprechung fürchteten, die aus den USA möglicherweise auch die Rechtsprechung in der BRD beeinflussen könnte, zeigt ein Protokoll einer Arbeitsbesprechung des Sachverständigenrates für Poliomyelitis aus dem Jahr 1954.[10] Hier wird deutlich die Sorge artikuliert, dass Forschende durch die zivile Rechtsprechung von Betroffenen oder ihren Vertreter:innen belangt werden könnten. Hier heißt es:

> „Bei Leuten und Firmen, wie sie hier sitzen, ist es beinahe ausgeschlossen, daß strafrechtlich irgendwelche vorgegangen werden könnte. In Amerika ist das gang und gäbe. Ein safety-Prozeß in strafrechtlicher Beziehung würde nicht so streng sein, wie manche denken, sicherlich nicht strenger als er im Gewissen von uns selbst liegt. Ganz anders ist es aber im zivilrechtlichen Sinne. Hier entwickelt sich seit einigen Jahren eine Rechtsmaxime, über die ich vor ein paar Wochen ausführlich berichtet habe. Da werden Sie Überraschungen erleben, daß Ihnen Hören und Sehen vergeht. Bisher war es so, daß der zivilrechtliche Kläger nachweisen mußte, daß diese Kinderlähmung eine Folge der Impfung wäre. Dem stand entgegen das Sachverständigen-Urteil, das sagte, die Krankheit könne genau so gut in eine verstärkte Epidemie fallen, es sei somit eine normale Infektion. Jetzt ist das anders. Wenn prima facie ein Moment gegeben ist, das die Annahme zuläßt, die Krankheit sei eine Folge der Impfung, dann genügt diese Annahme für die richterliche Überzeugung, wenn der Beklagte nicht den Gegenbeweis liefert. Wenn also die Impfung mit dem Impfstoff in irgendeinem noch so seltenen Ausnahmefall eine Krankheit erzeugen kann, liegt die Beweisführung bei Ihnen bzw. beim Staat als Veranstalter der Impfung".[11]

Auf derselben Sitzung äußerte der Kinderarzt Hans Kleinschmidt (1885–1977) (damals Präsident der Deutschen Gesellschaft zur Bekämpfung der Kinderlähmung), dass man nicht mehr wie früher Kinder aus Waisenhäusern oder

9 Kaminsky/Klöcker (2020, S. 115) verweisen auf die verschiedenen Kommentare zur Novelle des Jugendwohlfahrtsgesetzes von 1953, siehe auch (Jans/Happe 1963), S. 506.

10 BArch B142/47 Arbeitsbesprechung der Sachverständigen für Poliomyelitis in Marburg/Lahn am 23.7.1954. Bl. 375–381, hier Bl. 378.

11 Auszug aus dem Protokoll einer Arbeitsbesprechung der Sachverständigen für Poliomyelitis in Marburg/Lahn am 23.7.1954. Bundesarchiv B 142/47, Bl. 375–381, hier Bl. 378.

Kinderheimen für Versuche heranziehen könnte, ohne die Eltern zu befragen.[12] Ebenso vertrat auch der Leiter der Abteilung IV „Gesundheitswesen“ im Bundesministeriums des Innern (BMI) Ministerialdirigent Otto Buurmann (1890–1967) die Auffassung, „dass Kinder in Anstalten nicht für die Prüfung herangezogen werden können.“[13]

Aber auch andere Ärzt:innen reflektierten ihre Arbeit und machten deutlich, dass neuartige Heilbehandlungen und Arzneimitteltestungen ohne Einwilligungen der Betroffenen eigentlich nicht vorgesehen waren. Indirekt hielt dies etwa die Schweizer Ärztin Margrit Fuchs im Jahr 1963 fest, wenn sie mit Blick auf erwachsene psychiatrische Patient:innen notiert: „Unsere hospitalisierten psychiatrischen Patienten kann man nicht immer darüber aufklären, daß sie nun mit einem neuen, in seiner Wirkung noch ungenau bekannten Stoff behandelt werden sollen“ (Fuchs 1963, S. 80), oder wenn sie mit Blick auf Risiken zu verstehen gibt, dass am Ende der Arzt über einen Einschluss in eine Prüfung entscheiden müsse, „auch dann, wenn der Patient seine Zustimmung gibt“ (ebd., S. 77). Nicht zuletzt beschäftigte sich 1962 die Weltvereinigung für Medizinische Ethik mit dem Thema „Einwilligungen und Medikamentenprüfungen“ (ebd., S. 78).

Im LVR waren die Rahmenbedingungen und Vorgaben schon in den 1950er Jahren bekannt. Als bei einem Minderjährigen, der sich in der Verantwortung des Landesjugendamts in Fürsorgeerziehung befand, „eine Praephysonkur durchgeführt wurde, ohne dass zuvor in genügend klarer Weise die Behandlungsart und ärztliche Indikation bei der hier nachgesuchten Zustimmung angegeben war“, machte die zuständige Dezernentin sehr deutlich:

> „So gibt mir der Vorfall doch Veranlassung darauf hinzuweisen, dass bei allen noch nicht zu dem allgemein üblichen Heilverfahren gehörenden ärztlichen Maßnahmen zuvor die hiesige Zustimmung unter genauer Angabe der ärztlichen Indikation für die beabsichtigte Heilmaßnahme und Angabe etwa möglicher Nebenwirkungen einzuholen ist. Dies gilt auch für Hormonbehandlungen mit sog Depots. Jugendliche der Fürsorgeerziehung dürfen nicht zu wissenschaftlichen Experimenten benutzt werden.“[14]

12 BArch B142/47 Protokoll über die Sitzung vom 23.7.1954, Bl. 382–393, hier Bl. 390.

13 Vgl. Wagner (2016), S. 78, BArch B142/47 Protokoll über die Sitzung vom 23.7.1954, Bl. 382–393, hier Bl. 390.

14 ALVR Nr. 39383; Herv. i. O., Schreiben der Verwaltung des Landschaftsverbandes Rheinland IIIb/2 u.3-115 2 - an die zur Durchführung der Fürsorgeerziehung, freiwilligen Erziehungshilfe, Gefährdeten und Bewahrungsfürsorge durch den Landschaftsverband Rheinland belegten Heime vom 8. März 1954. Betr. Heilbehandlung durch Hormoninjektionen; hier: Heilbehandlung durch Praephysonkur. Das Schreiben argumentiert weiter: „Die Heilbehandlung mit Praephyson zur Behandlung von Drüsenstörungen, z. B. bei Bettnässern, wird von der Rheinischen Landesklinik für Jugendpsychiatrie und der Westfälischen Landesklinik für Jugendpsychiatrie zwar als ein gefahrloses, in geeigneten Fällen wirksames Heilmittel anerkannt, wenn auch die Urteile über den therapeutischen Effekt noch nicht einheitlich sind. Beide Institute weisen jedoch darauf hin, dass diese Behandlungsart nur

Vergleichbar gereizt reagierte der zuständige Landesrat, als eine Ärztin ihm stolz eine Publikation zu ihren Versuchen zusandte, die Reisekrankheit bei Kindern mittels Nipodal (einem Phenotiazinderivat) zu behandeln. Sie hatte Kinder, die aus Münster bzw. Recklinghausen zur Kur verschickt wurden, versuchsweise prophylaktisch mit dem Medikament behandelt (Proksch 1959) und bot sich nun für weitere Untersuchungen in diese Richtung an. Der Landrat machte deutlich, dass er „keinesfalls damit einverstanden" sei, daß „zu Versuchzwecken ein Präparat" ausgegeben wird und dass er sich eine Vorabinformation gewünscht hätte, „zumal es sich um ein Präparat aus der Reihe der Phenotiazine" gehandelt habe. „Auf keinen Fall", so endete er, „dürfen schon Kinder prophylaktisch mit Medikamenten versorgt werden, wie es ja leider in der Welt der Erwachsenen als ungesunde Zeiterscheinung festzustellen ist".[15]

Diese Reaktionen zeigen, dass ein entsprechendes ethisches Verständnis bei der Aufsichtsbehörde grundsätzlich vorhanden war. Allerdings war der erste Fall offenbar erst bekannt geworden, nachdem der Junge aus der Einrichtung entwichen war, weil er sich – nach eigener Aussage – dieser Behandlung nicht unterziehen wollte[16] und der zweite Fall wurde von der Ärztin selbst berichtet. Das wiederum spricht dafür, dass zahlreiche solcher medikamentösen Eingriffe durchgeführt worden sein könnten, ohne dass das Landesjugendamt davon Kenntnis hatte. Es bedeutete auch nicht, dass der LVR und LWL in ihrer Funktion als Landesjugendämter nicht trotzdem auch Erprobungen an Kindern und Jugendlichen in ihrem Aufsichtsbereich gebilligt haben, wie weiter unten deutlich werden wird.

Gerade vor dem Hintergrund der aufgezeigten Diskussionen erscheint es durchaus „erstaunlich"[17], dass die Medikamentenstudien und -erprobungen an jungen Menschen aus Heimeinrichtungen durchgeführt und so offen mit dem Hinweis auf die Herkunft der Kinder und Jugendlichen publiziert wurden, ohne die Problematik der Einwilligung anzudeuten.[18] Dabei blieben junge Menschen

---

angezeigt ist, wenn ein Zusammenhang zwischen den Störungen und dem Verhalten des Jugendlichen nachgewiesen werden kann. Es ist daher bei diesen, wie bei ähnlichen Kuren zuvor eine sehr sorgfältige Diagnose unter Einschaltung eines in dieser Behandlung erfahrenen Arztes notwendig."

15 Archiv LWL, Best. 620, Nr. 3406, Schreiben von Proksch an den LWL vom 1.4.1960 nit Anlage, Antwort vom Landesrat Dr. Dr. Straube vom 5.4.1960. Dank an Detlef Lichtrauter für den Hinweis und die Überlassung der Unterlagen.

16 ALVR Nr. 39383, Schreiben der Verwaltung des Landschaftsverbandes Rheinland IIIb/2 u.3-II5 2.

17 Wagner (2016), S. 101. Anders als Lenhard-Schramm (2017), S. 47 hält es das Forschungsteam gerade vor dem historischen Hintergrund tatsächlich für „erstaunlich", dass in der Praxis weiter mit Kindern in Heimen geforscht wurde, wo diese Praxis doch gleichzeitig kritisiert wurde. Es handelt sich also nicht um eine „ahistorische", sondern historische Interpretation.

18 Sylvia Wagner hat in ihrer Arbeit zu Neuroleptikastudien (Wagner 2020) bspw. 11 Zeitschriftenbeiträge gezählt, die über Erprobungen von Medikamenten an Kindern

in Einrichtungen auch in den Folgejahren forschenden Ambitionen mehr ausgeliefert als jene in Familien, das wurde auch ganz offen argumentiert, da man für klinische Studien und auch die zuverlässige Beobachtung etwaiger Nebenwirkungen eine kontrollierte Gruppe benötigte (Fuchs 1963, S. 78, Jacobs 1965, S. 316).

Das Problem war ganz klar, dass junge Menschen in den Heimen keine Fürsprecher:innen hatten, die einen solchen Fall vor Gericht gebracht hätten, um diese Frage eindeutig konkretisieren zu lassen. So blieb aufgrund des Spielraums, den die „Elektroschockurteile" ließen, ein kleiner rechtsfreier (nicht ethikfreier) Raum bestehen, der nicht vor Gericht geklärt und erst in den späten 1970er Jahren eindeutig gesetzlich geregelt wurde. Auch wenn gegenwärtig von einer Einwilligungserfordernis ausgegangen werden kann, bleibt einschränkend zu sagen, dass dieses Erfordernis weitgehend auf Grundlage der Rechtsprechung bestand. In gesetzlicher Hinsicht war für die Frage der Einwilligungen bei Arzneimittelstudien tatsächlich erst das AMG von 1976 (trat erst 1978 in Kraft) entscheidend, das etwa seit 1961 in verschiedenen Vorstufen vorbereitet worden war. Hier war erstmals klar und eindeutig gesetzlich gefordert, dass für die klinischen Studien Einwilligungen von Patient:innen vorliegen mussten. Wie Lenhard-Schramm (2016, S. 105–114, S. 158–166) deutlich gemacht hat, war dieses Gesetz vor allem im Zusammenhang mit den „Contergan-Vorfällen" entstanden, die nicht nur national, sondern auch international für Entsetzen und Empörung gesorgt hatten.

2.1.3 „Anwendungsbeobachtungen", „Anwendungsstudien" und ähnliche Begriffe

Nicht unproblematisch ist der in der Literatur seit einiger Zeit verwendete Begriff der Anwendungsstudie oder Anwendungsbeobachtung zu beurteilen (Kaminsky/Klöcker 2020, S. XII; Goncalves Brodte 2022, S. 19, 105), so wie auch Lenhard-Schramm (2017) in seiner Vorstudie zu NRW Untersuchungen mit Präparaten, die bereits auf dem Markt waren, als „Anwendungsstudie" bezeichnete (Lenhard-Schramm 2017, S. 29, 40, 47, 57). So betonen sowohl Hähner-Rombach und Hartig (2019, S. 44) als auch Kaminsky und Klöcker (2020, S. XIII) diese Unterscheidung, wenn auch Kaminsky und Klöcker darauf hinweisen, dass diese Unterscheidung insbesondere in historischer Perspektive ein Stück weit künstlich sei. Dieser Begriff war aber zeitgenössisch nicht gebräuchlich. Es war rechtlich gesehen kein Unterschied, ob man mit einem „gebräuchlichen" oder einem

---

berichten. NRW betrafen drei Aufsätze: Auhagen/Breede (1972), Strehl/Brosswitz (1972); Grünewald et al. (1968) – schon bei Kaminsky (2011) erwähnt; siehe auch Lenhard-Schramm (2017), S. 46.

noch nicht auf dem Markt befindlichen Medikament neue Wirkungskreise bzw. Nebenwirkungen über klinische Prüfungen erschloss. In der historischen Medikamentenforschung scheint es sich aber immer mehr durchzusetzen, dass eine Unterscheidung zwischen Medikamententest und Anwendungsbeobachtung aus jetziger Sicht getroffen wird. Es ist dringend notwendig, die Etablierung der Begriffe „Anwendungsstudie" und „Anwendungsbeobachtung" in der historischen Forschung neu zu diskutieren.

Den Begriff „Anwendungsbeobachtung" gab es in dem Untersuchungszeitraum noch nicht als definierten Ausdruck. In der vierten neu bearbeiteten Auflage von Paul Martinis „Methodenlehre der therapeutisch-klinischen Forschung" von 1968, dem damaligen deutschen Standardwerk der therapeutisch-klinischen Forschung, taucht der Begriff der „Anwendungsbeobachtung" nicht auf (Martini et al. 1968). In Onlinedatenbanken für medizinische Publikationen (wie Pubmed) taucht der Begriff „Anwendungsbeobachtung" erstmals 1988 auf. Offenbar wurden erst in Folge der 1986 vorgenommenen Anfügung zum AMG[19] Untersuchungen verschiedenster Zielsetzung mit dem Begriff „Anwendungsbeobachtung" belegt. Explizit verwendet wurde der Begriff in behördlichen Regelungen zum ersten Mal 1989 in den Arzneimittelprüfrichtlinien bei der Aufzählung der Formen möglichen wissenschaftlichen Erkenntnismaterials bei der behördlichen Beurteilung der Wirksamkeit und Unbedenklichkeit von Arzneimitteln mit bekanntem Wirkstoff (Niedziolka 2012, S. 3f.). So heißt es hier wörtlich: „Anwendungsbeobachtungen (AWB) sind aus dem Regelungsbereich der Richtlinie 2001/20/EG des Europäischen Parlaments und des Rates vom 4. April 2001 zu klinischen Prüfungen ausdrücklich ausgenommen und stellen keine klinische Prüfung am Menschen im Sinne von § 4 Abs. 23 Satz 1 AMG dar."[20] Zudem sind „Anwendungsbeobachtungen" nicht-interventionelle Prüfungen und folgen keinem „vorab festgelegten Prüfplan".[21] Der Begriff der „Anwendungsbeobachtung" bezog und bezieht sich aber ausdrücklich nicht auf die Verwendung von bereits zugelassenen Medikamenten für eine andere Indikationsstellung. „Eine systematische Zuordnung der Patienten zu Behandlungsarmen im Sinne einer

19 Von Abs. 6 an § 67.

20 So die schriftliche Auskunft des Bundesinstituts für Arzneimittel und Medizinprodukte, Bonn von Britta Plöger, am 5. Sept. 2024. Vgl. auch: Empfehlungen des Bundesinstituts für Arzneimittel und Medizinprodukte und des Paul-Ehrlich-Instituts zur Planung, Durchführung und Auswertung von Anwendungsbeobachtungen (AWB) vom 7. Juli 2010, https://www.pei.de/SharedDocs/Downloads/DE/regulation/klinische-pruefung/awb-empfehlung-bfarm-pei-7-7-2010.pdf?__blob=publicationFile&v=2 [Letzter Zugriff 12.04.2025].

21 Empfehlungen des Bundesinstituts für Arzneimittel und Medizinprodukte und des Paul-Ehrlich-Instituts zur Planung, Durchführung und Auswertung von Anwendungsbeobachtungen (AWB) vom 7. Juli 2010, https://www.pei.de/SharedDocs/Downloads/DE/regulation/klinische-pruefung/awb-empfehlung-bfarm-pei-7-7-2010.pdf?__blob=publicationFile&v=2 [Letzter Zugriff 12.04.2025].

Randomisierung sowie Verwendung von Arzneimitteln *außerhalb der zugelassenen Indikation sind Kennzeichen einer klinischen Prüfung.* Diese klinischen Prüfungen sind vor Beginn durch die zuständige Bundesoberbehörde zu genehmigen und durch die zuständige Ethikkommission positiv zu bewerten."[22]

So schildert Frank Sparing (2020) Walter Haberlandts Einsatz von Haloperidol im Jahr 1963 an 35 Kindern völlig richtig als Medikamentenstudie, obwohl Haloperidol bereits registriert war. Das Medikament wurde von Haberlandt an 35 Kindern (12 Kinder aus Bedburg-Hau und 23 aus der Kinderstation des Rheinischen Landeskrankenhauses in Düsseldorf) getestet und Sparing spricht von einer „Untersuchungsreihe" oder „Serie", in der versucht wurde, eine therapeutische Dosierung zu finden. Es ging um die „Sedierung" der Kinder und um eine „Normalisierung des Gesamtverhaltens". Ein Drittel der Kinder hatte dabei extrapyramidale Nebenwirkungen. Der eigenen Studie voran stellt Haberlandt Ergebnisse anderer Studien, um zu zeigen, dass seine Erprobung nicht die allererste ist und sich auf Vorläuferstudien mit diesem für Erwachsene zugelassenen Medikament bezog (Haberlandt 1963, vgl. Sparing 2020, S. 97–101).

Es hat aber offenbar für die Zeitgenoss:innen einen qualitativen Unterschied gemacht, ob es sich um ein bereits registriertes Medikament handelte oder um einen noch wenig erprobten, neuen Wirkstoff oder Arznei. Wie schwierig hier eine rechtliche und ethische Beurteilung von Medikamentenstudien ist, bei denen das Medikament grundsätzlich schon registriert war, zeigt auch der Versuch mit Chlorprothixen (Truxal), den Uwe Kaminsky in Neu-Düsselthal für das Jahr 1966 identifiziert hat (siehe Kap. 3.2.7). Es handelte sich bei Truxal damals um ein schon registriertes Medikament, das nun für ein neues Anwendungsgebiet erprobt wurde. Der zuständige Referent im LVR, Karl-Wilhelm Jans[23], der ganz deutlich machte, dass er nicht gewillt wäre, Versuche ohne Einwilligung der Sorgeberechtigten zuzulassen, wurde schließlich vom Versuchsleiter auch mit dem Argument beruhigt, es handele sich nur um den Einsatz eines bereits registrierten und in der Anwendung befindlichen Medikaments und Jans gab schließlich die Einwilligung von Seiten des Landesjugendamts und verzichtete auf eine Einwilligung der Sorgeberechtigten.

---

22 Ebd., Herv. d. Verf.; hier ferner: „Keine Anwendungsbeobachtungen sind Untersuchungen am Menschen nach der Zulassung des Arzneimittels, die dazu bestimmt sind, klinische oder pharmakologische Wirkungen von Arzneimitteln zu erforschen oder nachzuweisen oder Nebenwirkungen festzustellen oder die Resorption, die Verteilung, den Stoffwechsel oder die Ausscheidung zu untersuchen und die mit dem Ziel durchgeführt werden sollen, sich von der Unbedenklichkeit oder Wirksamkeit der Arzneimittel zu überzeugen, und in denen die Behandlung von Patienten einschließlich der Diagnose und Überwachung über die übliche ärztliche Praxis hinaus geht. Solche sind als klinische Prüfungen gemäß § 4 Abs. 23 Satz 1 AMG durchzuführen".

23 Zur Biografie siehe Henkelmann/Kaminsky (2011, S. 52f.).

Zudem gibt es Beispiele, in denen die beteiligten Ärzt:innen selbst über „Versuche" sprachen, dem Design eines Doppelblindversuchs folgten und zur Erfassung von im Versuch auftretenden Nebenwirkungen zusätzliche medizinische Untersuchungen durchführten und auswerteten (vgl. hierzu Wagner 2020, S. 69ff., S. 83f.).

Woran könnte es gelegen haben, dass eine Anwendung bereits registrierter Medikamente für andere Indikationen und Dosierungen nicht auf so große Besorgnisse traf wie ein Test mit noch nicht registrierten Medikamenten? Vor dem Hintergrund der Rechtsprechung und ethisch gesehen waren beide Arzneimitteltestungen als einwilligungspflichtig anzusehen. Es löste offenbar eine gewisse beruhigende Suggestivkraft bei den Verantwortlichen aus, dass ein Medikament bereits registriert war und dann für neue Einsatzmöglichkeiten ausprobiert wurde. Die legale und ethische Grundlage definierte auch die in der Forschung als „Anwendungsbeobachtungen" bezeichneten Medikamenteneinsätze ohne Einwilligung als nicht angemessen. Das Argument, es handele sich um ein „bewährtes" Medikament, hatte mit der Rechtslage offenbar nichts zu tun, sondern war eine gefühlte Einschätzung.

Ungeklärt bleibt auch die Frage, inwiefern eine Arzneimittelerprobung bei jungen Menschen, deren Eltern grundsätzlich einer ärztlichen Behandlung zugestimmt haben, wie etwa bei einem Aufenthalt in einer Lungenheilstätte, als zulässig einzuschätzen ist. Nach den hier angeführten Argumenten wäre auch in solchen Fällen bei der Gabe von nicht-registrierten bzw. zugelassenen Medikamenten eine gesonderte Einwilligung der Sorgeberechtigten einzuholen.

2.1.4 Einwilligungspraxis

Wie schon erwähnt, wurde in den vergangenen Jahren in der Forschung deutlich, in welch unterschiedlichen Formen Einwilligungen vorliegen konnten und wie schwierig die Quellenlage in dieser Hinsicht ist (vgl. Hottenrott 2021, S. 262–265). Bezüglich der medizinischen Praxis der Einwilligung fassen Lenhard-Schramm et al. (2022, S. 42) zusammen:

> „Eine rechtswirksame Einwilligung musste nicht schriftlich erfolgen oder mündlich ausdrücklich erklärt werden. Vielmehr konnte sie auch durch konkludentes Handeln des Patienten erfolgen. Wenn ein Patient ärztliche Hilfe in Anspruch nahm und durch schlüssiges Verhalten an der Behandlung mitwirkte (etwa durch Hinhalten des Armes zur Injektion), war dies eine rechtswirksame Einwilligung, sofern einer etwaigen Aufklärungspflicht Genüge geleistet worden oder der Patient mit den Grundzügen und Eventualitäten der vorgesehenen Behandlung hinreichend vertraut war."

Ein Blick in viele Patient:innenakten dieser Institutionen zeigt, dass der überwiegende Teil der Kommunikation mit den Familien über Briefe stattfand, auch Telefonnotizen sind in den Akten zu finden.[24] Die Eltern/Sorgeberechtigten wohnten häufig viel zu weit entfernt, als dass persönliche Gespräche mit den Ärzt:innen üblich waren. Es lassen sich in den Patient:innenakten schriftliche Einwilligungsformulare für operative Eingriffe wie etwa Pneumenzephalographien finden (vgl. Fehlemann/Sparing 2017, S. 153). Einwilligungen für Medikamentengaben sowie zu Heilversuchen oder Medikamententestungen sind in diesen Akten so gut wie nie zu finden. Und das ist vor dem genannten Hintergrund ein sehr starkes Indiz für das Fehlen von schriftlichen Einwilligungen.[25] Das Fehlen von schriftlichen Einwilligungen stellt aber nicht unbedingt ein hartes Kriterium dar, denn Einwilligungen konnten schriftlich und mündlich und sogar durch konkludentes Handeln der Patient:innen erfolgen, so die Einschatzung einiger Expert:innen (s. o.). So wurden Einwilligungen nicht unbedingt in einer Patient:innenakte mit abgeheftet (Kaminsky/Klöcker 2020, S. 119), sondern konnten auch fernmündlich oder vor Ort mündlich gegeben werden.[26] Darüber hinaus gab es Einwilligungen – vor allem bei klinischen Behandlungen –, die sich kollektiv auf alle ärztlichen Entscheidungen beziehen konnten. Das macht die Beurteilung schwierig, doch in den bisher vorliegenden Studien scheint sich die kollektive Ansicht herauszubilden, dass man bei den bisher identifizierten Medikamententests nicht sicher sagen kann, dass es keine Einwilligungen von Seiten der Sorgeberechtigten gegeben habe, dass aber alle Hinweise darauf hindeuten, dass in der überwiegenden Zahl der Fälle keine Einwilligungen eingeholt und auch keine Aufklärung durchgeführt wurden (zusammenfassend Kaminsky/Klöcker 2020, S. 166; Lenhard-Schramm et al. 2022, S. 212). Es sei aber kaum möglich, in historischer Perspektive *einwandfrei* nachzuweisen, ob Einwilligungen von Eltern oder Sorgeberechtigten bzw. von älteren Minderjährigen in den vorliegenden Fällen vorlagen oder nicht vorlagen.

24 Allein für das vorliegende Forschungsprojekt wurden die Patient:innenakten der KJP Viersen Süchteln, der KJP Gütersloh, der Hephata Mönchengladbach usw. durchgesehen, so dass die Bearbeiter:innen einen breiten Überblick über die Patienten-/Patientinnenakten bekommen haben. Auch die Informationen aus vorangegangenen Projekten der Bearbeiter:innen aus der KJP Bonn und dem Franz-Sales-Haus und dem Wittekindshof wurden berücksichtigt.

25 Zu diesem Schluss, wenn auch auf etwas anderen Wegen, kommen letztlich auch die Autor:innen der Bethel Studie, vgl. Lenhard-Schramm et al. 2022, S. 219.

26 Beim LVR wurde allerdings in den späten 1970er Jahren darauf hingewiesen, dass Einwilligungen, die telefonisch gegeben wurden, auch schriftlich fixiert werden sollten, vgl. ALVR: Nr. 39383 Schreiben von Direktor LVR an die vom Landesjugendamt Rheinland zur Durchführung der öffentlichen Erziehung belegten Heime, Aufnahmeheime und Wohngemeinschaften vom 5.12.1978.

Diese Erkenntnisse kann die vorliegende Studie in vollem Umfang bestätigen. Das Forschungsteam hat in keinem Fall eine schriftliche Einwilligung gefunden, weder für Gaben registrierter bzw. zugelassener Medikamente noch für Gaben nicht registrierter Medikamente (Ausnahme Insulinkur), es wurden aber häufiger Einwilligungen für operative Eingriffe oder invasive diagnostische Eingriffe wie Pneumenzephalographien (PEG) gefunden.

2.2 Kulturelle Vorbedingungen: Allgemeiner Umgang mit Arzneimitteln, rechtliche Stellung von Kindern und Jugendlichen, kulturgeschichtlicher Umgang mit „schwierigen" jungen Menschen

Silke Fehlemann, Sylvia Wagner

Die Geschichte der Skandale und Skandalisierungen von Arzneimitteln ist so alt wie die moderne Medikationsgeschichte selbst (Pethes et al. 2008). Vor allem seit Ende des 19. Jahrhunderts wurde zeitweise auf toxische Nebenwirkungen, Unglücke und falsche Anwendungen aufmerksam gemacht (Seifert 1915; Jonas 2018).

Wenn auch in der Weimarer Republik die sozialdemokratischen und sozialistischen Parteien sich schon an der patriarchalischen Stellung der Ärzteschaft im Allgemeinen und der Psychiater:innen im Besonderen teils kritisch abgearbeitet hatten (Brink 2010) und auch der Nürnberger Ärzteprozess die ärztliche Autorität und respektable Stellung verunsichert hatte, so blieb die Stellung der Ärzt:innen als „Halbgötter in Weiß" bis in die 1960er Jahre insgesamt recht unangefochten und dies eben nicht zuletzt auch aufgrund spektakulärer Erfolge in der pharmakologischen Bekämpfung gefährlicher Erkrankungen (Jütte 1997). In schneller Folge wurden Cortison und verschiedene Antibiotika eingeführt, alles Beispiele für sehr wirksame und erfolgreiche Medikamente (Müller-Jahnke et al. 2005). Als ein ähnlicher Erfolg wurden auch die frühen Psychopharmaka gewertet, die von zahlreichen Psychiater:innen als „psychopharmakologische Revolution" (Swazey 1974) auf ihren Behandlungsfeldern wahrgenommen wurden (Weber 2000, S. 137; Nissen 2009, S. 111).

In den 1960er Jahren liefen dann verschiedene kritische Perspektiven auf diese Erfolgsgeschichte zusammen (Lindner 2004; Brink 2010; Ubbelohde 2002). Die kapitalismuskritische Studierendenbewegung nahm auch die pharmazeutische Industrie und die Heime in den Blick. Medizinskandale wie etwa die „Contergan-Affäre" führten zu erhöhter Wachsamkeit und die Psychiatriekritik bekam eine bis dahin nie erreichte Durchschlagskraft (vgl. u. a. Kersting et al. 1993; Schmiedebach 1996; Wolters 2013; Rudloff et al. 2022). Der Blick auf psychotrope Medikamente entwickelte sich vor diesem Hintergrund extrem widersprüchlich.

Während eine wachsende Medizin- und Psychiatriekritik die Autorität der Ärzteschaft und die Integrität der pharmazeutischen Industrie deutlich in Frage stellte, kamen gleichzeitig erfolgreiche und wirksame Psychopharmaka auf den Markt und wurden aktiv für einen Massenmarkt beworben. Sie wurden als „Sonnenbrille für die Psyche“ (Werbung von Hofmann-LaRoche) vermarktet oder (wie Chlorpromazin) im Wochenmagazin DER SPIEGEL als „Seelen-Aspirin“ bezeichnet (Anonymus 1956) oder in diversen Werbeanzeigen als soziale Arzneimittel präsentiert (Wagner 2019, S. 180; Tölle/Schott 2010, S. 19). Nach diesen Anzeigen sollten Kinder und Jugendliche schulfähig, ältere Jugendliche arbeitsfähig und alte Menschen umgänglich gemacht werden.[27]

Das Ziel des „besseren Funktionierens“ in der Schule und/oder auf der Klinikstation oder in der Heimeinrichtung wurde ganz offen von den Ärzt:innen, von den Erzieher:innen und eben auch im Pharmazie-Marketing für solche Medikamente thematisiert (Held 1964, S. 1659).[28] Es war demnach völlig selbstverständlich, Medikamente mit psychotroper Wirkung auch als soziale Arzneimittel zu verstehen, ein Phänomen, das von manchen Ärzt:innen aber auch deutlich kritisiert wurde:

> „Fast kein Tag vergeht, ohne daß Prospekte, die neue Psychopharmaka anpreisen, in den Briefkasten des Arztes fliegen. Diese neuen Substanzen sind derart zahlreich geworden und werden für so mancherlei Indikationsgebiete im Zeitalter der psychosomatischen Medizin angepriesen, daß es nicht leicht fällt, einen Überblick zu gewinnen und die therapeutische Bedeutung jedes Mittels richtig einzuschätzen.
> Die Lage ist auf dem Gebiet der Therapie psychischer und psychosomatischer Störungen im Kindesalter besonders verwirrend. Dies geht einmal aus den Empfehlungen der Herstellerfirmen hervor, die oft ein breites, aber unbestimmtes Anwendungsgebiet angeben, wie ‚Verhaltensstörungen‘ oder ‚Schulschwierigkeiten‘, womit eine gezielte Indikationsstellung als fragwürdig erscheint. […] In der Tat ist die Kinderpsychiatrie weit davon entfernt, über ein wohlfundiertes, klares wissenschaftliches Lehrgebäude der Psychopathologie zu verfügen.“ (Corboz 1965, S. 27)

Auch in zeitgenössischen Texten wurde folglich eine unklare Indikation durchaus kritisiert. Während demnach von mancher Seite kritisch auf psychotrope Medikamente geschaut und den rechtlichen Bedingungen der Medikamententestungen sowie den Verordnungspraktiken bei institutionalisierten Kindheiten im Untersuchungszeitraum durch die Gesetzgebung sehr langsam eine größere

27 Beispiele finden sich auch im Archiv der Bayer AG, Bayer Archives, Humananzeigen A-Z 166-008.

28 Vgl. zum Erziehungswandel in Westdeutschland insgesamt Sonja Levsen (2019),

Bedeutung zukam, war und ist die Bereitschaft, mit Medikamenten Normanpassungen und Leistungssteigerungen zu erreichen, bis heute vorhanden.[29]

Das gesellschaftliche Spannungsfeld ist auch in der Gegenwart keinesfalls kleiner geworden, wie die intensiven Diskussionen um den Medikamentenkonsum bei einer ADHS-Symptomatik deutlich zeigen. Wie und ob eine solche mentale Haltung, die eine soziale Anpassung der Kinder und Jugendlichen für sie selbst als notwendig ansieht, im Rahmen der Debatte um Medikamentenmissbrauch als problematisch einzuordnen ist, ist eigentlich Teil einer grundlegenden politischen Diskussion und kann im Rahmen dieses Berichts nicht entschieden werden. Dieses Spannungsverhältnis ist einerseits zu historisieren und ist grundlegend für die Geschichte des Medikamentenkonsums nach 1945, verweist aber auch einmal mehr auf die Ambivalenz und Widersprüchlichkeit von Modernisierungsprozessen.

2.3 Heilpädagogik und der Umgang mit Medikamenten und medizinischen Behandlungsmethoden

Carolin Ehlke, Carolin Oppermann, Wolfgang Schröer

Insgesamt ist festzustellen, dass der Umgang mit Medikamenten und medizinischen Behandlungen in den pädagogischen Fachdisziplinen und der entsprechenden Fachöffentlichkeit im Untersuchungszeitraum wenig bis gar nicht systematisch reflektiert wurde. Dies zeigt sich – um nur ein Beispiel zu nennen – auch in Bezug auf die Heilpädagogik, die im Grunde als Disziplin, die u.a. mit Menschen mit Beeinträchtigungen arbeitet – so die Annahme – eine differenzierte Auseinandersetzung und auch Haltung zu Medikamenten und Behandlungsmethoden seit Beginn ihrer Entstehung aufweisen könnte. Eine solche Auseinandersetzung findet sich jedoch kaum. So weisen bspw. Fachbeiträge zur Heilpädagogik aus den 1960er, 1970er und Anfang der 1980er nur marginale Auseinandersetzungen mit Medikamenten oder medizinischen Behandlungsmethoden auf (siehe hierzu bspw. Meinertz 1962; Bleidick 1977; Kobi 1977; Ulbricht 1977; Holzinger 1978; Leber 1980). Eine der wenigen Betrachtungen findet sich z.B. bei Holzinger (1978). Hier wird Medikamenten, insbesondere Psychopharmaka, die Rolle zugeschrieben, Kinder und Jugendliche für pädagogische Maßnahmen zugänglich zu machen. Holzinger formuliert: „[...] die realistische Einstellung liegt in der Mitte: Psychopharmaka können bessere Voraussetzungen

29 Kinder und Arzneimittel, Verordnungsreport 2022, hgg. v. der Techniker-Krankenkasse, Hamburg 2022, S. 30f. https://www.tk.de/resource/blob/2122734/b388426d5b7367626882cd9c020bcada/tk-report-kinder-und-arzneimittel-data.pdf [Letzter Zugriff 31.07.2025].

für sonderpädagogische Maßnahmen schaffen, ohne sie zu ersetzen. Sie sind dadurch zu einem wichtigen Therapeutikum geworden" (Holzinger 1978, S. 52).

Dass z. B. die Heilpädagogik kaum einen eigenständigen Zugang im Umgang mit Medikamenten und medizinischen Behandlungen entwickelte, mag daran liegen, dass auf der einen Seite die Heilpädagogik der Medizin in diesem Kontext die Zuständigkeit zuwies – sie letztlich responsibilisierte – und auf der anderen Seite die Medizin nach dem Zweiten Weltkrieg in Deutschland die Deutungshoheit in diesem Kontext machtvoll beanspruchte (Fangerau et al. 2017, S. 5f.; Lenhard-Schramm et al. 2022). Der Umgang mit und die Verabreichung von Medikamenten etc. wurde entsprechend an die Medizin delegiert, obwohl in der pädagogischen Praxis mit diesen gearbeitet wurde und diese zu pädagogischen Zwecken eingesetzt wurden.

Loch (2025) beschreibt bspw. für den österreichischen Kontext, wie sich die Heilpädagogik dort als Disziplin etablierte; gleichzeitig wird deutlich, dass und inwiefern die Medizin in dieser Formierung eine ebenso machtvolle Stellung hatte. Zum einen lässt sich dies mit dem „gesellschaftlichen Fortschrittsglauben gegenüber der Medizin und der gesellschaftlichen Positionierung" von Ärztinnen/Ärzten (Loch 2025, S. 18) begründen. Zum anderen verweist Loch darauf, dass die Heilpädagogik selbst zu jener Zeit kaum eigenständige Behandlungstherapien oder pädagogische Angebote entwickelte, sodass die Medikalisierung der Adressat:innen als Maßnahme – so lässt sich interpretieren – in der Verantwortung der Medizin keineswegs in Frage gestellt, sondern vielmehr begrüßt wurde. Loch stellt für Österreich heraus: „Die Heilpädagog*innen konzentrierten sich auf das konstitutions- und symptomorientierte Diagnostizieren und das Errichten von kostenintensiven Einrichtungen und Diensten, sie entwickelten jedoch nie heilpädagogische Behandlungstherapien oder pädagogische Angebote [...]. In der Folge überwogen Medikalisierung, Kontrolle, Bestrafung, Stigmatisierung, Isolierung und soziale Ausgrenzung der betreuten Kinder und Jugendlichen" (Loch 2025, S. 14).

3. Bisherige Forschungen zum Medikamentenmissbrauch mit dem Schwerpunkt NRW

Silke Fehlemann, Sylvia Wagner

Einige weitere Bundesländer haben schon Forschungsprojekte zum Thema Medikamentenmissbrauch und zu Arzneimitteltestungen initiiert. Vor allem Niedersachsen und Schleswig-Holstein sind hier vorangegangen und haben umfangreiche Studien beauftragt (Hartig 2020; Beyer et al. 2021). Zunächst werden im Folgenden überblicksartig die Ergebnisse der zahlreichen Forschungsarbeiten zum Medikamentenmissbrauch an jungen Menschen, die in Heimeinrichtungen aufgewachsen sind, mit Blick auf die einzelnen Einrichtungen in NRW zusammengefasst. Grundlegend sind die bereits vorliegenden Arbeiten von Sylvia Wagner (2016, 2020) zu Medikamentenstudien auch in NRW. Thematisiert wird der Arzneimittelmissbrauch auch in Einzelstudien zu spezifischen Einrichtungen in NRW, wie etwa in den Arbeiten von Bernhard Frings (2012) zum Franz-Sales-Haus sowie in der Untersuchung von Silke Fehlemann und Frank Sparing (2017), die den Medikamentenmissbrauch in der KJP Bonn und in Neu-Düsselthal thematisiert haben. Umfangreich berücksichtigt werden auch die verschiedenen Arbeiten von Uwe Kaminsky (z. B. Kaminsky 2011; Kaminsky/Klöcker 2020), der in der großen Studie über die Heimeinrichtungen unter der Aufsicht des LVR als Erster auf die Medikamentenerprobung in Neu-Düsselthal hingewiesen hat und zusammen mit Katharina Klöcker 2020 eine wichtige Studie über Medikamentenmissbrauch im Franz-Sales-Haus vorgelegt hat. Daneben ist auch die Spezialstudie von Frank Sparing (2020) zu Viersen zu berücksichtigen. Zentral ist darüber hinaus auch die Studie von Niklas Lenhard-Schramm, Dietz Rating und Maike Rotzoll (2022) zu Arzneimitteltestungen in Bethel.

Allgemeine Studien zum Umgang mit Kindern und Jugendlichen in Institutionen haben sich ebenfalls mit dem Medikamentenmissbrauch in NRW befasst, wie etwa die 2021 erschienene Studie zu „Leid und Unrecht" in Einrichtungen der Behindertenhilfe und Kinder- und Jugendpsychiatrien der BRD und DDR, die sich u. a. zwei NRW-Institutionen (Gescher/KJP Bonn) widmete (Fangerau et al. 2021). Berücksichtigt wurden auch die Studien über die KJP Gütersloh von Kaufung und allgemeine Darstellungen zur Gewaltgeschichte in Heimeinrichtungen und Kliniken wie etwa von Hans-Walter Schmuhl und Ulrike Winkler (2013) zum Wittekindshof (Schmuhl/Winkler 2011; 2012) oder zu Volmarstein (Schmuhl/Winkler 2010), die Arbeit von Benad et al. (2009) zu Bethel sowie die Arbeit von Kersting/Schmuhl (2018) zum Johannesstift in Marsberg, die auch immer wieder auf die

Medikamentenvergabe Bezug nimmt. Zudem konnte auch in die noch nicht veröffentlichte Studie zu Arzneimitteltestungen der Firma Merck Einblick genommen werden (Hüntelmann/Kaminsky 2022).[1]

Die Ergebnisse aus diesen genannten Arbeiten werden im Folgenden kurz zusammengefasst und eingeordnet.

3.1 Ergebnisse aus den Bundes- und Länderstudien (Niedersachsen und Schleswig-Holstein)

3.1.1 Studie „Leid und Unrecht"

Die 2017 in Auftrag gegebene Studie der Stiftung Anerkennung und Hilfe, die im Verbund von Bundesregierung, Bundesländern und den beiden großen Kirchen gegründet worden war, untersuchte die Lage ehemaliger Kinder und Jugendlicher in der Behindertenhilfe und in Psychiatrien der BRD und DDR 1949 bis 1990 (Fangerau et al. 2021). Dabei wurden für NRW vor allem die KJP Bonn und das Haus Hall in Gescher untersucht, auch mit dem Blick auf Medikamentenmissbrauch. „Wurden ‚besonders unruhige' Kinder in den 1950er Jahren überwiegend mit Barbituraten behandelt, traten in den von uns untersuchten Einrichtungen ab den 1960er Jahren vor allem Neuroleptika (Phenothiazine) an ihre Stelle. Phenobarbital, Chloralhydrat und Scomeudrin wurden zwar auch weiterhin verwendet, allerdings wurde das Spektrum psychotroper Substanzen deutlich erweitert" (Hottenrott 2021, S. 242). Insgesamt war Medikamentenmissbrauch nach der hier vorliegenden Definition deutlich fassbar in etwa 13 Prozent der relevanten Akten (ebd., S. 250). Dabei war die Variationsbreite hoch. In einigen „Anstalten" wurden regelmäßige Missbräuche festgestellt, in anderen nur gelegentliche. Auch in dieser Studie wird deutlich, wie verflochten die Verantwortungsstrukturen waren:

> „Es ist nicht immer klar nachzuvollziehen, wer eine situative Medikation in der konkreten Situation anordnete. In den psychiatrischen Einrichtungen war dies üblicherweise der Arzt vom Dienst. Vergleichbare Muster finden sich für andere Einrichtungstypen nicht. In den 1950er und 1960er Jahren wurde dem Pflegepersonal oft noch ein großer Handlungsspielraum zugestanden, der auch die eigenmächtige Gabe zusätzlicher Beruhigungsmittel im Sinne einer ‚Bedarfsmedikation' einschloss. Situative Medikationen wurden auch von der Pflegeleitung, der diensthabenden Schwester oder in einem Fall sogar von der ‚Tante' (Erzieherin) autorisiert." (ebd., S. 252).

---

1 Wir danken den Verfassern für die Erlaubnis zur Einsichtnahme.

Die spezifischen Einzelergebnisse für NRW finden sich in den Kapiteln zu Haus Hall in Gescher und der Rheinischen Landesklinik für Jugendpsychiatrie in Bonn (Löffelbein 2021a, 2021b).

3.1.2 Studie zu Niedersachsen

Das Land Niedersachsen hat eine umfassende Studie an das Stuttgarter Institut für Geschichte der Medizin der Robert-Bosch-Stiftung in Auftrag gegeben (Hähner-Rombach/Hartig 2019; Hartig 2020). In der Studie für Niedersachsen, die in vier Teilen vorliegt, konnte erstmals der Umfang der Medikamentenerprobungen geschätzt werden. So wurden nach den Angaben der Verfasser:innen in der KJP Wunstorf etwa vier Prozent der untersuchten Bewohner:innen, Patient:innen und „Heimkinder" in Versuche mit noch nicht registrierten und/oder mit Arzneimitteln, die bereits registriert waren und die dann für andere Indikationen erprobt wurden, einbezogen. In Bezug auf die Durchführung der Medikamentenstudien am Beispiel von Psychopharmaka, Antiepileptika und Impfstoffen kommen die Autorinnen zu folgenden Ergebnissen:

> „Ein einheitliches Studiendesign, wie es wissenschaftliche Standards und internationale Richtlinien auch schon zeitgenössisch forderten, war bei keinem der Versuche erkennbar. Bei allen Medikamentenstudien variierten die Behandlungsdauer und die Dosierung. Vielfach wurden die zu erprobenden Arzneistoffe zusammen oder im schnellen Wechsel mit weiteren Präparaten gegeben. Dies schränkt die Beurteilung der Wirksamkeit des Prüfstoffes stark ein. Negative Prüfergebnisse wurden in Publikationen verschwiegen. Auch durch weitere Strategien wurde die Wirksamkeit von Arzneistoffen in Publikationen beschönigt, so im Fall von Encephabol durch den Verweis darauf, dass eine Wirkung erst bei Daueranwendung eintrete. Nebenwirkungen wurden […] bewusst in Kauf genommen und in den Publikationen nur unvollständig dargestellt. Darüber hinaus erhielten Kinder und Jugendliche in diesen Fällen bereits präventiv weitere Medikamente, um Nebenwirkungen von vornherein zu minimieren." (Hartig 2020, S. 95f.)

Ebenso kann Hartig (2020) darauf hinweisen, dass bei der Einbeziehung in Medikamentenstudien eher Mädchen, besonders pädagogisch auffällige und schwer erkrankte bzw. „intelligenzgeminderte" Kinder und Jugendliche „begünstigt" wurden. Darüber hinaus macht die Studie deutlich, dass die Schwelle für den pädagogischen Einsatz für Sedativa niedrig war. Wenn nicht draußen gespielt werden konnte und die Kinder und Jugendlichen unruhig wurden, wenn das

Lernen schwer fiel und wenn das Personal das aufgrund von Personalnot einforderte.

> „Die Beispiele aus den Krankenakten heben zudem hervor, dass eine medikamentöse Sedierung sich nicht auf einige wenige Minderjährige beschränkte, die aus Sicht des Personals das System zu sprengen drohten. Vielmehr wurde in den Krankenakten eine breite Palette von Verhaltensweisen als Medikationsanlässe aufgezählt, die eine stärkere personelle Zuwendung erforderten bzw. gegen Krankenhausroutinen verstießen“ (Hartig 2020, S. 97).

3.1.3 Studie zu Schleswig-Holstein

Die Studie zu Schleswig-Holstein berücksichtigt auch den Einsatz bei erwachsenen Patient:innen. Ein wichtiges Ergebnis dieses Berichts besteht darin, dass sich in Schleswig-Holstein zeitgenössisch keine Bedenken gegen Arzneimitteltestungen finden ließen: „Zeitgenössische Veröffentlichungen, Tagungen und Konferenzen verdeutlichen, dass die Prüfung von Psychopharmaka in Anstalten und Kliniken keine heimliche, sondern eine durchaus bekannte und verbreitete Praxis war. Ethische oder rechtliche Bedenken waren weder von Herstellerseite noch von Seite der klinisch Tätigen und der Aufsichtsbehörden nachweisbar.“ (Beyer et al. 2021, S. 6).

Das zeigt sich in NRW und auch in anderen Regionen durchaus anders, wie im Folgenden gezeigt werden kann. Wie sich schon 1948 am Beispiel von Werner Catel auf der Mammolshöhe zeigen lässt, gab es immer wieder ärztliche Vertreter:innen, die Medikamentenversuche an Kindern und Jugendlichen kritisch sahen und bereit waren, für die Äußerung dieser Kritik berufliche Risiken auf sich zu nehmen (vgl. Kap. 7.4.1). Auch in NRW war die Wahrnehmung insbesondere von Studien an Kindern und Jugendlichen bei manchen Verantwortungsträgern nicht zustimmend, wie noch weiter auszuführen sein wird. Insbesondere von Seiten des LVR sind durchaus kritische Haltungen und Aussagen zu Arzneimittelstudien an jungen Menschen aus Heimeinrichtungen zu finden, was allerdings keineswegs verhinderte, dass es auch hier zu Vorfällen kam (vgl. Kap. 7.4.1).

Diese vorliegenden Befunde aus den Studien zu anderen Bundesländern lassen sich in ihren Grundzügen durchaus auch auf NRW anwenden, allerdings müssen für NRW spezifische Faktoren berücksichtigt werden: Die höhere Dichte der Versorgungseinrichtungen und Unikliniken auf der einen und die eher niedrige Zahl an Kureinrichtungen für Kinder und Jugendliche auf der anderen Seite.

3.2 Ergebnisse aus früheren Studien zu NRW

3.2.1 KJP Viersen-Süchteln

Wie für andere Einrichtungen der Kinder- und Jugendpsychiatrie[2] kann auch für die KJP Viersen-Süchteln ein missbräuchlicher Einsatz von Medikamenten aufgezeigt werden. Neben der Untersuchung von Sylvia Wagner (2016) liefert auch Frank Sparing (2020) in einer Untersuchung aus dem Jahr 2020 zur Medikamentenvergabe und Medikamentenerprobung in kinder- und jugendpsychiatrischen Einrichtungen des LVR bereits Ergebnisse zur KJP Viersen-Süchteln. Die Untersuchung erfolgte im Auftrag des LVR. In Viersen-Süchteln ging es vor allem um die Testungen von Pipamperon (Dipiperon) in den frühen 1970er Jahren: „In die Prüfung einbezogen wurden 30 Kinder (vier Kinder schieden während der Prüfphase aus unterschiedlichen Gründen aus) im Alter von 12 bis knapp 14 Jahren. Circa 2/3 der Versuchsteilnehmer waren Jungen, 1/3 Mädchen" (Wagner 2020, S. 71). Den beteiligten Kindern und Jugendlichen wurde in weit überwiegendem Maße eine erhöhte Aggressionsbereitschaft zugeschrieben.

Auch wenn Dipiperon ein registriertes Medikament war, wurde es bei den Testungen gegen sein bisher definiertes Wirkgebiet eingesetzt, so das Ergebnis von Wagner (2019, 2020). Die bisherigen Forschungen zu Medikamentenversuchen in Viersen-Süchteln sind im Kapitel 3.2.1 mit eingearbeitet, denn durch die intensive Recherche in den Patient:innenakten konnten in der vorliegenden Untersuchung noch weiterführende Informationen über diese Prüfung sowie über weitere Testungen in Viersen-Süchteln zusammengetragen werden.

3.2.2 KJP Düsseldorf-Grafenberg

Sylvia Wagner konnte in ihrer Dissertation nachweisen, dass auf der kinder- und jugendpsychiatrischen Station des Rheinischen Landeskrankenhauses Düsseldorf im Jahr 1971 an eine damals 14-jährige Bewohnerin das Präparat R16341 verabreicht worden ist (vgl. Wagner 2020, S. 111f.). Bei diesem Präparat handelte es sich um den Wirkstoff Penfluridol, das erste oral applizierbare Neuroleptikum (vgl. ebd.).[3] Das Präparat kam 1975 auf den Markt.

2 Siehe bspw. die KJP Wunstorf in Niedersachsen (Hähner-Rombach/Hartig 2019, S. 43–89) und die KJP Hesterberg in Schleswig-Holstein (Beyer et al. 2021, S. 90–104).

3 Die ehemalige Bewohnerin „Frau W." stellte ihre Bewohner:innenakte aus der Einrichtung freundlicherweise Sylvia Wagner zur Verfügung. Die Kopien liegen Sylvia Wagner vor.

3.2.3 KJP Gütersloh

Der Anteil der Kinder und Jugendlichen, die Psychopharmaka erhielten, verdoppelte sich in dieser Einrichtung zwischen 1952 und 1957 von 13,5 auf 27,3 Prozent (Kaufung et al. 2019, S. 5). Ebenso wurden hier in der Zeit von 1952 bis 1957 regelmäßig Insulinkuren an Minderjährigen angewendet bei Indikationen wie Stimmungslabilität, Depressivität, „Haltlosigkeit“ oder „Geltungssucht“. In Einzeltestungen wurden auch nicht registrierte Medikamente gegeben, in dieser Untersuchung scheint es sich aber vor allem im Selbstverständnis der Beteiligten um sogenannte individuelle Heilversuche gehandelt zu haben, weniger um klinische Testungen (ebd., S. 7f.). Das Forscher:innenteam ist diesen Angaben in Kapitel 7 weiter nachgegangen, u. a. wurden ergänzend Akten aus den 1960er und 1970er Jahren herangezogen.

3.2.4 Franz-Sales-Haus (FSH) Essen

Das FSH in Essen sticht in der „Heimkindergeschichte“ für NRW besonders heraus, da hier besonders viele Berichte und Nachweise zu missbräuchlichen Arzneimitteleinsätzen vorliegen (siehe hierzu auch die Betroffenenerzählungen in Kap. 4). Es ist vermutlich kein Zufall, dass hier Dr. Waldemar Strehl wirkte, der anschließend auch im Haus Hall in Gescher für seine sog. „Beton- und Kotzspritzen“ berüchtigt war (Serpasil, Esucos 25 mg, Megaphen usw. Untermischung in Essen und Getränke (Frings 2012, S. 92–96)). Im Jahr 1967 wiesen zwei Praktikanten, die 1964/65 im FSH tätig gewesen waren, auf Missstände in dieser Einrichtung hin (Frings 2012, S. 94f., 120, 144–146). Einer der Praktikanten (Norbert Kriegel, mit dem auch das Forschungsteam in Kontakt stand und dem eine namentliche Erwähnung in diesem Fall wichtig ist), hatte eine Liste über negative „Vorkommnisse und Zustände“ in der Einrichtung verfasst.[4] Diese Liste umfasste 29 Punkte. Darin kritisierte er auch den Einsatz von Medikamenten. So heißt es bspw. unter Punkt 19: „Zur Strafe wurden den Arrestanten oft Spritzen verabreicht, die eine ca. 8-stündige Übelkeit bewirkten“ (ebd.). Und unter Punkt 20: „Unruhigen Kindern wurden oft aus Bequemlichkeitsgründen mehr Beruhigungstabletten gegeben als es eigentlich erforderlich war“ (ebd.).

Der ehemalige Praktikant, der 1967 die Liste verfasst hatte, betont, dass ihm daraufhin „damals eine Verleumdungsklage sowie ein ‚Nicht-Bestehen‘ des

4 „Vorkommnisse und Zustände, erlebt während der Zeit vom 1.9.1964–31.1.1965 im Franz-Sales-Haus, Essen 1. Dez. 1967“, in AFSH, Nr. 157/5. Vgl. hierzu auch Frings (2012, S. 120), die Liste liegt Sylvia Wagner und Heiner Fangerau vor.

II. Staatsexamens nebst Verweigerung der ‚Staatlichen Anerkennung als Sozialarbeiter' angedroht!" worden seien.[5]

Bernhard Frings (2012) erwähnt in seinem Buch „Heimerziehung im Essener Franz-Sales-Haus 1945–1970", dass auch der damalige Essener Caritas-Direktor Johannes Kessel über die Kritik der Praktikanten informiert worden sei. Ebenso wurde Johannes Faber, der Direktor des FSH, mit der Liste konfrontiert, wobei jedoch die geschilderten Vorkommnisse der Jahre 1964/65 vor dessen Amtsübernahme lagen. Nach Frings (2012) sei Kessels „ganzes Anliegen [...] gewesen, daß aus den Verlautbarungen [des Sozialarbeiters] [k]ein Skandal entstehe. [...] Man solle am besten die Geschichte beruhigen, nicht aufwerfen, weil sie uns sonst entgleiten würde."[6] Nach Frings Einschätzung schien der Fall damit erledigt gewesen zu sein, „ohne dass es zu einer eingehenderen Prüfung oder dem Einschalten weiterer Instanzen gekommen wäre" (Frings 2012, S. 145).

An der Person Dr. Waldemar Strehls kann deutlich gemacht werden, wie einzelne Akteur:innen, die in verschiedenen Heimeinrichtungen gearbeitet haben, zu Akteur:innen und Protagonist:innen des Medikamentenmissbrauchs wurden. Er veränderte und dynamisierte die Praktiken des Medikamentenmissbrauchs sowohl im FSH in Essen wie auch anschließend in Haus Hall.

Inzwischen liegt eine – bereits erwähnte – umfangreiche Studie zum Medikamentenmissbrauch im FSH vor, in der die Bedingungen sehr genau analysiert und insbesondere die Praktiken Strehls genauer untersucht wurden (Kaminsky/Klöcker 2020). Die ganzen Praktiken werden eingeordnet in eine historisch-ethische Gesamtbewertung, wobei es besonders verdienstvoll ist, dass hier am Ende ein Fragebogen vorgestellt wird, der gegenwärtigen Einrichtungen dabei helfen soll, ihre eigenen Praktiken der Medikamentenvergabe kritisch zu bewerten (ebd., S. 245f.). Grundlagen dieser Studie sind eine Analyse der Bewohner:innenakten sowie Interviews mit ehemaligen Bewohner:innen.

Dieser Arbeit folgend waren im Jahr 1958 über 700 Bewohner:innen im FSH untergebracht, von denen etwa ein Viertel Mädchen waren (ebd., S. 12f.). Das FSH war eine der größten katholischen Einrichtungen des nördlichen Rheinlandes und nahm vor allem Kinder und Jugendliche auf, die als „schwachsinnig" diagnostiziert wurden, wobei diese Diagnose auch schon zeitgenössisch angezweifelt wurde (ebd., S. 25) und wie alle in Akten aufscheinenden Diagnosen historisch eingeordnet werden muss (Roelcke 2011). Es ist wohl eher davon auszugehen, dass viele dieser jungen Menschen nicht erheblich „intelligenzgemindert" waren, sondern unter lebensgeschichtlichen, sozialen und körperlichen Anpassungsherausforderungen litten (siehe hierzu auch die Betroffenenerzählungen in

5 Brief von Herrn K. vom 02.08.2022 an Heiner Fangerau.

6 Aktenvermerke Direktor Fabers über Gespräche mit zwei ehemaligen Praktikanten v. 28. Dez. 1967 und mit Prälat Kessels v. 15. Jan. 1968, in AFSH, Nr. 157/5. Zitiert nach Frings (2012, S. 145).

Kap. 4). Kinder und Jugendliche, die der sozialen Norm nicht entsprechen konnten, wurden als „schwachsinnig" diagnostiziert, das ist auch schon für andere Einrichtungen deutlich gemacht worden (Fehlemann/Sparing 2019).

Die Studie von Kaminsky und Klöcker (2020) zum FSH macht ganz deutlich, dass Medikationspraktiken immer im Zusammenhang mit sozialen und pädagogischen Aspekten gesehen werden müssen. Auch bei den Medikamentenversuchen sind diese Aspekte zentral, das zeigt die schon vielfach dokumentierte und analysierte Decentan-Gabe im FSH durch den damaligen Heimarzt Dr. Strehl (Wagner 2016, S. 93–95; Schepker/Kölch 2017; Wagner 2019, S. 91–103). Hierzu ist zu sagen, dass das auf den von dem damaligen Heimarzt Dr. Waldemar Strehl verfassten Beobachtungen „Behandlung mit Medikament T 57" vermerkte Datum vom 28.1.1958 (Wagner 2016, S. 93) zwar nach der Markteinführung des Präparates vom 1.12.1957 liegt, es aber unklar bleibt, wann der Einsatz des Präparats begann und ob er somit vor oder nach Markteinführung des Präparats erfolgte. So hatte Strehl bspw. bei einem Kind notiert: „Bekommt es seit Wochen" (Wagner 2019, S. 95). Auch nach dem Urteil von Kaminsky und Klöcker (2020, S. 118) handelt es sich hier zumindest in Teilen um eine Arzneimittelerprobung, da Strehl offenbar das Decentan (T57) von der Firma Merck schon gegeben hatte, bevor es offiziell registriert worden war. Dabei hatte er die empfohlene Dosierung erheblich (teilweise um das Siebenfache) überschritten, um zu testen, wann das Medikament bei den Kindern und Jugendlichen seine günstigste Wirkung entfalten konnte.

Auch bei dieser Decentanbehandlung wurde deutlich, wie sehr die Gabe der Medikamente weniger durch Heilungsabsichten als vielmehr vom Ziel, Unruhe und Verhaltensauffälligkeiten zu verringern, bestimmt war. Kaminsky und Klöcker konnten die Decentan-Anwendungen nicht nur durch die Überlieferung im Merck-Archiv, sondern auch innerhalb der Krankenakten der ehemaligen Bewohner:innen nachvollziehen. Hier wurde klar, dass sich die behandelten Kinder und Jugendlichen nicht von den anderen Bewohner:innen unterschieden. Das deutet darauf hin, dass die jungen Menschen für den Versuch nicht gezielt ausgesucht wurden und demnach wohl eine spezielle Heilungsabsicht bei der Auswahl keine Rolle gespielt hatte.

Kaminsky und Klöcker kommen, was den Einsatz von Decentan angeht, zu dem Schluss:

> „Die Arzneimittelerprobung von Decentan (‚T57') fand in einem rechtlichen Graubereich statt, da die Testung neuer Medikamente an Minderjährigen nicht generell verboten war und geforderte Einwilligungen der Betroffenen oder ihrer Sorgeberechtigten auch nur mündlich ausgesprochen werden konnten. Hiervon ist allerdings nicht auszugehen. Der Skandal liegt zu einem großen Teil im Bestehenlassen der rechtlichen Freiräume durch den Gesetzgeber. Dies bewirkte in Kombination mit einem extrem paternalistischen Arztverständnis und einem wissenschaftlichen Interesse forschender

Ärzte eine geringe Angst der Handelnden, strafrechtlich oder entschädigungsrechtlich zur Verantwortung gezogen zu werden. Die Möglichkeiten zur Rechtsdurchsetzung für die Betroffenen müssen zudem als extrem gering bezeichnet werden." (Kaminsky/Klöcker 2020, S. 137).

Vor dem Hintergrund der in den einführenden Kapiteln angestellten Analyse der Rechtslage muss die Einschätzung vermutlich sogar noch strenger gefasst werden. Einwilligungen waren für Arzneimittelprüfungen rechtlich erforderlich, wurden in der ärztlichen Praxis aber nicht eingeholt, weil die bestehende Rechtsprechung nicht durch weitere Urteile (im Sinne von institutionalisierten Kindheiten) spezifiziert wurde.

Im zweiten Teil der Analyse wird das Handeln des Protagonisten Dr. Strehl von Katharina Klöcker eingehend ethisch eingeordnet, wobei sie Motivation und Folgen seines Handelns abwägt und letztlich zu dem Ergebnis kommt, dass er einerseits Teil eines ungerechten und gewaltorientierten Systems war, aber andererseits auch innerhalb der Grenzen dieses Systems noch besonders unethisch gehandelt hat. Er habe eine aktive Verquickung seiner Rolle als forschender und als verantwortlicher Arzt sowie als Pädagoge betrieben und so wurden Macht und Medikation auf besonders verhängnisvolle Weise verbunden. Seine Gebundenheit im „System" habe auch keinesfalls bedeutet, dass er so habe handeln „müssen", sondern es hätten auch individuelle Spielräume bestanden (ebd., S. 228–235).

Dass die Prüfung des Decentans im FSH kein Einzelfall war, zeigt eine weitere Studie zum Wirkstoff Piracetam. So hatte Strehl zusammen mit einem in der Einrichtung tätigen Psychologen eine Publikation mit dem Titel „Klinische Beobachtungen über die Wirkung von UCB 6215 auf einige Hirnfunktionen bei Schulkindern im doppelten Blindversuch" verfasst (Strehl/Brosswitz 1972).[7] Darin schildern sie die Prüfung des noch nicht auf dem Markt befindlichen Präparates an 54 Kindern der Einrichtung.

3.2.5 Haus Hall bei Gescher

Die Stiftung Haus Hall bei Gescher ist dem Caritasverband Münster angeschlossen und wurde 1855 gegründet. Die Institution wurde im Zusammenhang mit der Studie „Leid und Unrecht" (siehe Kap. 3.1.1) als Fallbeispiel untersucht und steht damit paradigmatisch für eine Institution der kirchlichen und katholischen Wohlfahrtspflege (Löffelbein 2021a, S. 334). In den Jahren 2017–2019

7 Vgl. hierzu auch Kaminsky/Klöcker 2020, S. 124–128 und Wagner 2020, S. 116f. Bei UCB 6215 handelt es sich um den Wirkstoff Piracetam, der die kognitive Leistungsfähigkeit beeinflussen sollte.

untersuchte Nils Löffelbein die Einrichtung und thematisierte auch verschiedene Aspekte der Medikation im Haus Hall. Er berücksichtigte im Zeitraum zwischen 1949 und 1975 aus einem Bestand von insgesamt 1.227 Akten (nach 1945) 112 Akten von Bewohner:innen, die zum Zeitpunkt ihres Aufenthalts minderjährig waren. 67 Kinder und Jugendliche aus der Stichprobe waren männlich und 45 weiblich. Hinzu kommen Informationen aus Gesprächen mit Betroffenen, die im entsprechenden Untersuchungszeitraum als Kinder und Jugendliche in Haus Hall untergebracht waren. Zudem gab es Zeitzeug:innengespräche mit vier ehemaligen Mitarbeiter:innen.

1955 waren 423 Kinder und Jugendliche in der Einrichtung untergebracht und deren Zahl stieg bis zum Ende der 1960er Jahre auf 532, was u. a. durch eine großzügige Spende der ARD-Fernsehlotterie ermöglicht wurde (Löffelbein 2021a, S. 336).

Die Medikamentengabe in Haus Hall wurde nicht ausführlich dokumentiert, es wurde aber deutlich, dass bereits 1953, als das Medikament auf den Markt kam, Megaphen eingesetzt wurde. Berichtet wurde über sog. „Winterschlafkuren" mit diesem Medikament, mit dem die entsprechenden jungen Menschen über Wochen in einer Art Dämmerzustand gehalten wurden (Jahresbericht 1953, zit. nach Löffelbein 2021a, S. 362). Megaphen wurde umfassend eingesetzt und in den Berichten wurde betont, dass man mit den „unruhigen" Kindern und Jugendlichen gar nicht mehr ohne Megaphen klarkommen würde. Ende der 1950er Jahre wurde Megaphen durch neuere Neuroleptika wie Neurocil und Decentan ersetzt; daneben wurden zahlreiche andere neue Neuroleptika gegeben wie etwa Haloperidol und Melleril sowie Antiepileptika wie Tegretal, Comital und Mallasin.

In den frühen 1970er Jahren begann die Einrichtung damit, auch junge Menschen mit sehr schweren und mehrfachen Behinderungen aufzunehmen und mit dem leitenden Arzt Robert Lenfers an der Spitze kam es auch zu einer größeren Reformbereitschaft und zu vermehrten Modernisierungsbestrebungen. Danach verringerte sich auch die Zahl der Ordensschwestern, die bis dahin noch maßgeblich an der Pflege beteiligt waren. Im Jahr 1969 übernahm Dr. Waldemar Strehl eine Stelle als Anstaltsarzt. Das war insofern eine wichtige/interessante personelle Zäsur, weil Strehl schon im Franz-Sales-Haus in Essen berüchtigt für seine Medikation mit sogenannten „Beton- und Kotzspritzen" gewesen ist (siehe Kap. 3.2.4). Doch auch in Haus Hall konnte sich Strehl nur wenige Jahre halten und eröffnete im Jahr 1972 eine Kinderarztpraxis in Coesfeld (Löffelbein 2021a, S. 338).

Im Jahresbericht von 1969 war vermerkt, dass versucht wurde, die Gabe von Neuroleptika bei leichteren Fällen durch „harmlosere" Medikamente wie etwa Baldrian zu ersetzen (ebd., S. 363). Das war offensichtlich eine nach außen gerichtete Darstellung, die einer stärkeren Medizinkritik entgegen kam. In den Patient:innenakten stellt sich die Lage etwas anders dar, hier wurden die Kinder und Jugendlichen in vielen Fällen sediert, wenn sie nachts schrien oder andere wachhielten. Deutlich wurde auch, dass Medikamente wie etwa Truxal als „der segensreiche Löffel“ durch die Betreuer:innen ohne ärztliche Konsultation gegeben wurde. Insgesamt stellt sich die Lage in Haus Hall als recht typisch dar, wobei zumindest bis 1969 die Medikamentengabe von leitender Seite auch kritisch gesehen wurde, wie der Jahresbericht zeigt (ebd.). Laut der Auskunft eines ehemaligen Praktikanten sind oft diejenigen Kinder und Jugendlichen mit Medikamenten ruhiggestellt worden, die keinen oder wenig Kontakt zu Angehörigen hatten, also die besonders vulnerablen jungen Menschen (ebd., S. 364).

Mit der Einstellung von Dr. Waldemar Strehl als leitendem Arzt seit 1969 habe sich die Praxis des Medikamentierens – so erinnern sich Betroffene und Zeitzeug:innen – eher ausgeweitet. Auch seien die „Ärzte in Haus Hall [...] bei ihrer Medikationspraxis keiner Kontrolle von außen unterworfen gewesen, lediglich die Zivildienstleistenden hätten demnach bei Strehl ‚Theater‘ gemacht und sich für die Schwerstbehinderten eingesetzt. Sie seien die Einzigen gewesen, die Widerspruch gewagt hätten, da sie nichts zu verlieren hatten“ (ebd., S. 365). Dennoch ist Haus Hall eine der seltenen Einrichtungen, in denen die Eltern nach Einwilligungen bezüglich einer Medikamentenstudie gefragt wurden: „In einem anderen Fall einer Patientin in Haus Hall 1951 wurden die Eltern vorab angeschrieben, ob sie der Verabreichung eines ‚völlig unschädlichen‘ Eiweißpräparates zustimmen würden, das bei längerer Anwendung wesentlich dazu beitragen würde, die Intelligenz ‚bei geistig zurückgebliebenen Kindern‘ zu verbessern“ (Hottenrott 2021, S. 258).

3.2.6 Stiftung Bethel

Die vergleichsweise neue Studie zu Bethel konzentriert sich auf die Frage der Arzneimittelstudien an Minderjährigen. Sie stützt sich vornehmlich auf schriftliches Quellenmaterial. Vorangestellt ist ein umfassendes Kapitel über die Rechtslage zur Frage der Einwilligungen und der Aufklärungspflicht, das die aktuelle Forschungslage differenziert wiedergibt. Die Frage der Einwilligungen in Medikamentenstudien wird differenziert betrachtet. So wird hier in der Analyse zwischen Arzneimittelstudie und individuellem Heilversuch unterschieden, wenn es etwa um die Frage neuartiger Epilepsiemedikamente ging. Die Autor:innen gehen davon aus, dass für alle Formen des Einsatzes nicht-registrierter Medikamente rechtlich gesehen eine Einwilligung erforderlich war, dass aber die ärztliche Praxis diese Anforderung in Teilen ignoriert habe. Neben dem Vorliegen von schriftlichen Einwilligungen konnte es nach ihrer Darlegung auch telefonmündliche Einwilligungen und auch direkt mündliche

Einwilligungen geben. Ebenso machen die Autor:innen deutlich, dass einige Studien mit Antiepileptika durchaus auf Einwilligungen im Sinne von konkludentem Handeln beruhten. Konkludentes Handeln sei vorauszusetzen, wenn den Eltern im Verlaufe der Versuchsreihe etwa Medikamentenproben für einen Ferienaufenthalt der jungen Menschen zu Hause mitgegeben wurden. Diese Befunde galten hier allerdings nur für Antiepileptika, weniger für Psychopharmaka. Das ist auch die Besonderheit dieser Studie, die sich vor allem mit den Testungen von Anti-Epilepsie-Medikamenten beschäftigt und nur „nebenher" mit der Gabe von Psychopharmaka. Diese Besonderheit von Bethel als Klinik für epilepsiekranke Kinder und Jugendliche ist auch zu berücksichtigen, wenn es um die Kommunikation mit den Familien ging. Im Gegensatz zu „klassischen Heimkindern" verfügten viele der Patient:innen in Bethel noch über funktionierende Familienstrukturen (Lenhard-Schramm et al. 2022, S. 147f.). Das spiegelte auch die Kommunikation mit den Eltern, die in einigen der in der Studie wiedergegebenen Fälle durchaus wertschätzend sein konnte. Doch obwohl die Ärzt:innen in Bethel durchaus unter einer gewissen Kontrolle von Seiten der Eltern oder der Familien standen, kam es dennoch in einem untersuchten Sample von 265 Patient:innen bei über 63 Personen zur Gabe von nicht zugelassenen Arzneimitteln, das waren 23,8 Prozent der Stichprobe. Dabei wurde an der überwiegenden Mehrheit dieser betroffenen Patient:innen Antiepileptika getestet (ebd., S. 226f.).

Lenhard-Schramm und die Mitautor:innen weisen auch darauf hin, dass im Bereich der Antiepileptika ein Phänomen zum Tragen kam, das sie als Einsatz von „Non-BRD"-Medikamenten bezeichnen. Medikamente, die im Ausland, meist im westlichen Ausland bereits registriert waren, wurden als Heilversuche oder als Versuchsmedikamente in deutschen Kliniken angewendet (ebd., S. 227f.). Das deuten die Autor:innen eher im Sinne einer „Westernisierung" und als Erweiterung von Eingriffsmöglichkeiten zur Bekämpfung der Krankheit, schließlich waren die Prüfanforderungen etwa in den USA höher als in der BRD. Zu den weiteren Ergebnissen dieser Studie zählt, dass die identifizierten Prüfungen (ohne nachgewiesene Einwilligungen) vor allem in den 1950er und 1960er Jahren durchgeführt wurden und dass ihre Häufigkeit einige Jahre vor der Verabschiedung des Bundesarzneimittelgesetzes 1976 deutlich nachlässt. Noch mehr galt dies für Prüfungen von Psychopharmaka, deren Vorkommen schon seit 1962 nachließ (ebd., S. 228f.). Nach 1972, also sechs Jahre vor dem Inkrafttreten des AMG, ließ sich gar keine Prüfung mehr identifizieren.

Während sich bei den Testungen von Antiepileptika ein Zusammenhang mit der Schwere der Erkrankungen durchaus finden ließ, zeigt sich bei Prüfungen von Psychopharmaka, dass es um andere Faktoren, vor allem um die Identifizierung von Nebenwirkungen ging sowie um die Disziplinierungspotenziale der Medikamente (ebd., S. 228f.).

3.2.7 „Neu-Düsselthal"

Die Medikamententestungen in Neu-Düsselthal sind schon mehrfach in der Forschung thematisiert worden (Kaminsky 2011; Fehlemann/Sparing 2017). Ihre erstmalige und zunächst nur bedingt gewürdigte Beschreibung durch Uwe Kaminsky stand am Anfang der langen Reihe von Forschungen zur Geschichte von Medikamentenversuchen. Diese Neu-Düsselthaler Geschichte repräsentiert einen besonderen Fall, in dem ein bereits registriertes und bekanntes Medikament in neuen Einsatzgebieten ausprobiert wurde. Im Jahr 1965 hatten die Neu-Düsselthaler Anstalten Kontakt zu einem Forschungsprojekt hergestellt, das sich mit Fragen der „motorischen Aktivierung" beschäftigte. Die Wissenschaftler:innen waren auf der Suche nach jungen Menschen, an denen sie ihre These überprüfen konnten, dass der Einsatz „dämpfender" Medikamente motorisch höher aktivierte Kinder und Jugendliche, die ihrer Meinung nach besonders in Heimunterbringungen zu finden seien, dazu befähigen würden, konzentrierter zu lernen (Kaminsky 2011; Fehlemann/Sparing 2017, S. 168f.).

Unter der Leitung des Landesmedizinalrates Dr. Joachim Baucke sowie eines weiteren Assistenzarztes und zweier Diplompsychologen aus der Rheinischen Landesklinik in Düsseldorf zielte die Untersuchung darauf, zu überprüfen, ob sedierend wirkende Medikamente auch dabei helfen könnten, Kinder und Jugendliche mit Lernschwierigkeiten wegen zu großer innerer Unruhe zu besseren schulischen Leistungen zu bringen.[8] Baucke und sein Team waren schon länger mit solchen Untersuchungen beschäftigt. Erheblich involviert war auch der Leiter der Rheinischen Landesklinik Friedrich Panse. Seine Versicherung, dass es sich bei den in der Untersuchung eingesetzten Arzneimitteln um „auch heute in der Heimarbeit gebräuchliche leichte Medikamente" handeln würde und nicht um welche „im Sinne eines experimentellen Medikationsversuchs"[9], gab letztlich den Ausschlag, um die Genehmigung des Landesjugendamtes zu bekommen. Mit dem Argument, dass es sich um die Gabe eines bewährten Medikaments handeln würde, konnten die Grafenberger Ärzt:innen den Vertreter des Landesjugendamtes Karl-Wilhelm Jans (Leiter der Abteilung Jugendwohlfahrt beim LVR) (Jans 1957, S. 315) überzeugen, seine Zustimmung zu diesem Versuch zu geben. Dieser hatte zunächst durchaus zu bedenken gegeben, dass bei einem solchen Versuch auch die Zustimmung der Eltern und gesetzlichen Vertreter:innen eingeholt werden müsse und dass Untersuchungen durch heimfremde Personen „Unruhe" in die Institution bringen würden. Doch der Verweis auf „bewährte" Medikamente konnte Jans davon überzeugen, dass die Zustimmung des Landesjugendamts

8 Vgl. zu Chlorpromazin als Seelen-Aspirin: Der Spiegel. (1956). DER SPIEGEL Nr.35. Das Seelen-Aspirin. URL: https://www.spiegel.de/politik/das-seelen-aspirin-a-25daeda3-0002-0001-0000-000043063976. [Letzter Zugriff 24.09.2024]

9 Vermerk für Dr. Beurmann (Jans, 14.12.1965), in: ALVR 38865, hier und im Folgenden nach Kaminsky (2011, S. 487).

ausreichen würde und die gesetzlichen Vertreter:innen der Kinder und Jugendlichen für eine Genehmigung nicht mit einbezogen werden müssten, wobei der Landesrat vor allem Bedenken wegen der im Projekt vorzunehmenden Untersuchungen hatte und weniger wegen der Medikamente. Doch auch in dieser Hinsicht wurde ihm zugesichert, dass es sich um schmerzfreie Untersuchungen handeln würde, die vor Ort in der Heimeinrichtung durchgeführt werden könnten, sodass „Unruhe" und Widerstände von Seiten der Eltern vermieden werden könnten. Schließlich stimmte Jans der Untersuchung zu mit der Begründung, „dass das Landesjugendamt als ‚Träger von Erziehungsrechten und -pflichten' an Stelle der Eltern die ‚bestmögliche Hilfe' zu gewähren habe. Daher sehe es sich ‚befugt, für den einzelnen Minderjährigen die Maßnahmen durchzuführen oder zu veranlassen, die seiner Situation adäquat' seien" (Kaminsky 2011, S. 487). Im Archiv des LVR ist die Liste der in diese Prüfung einbezogenen Kinder und Jugendlichen archiviert.[10] Die Studie war wie ein Medikamententest aufgestellt:

> „Es ist zunächst vorgesehen, eine Test- und Kontrollgruppe von je ca. 15 bis 20 Kindern aufzustellen und diese sowohl neurologisch-jugendpsychiatrisch als auch psychologisch zu untersuchen. Der erste Teil der Untersuchung wird sich mit der Wirkung der kurzzeitigen medikamentösen Beeinflussung befassen. Es ist daran gedacht, später die Untersuchung auf die langfristige Medikation auszudehnen, da sich in der bisherigen Praxis zeigte, daß die Wirksamkeit häufig in einigen Wochen nachläßt und dann Umstellungen nötig werden."[11]

Im Verlauf des Jahres 1966 wurden nach und nach 40 Kinder und Jugendliche in die Untersuchung einbezogen und die Ergebnisse wurden im Jahr 1968 in einer Fachzeitschrift publiziert (Grünewald et al. 1968). Dabei war es nicht nur problematisch, dass Eltern, andere Sorgeberechtigte oder gesetzliche Vertreter:innen nicht um Zustimmung gebeten wurden, sondern dass diese Untersuchung offenbar im Kinder- und Jugendheim Neu-Düsselthal wie ein „Booster" für einen sowieso schon großzügigen Umgang mit psychotropen Medikamenten wirkte.

Es ist dabei nicht auszuschließen, dass die Vorgänge nur deshalb noch überliefert sind (und nicht von Archivar:innen „kassiert" wurden), weil der zuständige Heimarzt Herbert Blumberg Widerspruch gegen die umfangreiche Medikamentierung der jungen Menschen einlegte, schließlich seine Kündigung einreichte und der ganze Fall damit eine gewisse Brisanz erhielt. Blumberg kritisierte die Menge der verabreichten Arzneimittel und machte deutlich, dass er in den ganzen Plan nicht eingebunden war: „Ob es sich hierbei um einen Reihenversuch handelt, oder ob diese Verordnungen Dauerzustand bleiben sollen, ist mir nicht

10 ALVR 3885.

11 Schreiben der Düsselthaler Anstalten/Graf v. d. Reckestiftung, Hauptverwaltung an den Direktor des LVR-Landesjugend – vom 19.7.1965, ALVR 38865.

bekannt" (zit. nach Kaminsky 2011, S. 489). Der als praktischer Arzt und Internist niedergelassene Dr. Herbert Blumberg, der seit 1957 das Heim betreute, war der Meinung, dass die Kinder und Jugendlichen Bewegung und Freizeitangebote anstelle von Medikamenten bekommen sollten, damit sie sich besser konzentrieren könnten. Die Auseinandersetzung zwischen den Mediziner:innen zeigt dann auch, wie sich die Frage der Medikamentengabe zu einer Frage der „moderneren" Behandlung entwickelte. So attestierte Landesmedizinalrat Baucke dem Kollegen Blumberg und seiner kritischen Haltung gegenüber den Medikamenten „Rückständigkeit".[12] In diesem Zusammenhang wies auch der neue Heimleiter Schmitz darauf hin, dass die Medikamente auch dazu führen würden, dass die Kinder und Jugendlichen weniger geschlagen werden, er selbst stehe für ein Konzept „fortschrittlicher Erziehungsmethoden" (ebd.).

Diese komplexe Gemengelage im Fall Neu-Düsselthal macht die Geschichte zu einem paradigmatischen Fall aus verschiedenen Gründen. *Einerseits* wird hier deutlich, dass der Verweis auf das „bewährte Medikament", das nun für einen anderen Wirkungskreis eingesetzt wurde, offensichtlich die Bedenken des zuständigen Landesrats verringern konnte, auch wenn es keine rechtliche Begründung dafür gab. *Andererseits* zeigt er aber auch, wie die Kritik und die Widerständigkeit nur eines der Beteiligten die Entwicklung verändern konnte. Blumbergs Kündigung sorgte für Aufmerksamkeit und einen kritischeren Blick auf die Institution. So kam es im Frühjahr 1967 zu einem kontroversen Gespräch über die Medikamentenvergabe zwischen Jans, Gieraths und Baucke, indem Gieraths deutlich machte, dass die Psychopharmaka-Menge in Neu-Düsselthal den Verbrauch anderer vergleichbarer Häuser deutlich überstieg. Auch Landesrat Jans betonte, dass die Psychopharmaka-Gabe nur „Hilfszweck, nicht Selbstzweck" sein dürfe (ebd.).

Der LVR hatte offenbar schon intern geregelt, dass Versuche an jungen Menschen aus Heimeinrichtungen nicht gestattet waren, jedenfalls äußern das unabhängig voneinander die Jugenddezernentin Martha Beurmann und der Landesrat Karl-Wilhelm Jans. In der Überarbeitung der Fürsorgeverordnung aus den späten 1960er Jahren findet sich schließlich die folgende Formulierung:

> „Minderjährige sind bei Erkrankungen nach den allgemein anerkannten Behandlungsweisen mit den üblichen Arzneimitteln zu behandeln, sie dürfen nicht wissenschaftlichen Versuchen unterzogen werden.
> Über Behandlungen, die noch nicht allgemein oder noch nicht allgemein bei der Behandlung Minderjähriger anerkannt sind oder bei denen wesentliche oder länger dauernde Nebenwirkungen auftreten können, entscheidet das Landesjugendamt. Seine

12 Vermerk über die Besprechung am 10.2.1967, betr.: Ärztliche Betreuung von Minderjährigen in öffentlicher Erziehung in dem Evgl. Kinder- und Jugendheim Neu-Düsseltal, ALVR 41271, Bl. 40–45. Vgl. auch Fehlemann/Sparing (2017, S. 173) und Kaminsky (2011, S. 490).

Entscheidung ist insbesondere auch einzuholen, falls in Ausnahmefällen eine Hypnose oder Hormonbehandlung mit sogenannten Depots erforderlich erscheint. In dem Antrag ist der Untersuchungsbefund ausführlich, ggf. unter Einschaltung eines in der vorgesehenen Behandlungsart erfahrenen Arztes, ausführlich darzustellen und sind die möglichen Nebenwirkungen anzugeben. Die Einwilligung des Personensorgeberechtigten wird vom Jugendamt eingeholt."[13]

Die Juristin Martha Beurmann spielt für den Untersuchungszeitraum der vorliegenden Studie im LVR eine zentrale Rolle (Jans/Beurmann 1963). Sie war, so das Urteil einer zentralen Studie zur Geschichte des LVR, eine „wichtige Persönlichkeit, die eine Kontinuität der jugendfürsorgerischen Verwaltung im Rheinland von der NS-Zeit in die Bundesrepublik widerspiegelte" (Henkelmann/Kaminsky 2011, S. 51). 1927 hatte sie das Studium der Rechtswissenschaften aufgenommen. Seit ca. Anfang 1939 „arbeitete sie im Reichsjustizministerium, wo sie von Staatssekretär Freisler mit Fragen des weiblichen Strafvollzugs" (ebd.) betraut wurde. Bereits wenig später, im April 1939, trat sie jedoch eine angebotene Stelle als Fürsorgeerziehungsdezernentin bei der Provinzialverwaltung Rheinland an. Dort arbeitete sie im Landesjugendamt an der Jugendstrafrechtsreform und setzte sich für eine Ausweitung der Verbotsbestimmungen ein. Sie war engagiert in der NS-Frauenschaft, der Hitlerjugend sowie in evangelischen Kreisen (ebd., S. 52). Durch verschiedene Leumundszeugnisse konnte sie 1948 vom Entnazifizierungsausschuss eine Einstufung in die Kategorie IV als Mitläuferin erreichen. Das ermöglichte ihr, trotz Bedenken auf politischer Seite, im Juli 1949 als Referentin im Sozialministerium eingestellt und im Januar 1952 als Regierungsrätin ins Beamtenverhältnis berufen zu werden. „Nach der Neugründung des Landschaftsverbandes Rheinland 1953 erreichte sie 1955 die Position einer Landesoberverwaltungsrätin, 1965 der Landesverwaltungsdirektorin und schließlich 1970 der Leitenden Landesverwaltungsdirektorin. Ende Februar 1972 ging sie in den Ruhestand" (ebd.).

3.2.8 St. Johannes Stift Marsberg

Das St. Johannes-Stift Marsberg war der Vorläufer der heutigen LWL-Westfälischen Kinder- und Jugendklinik Marsberg (WKJM, so genannt seit 2004). Die

13 ALVR Nr. 38524: Öffentliche Erziehung sowie Geschäftsanweisung des LVR für die Heimerziehung und die Außenfürsorge (Konzepte der Ausarbeitungen von Dr. Beurmann zur Ablösung des „braunen Handbuches" [Karl Vossen: Die Fürsorgeerziehung in der Rheinprovinz, Düsseldorf 1928]): Gesundheitsordnung für die zur Durchführung der öffentlichen Erziehung (Freiwillige Erziehungshilfe und Fürsorgeerziehung) im Bereich des Landschaftsverbandes Rheinland bestimmten Heime). Der Entwurf stammt wahrscheinlich aus dem Jahr 1969.

Medikationspraktiken wurden in der Studie von Kersting und Schmuhl (2018) aufgearbeitet.

Ähnlich wie in anderen Einrichtungen dieser Art wurde im Johannes-Stift vor allem Truxal in erheblichen Dosierungen und nach Gutdünken eingesetzt, weswegen es dann auch von den Bewohner:innen „Hustensaft" genannt wurde. Ein Bewohner erzählte, dass er so an die Truxalgabe gewöhnt war, dass er, als er verlegt wurde, Entzugserscheinungen hatte. Er hat aufgrund dessen regelrecht darum gebettelt, in der neuen Klinik auch Truxal zu bekommen, weil er nicht mehr schlafen konnte (Kersting/Schmuhl 2018, S. 86).

Ebenso wie Überdosierungen finden sich für das St. Johannes-Stift auch Medikamentengaben zur Strafe. So ist in einem Interview mit einem ehemaligen Bewohner von einer außergewöhnliche Strafaktion berichtet worden. Er habe Pipamperon in hoher Dosierung bekommen und wäre danach absichtlich wachgehalten worden:

> „Das ist ein Teelöffel voll, also drei Tage bist Du dann außer Gefecht. [..] Fällst du um. Und dann wirst Du zwanghaft wachgehalten. Dann sitzt Du da, kannst ein…(.) und dann wirst Du wachgehalten von der Nonne links und rechts. Und in der Ecke knien …[…] als Strafe. Als Strafe bist Du wachgehalten. Und wenn Du da einmal wegnickst, bist du weg. Da kriegen die Dich nicht mehr wach. Da wurdest Du in die Badewanne gesetzt, mit einem eiskalten Wasserstrahl wieder abgespritzt, und da wurdest Du dann wieder wach" (zitiert nach ebd., S. 86).

3.2.9 Kinder- und jugendpsychiatrische Klinik in Bonn

Die KJP Bonn stellte eine Besonderheit dar, denn sie verfügte über eine Beobachtungsstation. Hier wurde entschieden, in welchen Heimeinrichtungen oder Kliniken die diagnostizierten Kinder und Jugendlichen auf Dauer untergebracht wurden (siehe auch die Betroffenenerzählung 1 in Kap. 4).[14] Die Klinik verfügte im Jahr 1953 über 140 Plätze für männliche und weibliche Patient:innen von ein bis 21 Jahren und konnte zusätzlich 50 Heimplätze in außerhalb gelegenen Heilerziehungsanstalten belegen. Der Klinik angeschlossen war eine Schule mit drei Versuchs- bzw. Hilfsschulklassen.[15] Im Rechnungsjahr 1953 registrierte die „Rheinische Landesklinik für Jugendpsychiatrie" 610 Aufnahmen, hinzu kamen rund 300 ambulante Fälle.[16] Auch wenn eigentlich nur eine Verweildauer der Kinder und Jugendlichen von bis zu einem halben Jahr geplant war, blieben diese

---

14 Vgl. zum Folgenden Fehlemann/Sparing (2017); Schulz (1959, S. 133f.).

15 Daten zur „Rheinischen Landesklinik für Jugendpsychiatrie" 1953, ALVR 31360.

16 Daten zur „Rheinischen Landesklinik für Jugendpsychiatrie" 1953, ALVR 31360.

in der Regel länger. 80 Betten standen für männliche und 60 für weibliche Patient:innen zur Verfügung.[17]

Zum Ende der 1960er Jahre wurde die Behandlung mit Neuroleptika hier deutlich ausgeweitet: Die weit überwiegende Zahl der hier eingewiesenen Kinder und Jugendlichen erhielt diese Medikamente regelmäßig zur Ruhigstellung, und hier vor allem Neurocil, aber auch Truxal. Dabei scheint sich eine geschlechtsspezifische Verschiebung abzuzeichnen. Jungen haben offenbar häufiger Truxal erhalten als vergleichbare weibliche Patientinnen. Der Zweck der Medikamentengabe wurde oftmals deutlich beschrieben, wie etwa: „Unter der Behandlung mit 3 × 10 Tropfen ‚Neurocil' war er in der Gemeinschaft weniger störend" (zit. nach Fehlemann/Sparing 2017, S. 160f.). Oder etwa der achtjährige W. aus Köln: Er habe ständig nach seiner „Mama" gefragt, also erhielt er Truxal (3 × tägl.: 30 mg) (ebd.). Diese Dosierung entsprach bei einem 23 kg schweren Kind und einer aktuellen Dosierungsempfehlung von 1 mg pro Kilo Körpergewicht folglich mindestens der dreifachen Dosierung der heute üblichen Menge (Herpertz-Dahlmann et al. 2008, S. 392). Und diese Kinder und Jugendlichen waren keine Einzelfälle. Die Dosierungen in Bonn lagen zuweilen beim Doppelten bis Vierfachen der heute empfohlenen Dosis. In Bonn wird deutlich, dass Medikamente in teils toxischen Dosen verabreicht werden konnten, häufig weit mehr als die heute vorgesehene Menge. Versuche mit Medikamenten wurden für die Klinik in Bonn in der Untersuchung aus dem Jahr 2017 (Fehlemann/Sparing 2017) nicht identifiziert.

3.2.10 Medikamenteneinsatz bei jungen Menschen aus sog. „Kur- und Verschickungsheimen"

Der Einsatz von Medikamenten bei jungen Menschen aus sog. „Kur- und Verschickungsheimen" ist vor allem von Sylvia Wagner und Burkhard Wiebel (2020) thematisiert worden. Sie zeigten, dass in zeitgenössischen Fachpublikationen empfohlen wurde, dass den „Kurkindern" zur „Eingewöhnung" Schlafmittel für den Abend und Sedativa über den Tag verabreicht werden sollten. Auch bei Kindern und Jugendlichen mit „Heimweh" wären – so hieß es bei den Betreuungspersonen – Tranquilizer hilfreich (Wagner/Wiebel 2020, S. 10f.). Diese Praktiken werden als „soziale Medikation" bezeichnet, da sie keinen medizinischen Zwecken dienten.

Einen Hinweis auf Medikamententestungen gab es für die Kinderklinik und Kinderheilstätte Seehospiz „Kaiserin Friedrich" auf Norderney. Hier wurde vermutlich 1954 „die therapeutische Wirkung" des Antiwurmmittels Uvilon

17 Bericht der „Rheinischen Landesklinik für Jugendpsychiatrie" 1954 (Dr. Hans-Aloys Schmitz), ALVR 31360.

(Wirkstoff: Piperazin) an 42 Kindern und Jugendlichen im Alter von zwei bis 14 Jahren „geprüft“ (ebd., S. 12). Darüber hinaus konnten Wagner und Wiebel weitere Prüfungen und neuartige Heilversuche identifizieren, vor allem in Kinderheilstätten für tuberkulose- und rheumaerkrankte junge Menschen. Hervorzuheben ist hier insbesondere der Einsatz des berüchtigten Schlafmittels Contergan für unruhige Kinder und Jugendliche, die unter „Heimweh“ litten, und dessen Testung bei tuberkuloseerkrankten jungen Menschen in einer Heilstätte Maria Grünewald in Wittlich/Eifel. Auch in der Kinderheilstätte Unna-Königsborn wurden Versuche durch einen Dr. Gerlandt mit Thalidomid durchgeführt (Lenhard-Schramm 2017, S. 45). Durch Recherchen eines Betroffenen wurde des Weiteren ein Medikamentenmissbrauch in Haus Bernward in Bonn-Oberkassel aufgedeckt (vgl. Kap. 7.4.4).

Anja Röhl (2021, S. 270–286) hat die Medikamentenfrage in ihrem grundlegenden Werk über die „Verschickungskinder“ thematisiert, ihre Ausführungen beruhen im Wesentlichen auf den von ihr zitierten Ergebnissen von Wagner/Wiebel (2020). In der Studie über die DAK-Kuren von Hans-Walter Schmuhl (2023) ist die Frage des Medikamentenmissbrauchs auch kurz angesprochen worden. Im Überblick über die Geschichte der „Kinderkuren“ von Marc von Miquel (2021) mit Schwerpunkt auf Nordrhein-Westfalen oder der von Peter Graef und Helge-Fabien Hertz zu St. Peter-Ording (2023) spielte die Frage des Medikamentenmissbrauchs (noch) keine Rolle.

4. Betroffeneninterviews

Carolin Ehlke, Carolin Oppermann, Wolfgang Schröer

4.1 Überblick über die Interviews und die Betroffenen

Insgesamt wurden in dem Projekt Interviews mit acht betroffenen Personen im Zeitraum zwischen Juni 2023 und Juni 2024 durchgeführt. Ein Interview fand im privaten Umfeld der betroffenen Person statt, drei Interviews wurden an öffentlichen Orten (Café, angemietete Räume) geführt, für ein Interview reiste eine betroffene Person an die Universität Hildesheim, zwei Interviews wurden telefonisch und ein Interview digital per Videokonferenz durchgeführt. An den Interviews nahmen – in unterschiedlichen Konstellationen – immer zwei Forscher:innen des Hildesheimer Teams teil. Neben der jeweiligen betroffenen Person und den zwei Interviewer:innen waren bei drei Interviews Begleitpersonen anwesend (ehemalige Erzieherin, Töchter, Enkel, Rechtsanwalt, Journalist). Aufgrund des Wunsches, dass mehrere Begleitpersonen bei einigen Interviews anwesend sind, stellte sich die Terminfindung – zumeist im Nachgang an das erste Telefonat – mitunter als sehr herausfordernd dar. Für alle Interviews wurde vorab besprochen, wer als Begleitperson beim Interview mit anwesend ist. Bei einem Interview gab es kurz vor dem Interview Absagen von zwei Begleitpersonen. Bei einem anderen Interview waren unerwarteterweise zwei weitere Personen zugegen, wobei nur eine Person davon direkt Teil der Interviewsituation war (und auch erst während des Interviews dazugestoßen ist). Dieser Person wurde im Nachgang die Datenschutz- und Einverständniserklärung per Mail zugeschickt.

Bei fünf interviewten Betroffenen gab es nach dem Interview die Möglichkeit, Einblick in unterschiedliche Akten und Dokumente zu nehmen. Mit der Einverständniserklärung der Betroffenen durften die Forscher:innen Kopien von ausgewählten, für das Aufarbeitungsprojekt relevanten Dokumenten anfertigen; z.T. wurden diese auch digital zur Verfügung gestellt. Jegliche Unterlagen, die die Forscher:innen erhalten haben, wurden anonymisiert und auf einem digitalen Speichermedium, das in einem verschlossenen Schrank in der Universität Hildesheim aufbewahrt wird, gespeichert. Relevante Informationen aus den Dokumenten, die die Erzählungen der Betroffenen ergänzen, wurden in die Auswertung mit einbezogen – in der folgenden Ergebnisdarstellung wird an den entsprechenden Stellen darauf hingewiesen, wenn sich Inhalte auf diese Dokumente beziehen.

4.2 Erzählungen der Betroffenen

Die Darstellung der folgenden Erzählungen der acht interviewten betroffenen Personen ist chronologisch nach dem Zeitpunkt, an dem das jeweilige Interview geführt wurde, sortiert. Bei der Darstellung der Betroffeneninterviews erfolgen, wie bereits in Kapitel 1.4.1 beschrieben, die Deskriptionen und Analysen nicht im Konjunktiv, sondern im Indikativ. Damit soll sprachlich unterstrichen werden, dass es sich hier um die subjektiven Erfahrungen, sozial-emotionalen Deutungen und Verarbeitungen der betroffenen Personen handelt, die als solche als Wirklichkeiten anerkannt und geachtet werden.

4.2.1 Betroffener 1

Der Betroffene wurde Anfang der 1950er Jahre geboren und kam mit 11 Jahren in das Franz-Sales-Haus (FSH), wo er bis zu seinem 18. Geburtstag blieb.

In den Erzählungen des Betroffenen wird deutlich, dass ihm bis ins Erwachsenenalter nicht transparent war, in welchem Rahmen, d. h. warum er eigentlich in dieser Einrichtung gelebt hat, wer die Initiative ergriffen hatte und wer die unmittelbare Verantwortung für seine Unterbringung trug. Erst durch das Studium seiner Akte wurde ihm deutlich, wie mit ihm verfahren wurde und wo über ihn entschieden wurde. Nebulös bleibt jedoch der Grund seiner Unterbringung, da er in keiner Weise auffällig gewesen ist. In seinen Erinnerungen ist präsent, dass seine Eltern immer wieder beteuert hätten, dass „alles in Ordnung mit ihm sei" – seinen Eltern wurde jedoch nicht geglaubt. Es hat dann auf Initiative des Sozialdiensts katholischer Frauen und Männer (SKFM) eine Punktierung (Pneumenzephalographie) bei ihm zur Feststellung einer Behinderung gegeben (s. u.), zu der die Eltern im Glauben, dass man ihm helfen wollte, ihre Einwilligung gegeben haben. Die Landesklinik Bonn (siehe Kap. 3.2.9) hat dann jedoch mit der Diagnose einer „Schwachsinnigkeit" empfohlen, ihn in einer Einrichtung unterzubringen – letztlich im FSH.

Einige Erinnerungen beschreibt der Betroffene aus dem Alltag des Franz-Sales-Hauses: Insgesamt haben sehr viele junge Menschen in der Einrichtung gelebt; je 40 Kinder auf verschiedenen Stationen mit einer Stationsnonne. Präsent ist für ihn dabei, dass er mit den 40 anderen Kindern seiner Station in einem Schlafsaal gelebt und keine Möglichkeit des Rückzugs gehabt hat. Die Kinder haben laut seiner Aussage nur mit jenem Spielzeug spielen dürfen, das ihnen von den Nonnen zugeteilt wurde.

Der Betroffene berichtet von verschiedenen Formen der Medikamentenvergabe bzw. medizinischen Eingriffen. Diese müssen aus Sicht der Aufarbeitung als Gewalt gedeutet werden. Dazu zählt bspw., dass zum Zwecke der Diagnostik einer geistigen Behinderung schon vor der Unterbringung in einer Einrichtung eine Punktierung, also der Entzug von Gehirnwasser, in der Landesklinik Bonn von einem Dr. E. vorgenommen wurde. Dieses Prozedere beschreibt der Betroffene als besonders traumatisch, da er das Prozedere fixiert (in einer Zwangsjacke) ertragen musste und dabei extreme Schmerzen auszuhalten hatte. Letztlich ist jedoch keine Behinderung festgestellt worden, wohl aber „Schwachsinnigkeit" (wie laut den Aussagen des Betroffenen im Grunde bei jedem „Heimkind") sowie später ein Borderline-Syndrom.

Aufgrund dieser Diagnose – die, so weiß er heute, einer objektiven medizinischen Grundlage entbehrte und damit keine Indikation für eine Medikamentengabe vorgelegen hat – sind ihm dann im FSH weitere Medikamente (Decentan) verabreicht worden. Dieses Medikament hat er nicht vertragen und ständig erbrochen; das Erbrochene hatte er wiederum aufzuessen. Im Franz-Sales-Haus ist dies auf Anordnung des Heimarztes Dr. S. geschehen, verabreicht hat ihm das Medikament eine „Schwester".

Verwoben in diese Gewalterfahrungen berichtet der Betroffene von weiterer Gewalt. Dazu zählt bspw. überhaupt die „Feststellung" und Zuschreibung einer „Schwachsinnigkeit" und damit die jahrelange Verbesonderung aufgrund dieser Diagnose und die Medikalisierung, ohne dass diese Diagnose haltbar gewesen wäre. Auch die Form, d. h. die Form der Verabreichung der Medikamente, ist als ein Gewaltakt zu interpretieren; wenn ein junger Mensch sich bspw. dagegen gewehrt hat und die Tabletten im Mund versteckte, wurde direkt „nachgeholfen". Auch von gewaltvollen Strafen berichtet der Betroffene, etwa dann, wenn er z. B. „ins Bett gemacht hat". Angesichts dieser Gewalt spricht der Betroffene von einer Entmenschlichung: „Wir waren Monster. Wir waren nichts gewesen. Deswegen konnten die das ja auch da. Aus Spaß und Jux und Tollerei konnten die uns da punktieren".

Aufgrund der Annahmen des Betroffenen, dass a) beide Ärzte – sowohl der Arzt der Landesklinik Dr. E., der die Diagnose vorgenommen hat, als auch der Heimarzt Dr. S. – mit dem Pharmakonzern Merck bekannt gewesen sind, sowie, dass b) die Diagnose und die damit zusammenhängende Verabreichung von Medikamenten sich nicht begründen lassen, schlussfolgert der Betroffene, dass es sich hier um Medikamententests gehandelt haben muss. An anderen Kindern ist laut seiner Schilderung der gleiche Missbrauch – die Punktierung und die Verabreichung von Decentan – vorgenommen worden. Er geht auch davon aus, dass einige der Kinder an den Medikamentenversuchen verstorben sind.

Aber auch aus anderen Gründen sind Medikamente in der Einrichtung missbräuchlich verabreicht worden. Dazu nimmt der Betroffene Bezug auf weitere Kinder, „die sehr aufmüpfig waren, ja, sehr aggressiv, weil die sich gewehrt haben" – diese Kinder hätten weitere Medikamente bekommen. Eines dieser Kinder – ein Freund des Betroffenen – hat „drei Viertel seiner Kindheit, hat er nur in der Zelle verbracht" und kann daraus bedingt heute auch nicht lesen, schreiben und rechnen.

Der Betroffene berichtet davon, dass er aufgrund dieser Erfahrungen selbst als junger Mensch jeden Tag an einen Suizid gedacht hat und geht davon aus, dass es auch den anderen Kindern so gegangen ist. Er selbst kennt zwei Kinder, die sich im Alter von 11 oder 12 Jahren das Leben im FSH genommen haben.

Den Erzählungen des Betroffenen ist ferner zu entnehmen, dass sowohl Angestellte in der Einrichtung als auch weitere Institutionen ihrer Verantwortung nicht gerecht geworden sind im Hinblick auf den Schutz der jungen Menschen im FSH. Der Betroffene berichtet davon, dass auch Mitarbeitende innerhalb der Einrichtung den jungen Menschen nicht geholfen haben.

Zu den Nonnen berichtet er als eine Erklärung – dies habe er viele Jahre nach seinem Aufenthalt in einem Gespräch mit einer ehemaligen Mitarbeiterin/Nonne erfahren –, dass auch unter diesen selbst Gewalt geherrscht habe. Die Nonnen seien, so hat er erfahren, unter Gewalt ebenso von den Ärzten gezwungen worden, den jungen Menschen die Tabletten zu verabreichen.

Auch auf den LVR nimmt der Betroffene in diesem Kontext Bezug. Dieser hatte die Vormundschaft für ihn und war verpflichtet, zu „prüfen [...] wie weit wir uns da entwickelt haben". Dies ist jedoch laut Aussage des Betroffenen nicht geschehen und er kann sich nicht erinnern, dass jemand aus dem LVR zu Besuch im FSH gewesen ist. Der Einnahme der Medikamente hat der LVR jedoch zugestimmt, so der Betroffene. Auch von anderen Stellen – jenseits von Akteur:innen, die mit dem FSH verwoben waren – ist ihm nicht geholfen worden: So haben ihm seine Eltern nicht geglaubt; an andere Stellen hat er sich nicht wenden können, da er das Gelände nicht verlassen durfte.

Erst mit 18 Jahren hat der Betroffene die Einrichtung verlassen und eine Arbeit bei einer Firma aufgenommen – obwohl es vom FSH die Empfehlung gegeben hat, dass er weiter dort bleiben und in einer Lernbehindertenwerkstatt arbeiten solle. Sofort mit dem Verlassen des FSH hat er auch die Medikamente nicht mehr eingenommen.

Von großem Leid, das er heute verspürt, berichtet der Betroffene. Zu einem ehemaligen Freund erzählt er, dass dieser aufgrund seines Aufenthalts im FSH stigmatisiert und gemobbt worden ist, bis er schließlich Suizid begangen hat. Ihn selbst beschäftigt heute insbesondere die Frage, wer über die Personen hinaus, die er unmittelbar wahrgenommen hat (wie die Nonnen), Verantwortung für das Geschehen trägt – vor allem im Hinblick darauf, wie er in das FSH gekommen ist. Gleichzeitig beschreibt er immer wieder ein Kollektiv, das er vor allem in der Verantwortung sehe: Die Landesklinik Bonn, der „katholische soziale Dienst", der LVR und das FSH.

Er berichtet davon, wie stolz er auf seinen Werdegang ist, den er nach seiner Zeit im FSH eingeschlagen hat: Er hat den Hauptschulabschluss gemacht, einen Behindertenverein mitbegründet, der auch heute noch existiert, seinen Führerschein gemacht und ist in einer Freizeitgemeinschaft gewesen: „Also, das war sagenhaft, ne, und so. Man hat mich akzeptiert und so, man hat meine Vorschläge, ja, alles akzeptiert und so, und ich bin da aufgegangen. Ja? Das war für mich der Himmel, ja?"

4.2.2 Betroffener 2

Die zweite betroffene Person wurde Mitte der 1950er Jahre in einer Kleinstadt in NRW geboren und hat drei Brüder, wovon einer bereits verstorben ist. Direkt nach der Geburt wurde der Betroffene vom Krankenhaus in einer Heimeinrichtung untergebracht – verantwortlich hierfür war das Jugendamt Kamp-Lintfort. Vermutlich übernahm seit diesem Zeitpunkt das Jugendamt auch die Vormundschaft, so der beim Interview anwesende Rechtsanwalt des Betroffenen. Ein Grund für die Unterbringung war, dass der Betroffene bereits nach der Geburt „grün und blau" war, was auf eine Gewalteinwirkung durch die Mutter zurückgeführt wurde – dass es die Mutter war, zweifelt der Betroffene jedoch an. Ein weiterer Grund wird darin angeführt, dass er nicht bei der Großmutter untergebracht werden konnte, da diese sich bereits um den ältesten Bruder kümmerte.

Der Betroffene war zunächst in einem Säuglingsheim und in einer weiteren Einrichtung untergebracht – beide Einrichtungen werden im Interview namentlich nicht genannt –, bevor er Mitte der 1960er Jahre mit 12/13 Jahren ins Franz-Sales-Haus (FSH) kam. Dort lebte er mehrere Jahre. Aus der Fallakte des Betroffenen, die ihm vorliegt und die auch dem Forschungsteam zur Verfügung gestellt wurde, geht der Grund für die Unterbringung in dieser Einrichtung hervor: Er wurde als „ein schwieriger Mensch" geschildert und konnte deshalb in keinem anderen Heim untergebracht werden. Mit der Unterbringung in dieser Heimeinrichtung begann nach Aussage des Betroffenen „die Tortur".

Mit knapp 50 anderen Kindern war der Betroffene im FSH in zwei geschlechtergetrennten Gruppen untergebracht. Der Betroffene gibt im Interview an, dass in der Einrichtung geistliche Schwestern/Nonnen und – aufgrund des Personalmangels – auch unqualifiziertes Personal (aus der Zeche entlassene Männer im Alter von ca. 50 Jahren) die Betreuung der jungen Menschen übernahmen. Zudem gab es den Heimleiter/Pastor F. sowie den Heimarzt Dr. S., die der Betroffene als zentrale Mitarbeitende im FSH nennt. Der Betroffene und auch andere Kinder in der Einrichtung haben durch diese (und weitere) Personen unterschiedliche und massive Gewalt erfahren.

So erhält der Betroffene aufgrund seines Bettnässens, das während seiner Erzählungen immer wieder als Thema aufkommt, und aufgrund anderer Anlässe unterschiedliche Bestrafungen: Abends auf einer Kokosmatte knien bis spät in die Nacht, unter Aufsicht auf die Toilette gehen oder körperliche Gewalt („Huftritte"), wenn er trotz Verbots beim Schwimmen bzw. im Schwimmbad ins Wasser gefallen ist. Bestrafungen zeigen sich ebenfalls bei der alltäglichen Essensroutine.

Der Betroffene berichtet, dass er und andere Kinder erbrochenes Essen wieder essen mussten.

Über diese Bestrafungen hinaus kann des Weiteren die regelmäßige, alltägliche (morgens, mittags, abends) Vergabe von Medikamenten angeführt werden, über die die jungen Menschen nicht aufgeklärt wurden – teilweise haben die jungen Menschen die Medikamente auch unwissentlich bekommen. Medikamente wurden den Kindern, so schildert es der im Interview mit anwesende Rechtsanwalt der betroffenen Person, in Form von Dragees und als Tropfen „in einem doch sehr beträchtlichen Ausmaß“ verabreicht. In der Regel handelte es sich um Neuroleptika, die zur Ruhigstellung der „hyperaktiven“ jungen Menschen dienten. Wenn sich gegen die Medikamentenvergabe gewehrt wurde, so „wurdest du in den Schwitzkasten gepackt von drei Mann“ und die Medikamente ins Essen untergemischt. Die Nebenwirkungen von den Medikamenten zeigten sich in unterschiedlicher Form, so der Betroffene: „Schreikrämpfe“, „Hände im Mund verbissen“, „Schaum vor dem Mund gehabt“, „im siebten Himmel“ sein. Zudem war es den Kindern und Jugendlichen aufgrund der Medikamentenvergabe, so der Betroffene, oft nicht möglich, zur Schule zu gehen, weshalb sie krankgemeldet wurden.

Der Betroffene vermutet, dass die Medikamente ebenfalls dafür eingesetzt wurden, um deren Wirkungen während körperlicher Anstrengungen zu beobachten. Der Betroffene berichtet diesbezüglich im Interview von wöchentlichen sportlichen Übungen (laufen, Stricke hochklettern, schwimmen), die dokumentiert wurden (z. B. wer beim Laufen bereits bei der zweiten Runde umgefallen ist). Auch erzählt er in diesem Zusammenhang, dass beim „Stricke hochklettern“ Kinder heruntergefallen sind und sich die Arme gebrochen haben.

Neben der Vergabe von Medikamenten über Tabletten und Tropfen erhielten der Betroffene und die anderen jungen Menschen auch Spritzen. Dies erfolgte zunächst, wenn ein Kind nach der Tabletteneinnahme nicht ruhig genug oder sogar noch hyperaktiver war – dann wurden die sog. „Betonspritzen“ oder „Kotzspritzen“ verabreicht. Auch wird in diesem Zusammenhang von dem analgosedierenden Kombinationspräparat „Skopolamin-Eukodal-Ephetonin“ (kurz SEE) gesprochen, um die jungen Menschen ruhig zu stellen. Der Betroffene berichtet zudem von weiteren Spritzen, die er erhalten hat. So hat er sowohl wegen einer Mittelohrentzündung als auch aufgrund seines Bettnässens Spritzen verabreicht bekommen. Spritzen wurden sodann auch als Sanktionsform eingesetzt. So erzählt der Betroffene, dass er nach einem Beschwerdeversuch beim Bischof zu den Missständen im FSH (siehe weiter unten) ebenfalls Spritzen erhalten hat.

Das Interview mit der zweiten betroffenen Person macht darüber hinaus sehr deutlich, dass die Vergabe von – vor allem sedierenden – Medikamenten zur Durchführung von sexueller Gewalt an den jungen Menschen genutzt wurde. Sehr eindrücklich beschreibt der Betroffene, wie er und andere junge Menschen (vor allem Jungen) regelmäßig mit einem „Chauffeur" in einem Auto in ein Gebäude gebracht wurden, in dem sich unter dem Dach kleine Appartements befanden, die zu vermieten waren. „Und da waren einige Herren", hauptsächlich kirchliche Personen, denen sie zugeführt wurden. Die Tabletteneinnahme erfolgte entweder vor der Autofahrt oder direkt vor Ort. „Vor dem Missbrauch", so der Betroffene, wurden die Körper und Körperöffnungen der jungen Menschen mit Seifenlauge gereinigt. Für diese Form der sexuellen Gewalt außerhalb der Heimeinrichtung wurden nur gewisse junge Menschen ausgewählt, die als „Lover Boys" für die Täter dienten. Die betroffene Person berichtet dahingehend, dass ein Junge bspw. nicht „gebraucht" wurde, da er gewisse körperliche Deformationen hatte.

Sexuelle Gewalt fand außerhalb des FSH auch bei einem sog. Dr. A. und dessen Sohn, der damals Mitte 20 war, statt. Auch diesen beiden Männern wurden der Betroffene und andere ausgewählte junge Menschen regelmäßig zugeführt. Im Schlafzimmer befanden sich dann auch andere „Jungens", die jedoch nicht aus dem FSH waren, sondern aus Frielendorf, einem Heim für über 17-/18-Jährige, die ins Berufsleben kommen sollten.

Sexuelle Gewalt fand nicht nur an diesen Orten außerhalb der Heimeinrichtung statt, sondern auch im FSH durch die dort Tätigen. Der Betroffene berichtet, dass er z. T. massivste sexuelle Gewalt durch Schwestern, durch den Heimdirektor F. und durch den Heimarzt Dr. S. erfahren hat. Für die „sexuelle Gefügigkeit" haben diese Kinder und Jugendlichen wiederum Vorteile erhalten, wie z. B. Kinokarten oder Eintrittskarten für das Schwimmbad.

Aufgrund dieser unterschiedlichen Gewalterfahrungen hat sich der Betroffene neben vier mündlichen Beschwerdeversuchen (diese werden nicht weiter erläutert) eines Tages bei seiner Firmung an den Bischof Hengsbach gewendet, um ihm auf einem kleinen Zettel von den Missständen im FSH zu berichten. Dieser Zettel gelangte jedoch zum Heimleiter F., da der Bischof und der Heimleiter eng befreundet gewesen seien. Aufgrund dessen erhielt der Betroffene unterschiedliche Strafen: sechs Wochen in Einzelzelle eingesperrt, in Zwangsjacke gepackt und Spritzen verabreicht bekommen. Zudem hat der Heimleiter den Betroffenen dazu gedrängt, solche Aussagen über das FSH nicht zu machen.

Erzieher:innen, vermutlich die dort tätigen „Schwestern", und Praktikant:innen hätten, so der Betroffene, ebenfalls versucht, die Missstände in der Heimeinrichtung anzusprechen bzw. dies den Aufsichtsbehörden zu melden. Als Konsequenz wurden diese Personen zumeist sofort entlassen und auch die Aufsichtsbehörden haben laut dem Betroffenen nichts gemacht – „in der Regel wurde das vertuscht".

Dass die Umstände im FSH ebenfalls nicht bekannt wurden, obwohl verantwortliche Personen in der Einrichtung waren, lässt sich anhand der folgenden Erzählung nachvollziehen. Einmal im Jahr, so der Betroffene, kam „ein Komitee" ins FSH – bestehend aus der Jugendamtsmitarbeitenden Frau K., einer Person der

Kirche und einer Person des LVR –, das Untersuchungsberichte angefertigt hat – „Da wurde natürlich nur das gezeigt, was zu zeigen ist".

Aufgrund der Unmöglichkeit, über diese unterschiedlichen Wege über die Missstände zu berichten, sind der Betroffene und ein anderer junger Mensch aus der Heimeinrichtung ausgebrochen. Sie wollten Straftaten begehen, um die Presse über die Umstände im Heim zu informieren. Jedoch wurde ihnen und auch anderen Kindern, die geflohen waren, nicht geglaubt. Vielmehr wurde „das unter den Teppich gekehrt", die Erzählungen mit „Schwachsinn" abgetan und die jungen Menschen durch die Polizei wieder zurück ins FSH gebracht. Daher vermutet der Betroffene auch, dass die Polizei mit den Mitarbeitenden aus der Heimeinrichtung zusammengearbeitet hat.

Während der Zeit im FSH hat die Mutter des Betroffenen ihn einmal im Heim besucht, da sie ihn wieder mit nach Hause nehmen wollte. Dies lehnte er jedoch ab, weshalb kurzzeitig eine Adoption des Betroffenen im Raum stand. Es hat sich sogar eine passende Adoptivfamilie gefunden, jedoch kam keine Adoption zustande, da der Betroffene aufgrund der Ängste rund um sein Bettnässen nicht bei der Adoptivfamilie leben wollte. Unterlagen zu dem Vorgang der Adoption gibt es, so der Betroffene, nicht (mehr). Neben der Mutter kam einmal auch die bereits erwähnte Jugendamtsmitarbeitende, Frau K., persönlich zu der betroffenen Person zu Besuch in das FSH.

Nachdem der Betroffene das FSH Anfang der 1970er Jahre verlassen hat – er wurde aufgrund hyperaktiver Tätigkeiten „rausgeworfen" – hat er die Stadt Essen verlassen und ist in eine andere Stadt in NRW gezogen. Direkt nach dem Verlassen der Heimeinrichtung hat das Bettnässen auch aufgehört. In der neuen Stadt hat der Betroffene einen Schulabschluss und eine Lehre gemacht, die er bereits im Heim angefangen hatte.

In der „Lehre" und in Bewerbungsgesprächen hat der Betroffene seine Heimvergangenheit verschwiegen. Auch seine Ehefrau wusste lange nichts von den Erfahrungen und zeigte, nachdem sich die betroffene Person ihr gegenüber geöffnet hat, kein Verständnis, weshalb es Herausforderungen in der Ehe gab.

Seit einigen Jahren setzt sich der Betroffene mit der eigenen Vergangenheit auseinander und ringt um eine entsprechende Aufarbeitung und Entschädigung des erfahrenen Leids. Sowohl von der Kirche als auch vom FSH hat er finanzielle Entschädigungen erhalten. Bis heute kämpft der Betroffene mit den psychischen und physischen Folgen der Gewalterfahrungen im FSH.

4.2.3 Betroffener 3

Der Betroffene berichtet, dass er insgesamt in vier Kinderheimen gelebt hat – seine Erzählungen beziehen sich jedoch vornehmlich auf eine dieser vier Einrichtungen und zwar jene, in die er Ende der 1960er Jahre gekommen ist und in der er mit fünf seiner Geschwister lebte (St. Elisabeth Kinderheim/Wattenscheid). Diese Einrichtung war in den ersten Jahren, in denen der Betroffene dort lebte, noch eine ordensgeführte Einrichtung; Anfang der 1970er Jahre hat sich dies laut Aussage des Betroffenen jedoch geändert. Bis kurz vor der Volljährigkeit lebte der Betroffene in dieser Einrichtung. Zu diesem Zeitpunkt konnte und wollte er in eine Wohnung im gleichen Haus des Bruders unter der Beobachtung des Jugendamts ziehen.

Im Interview wird von dem Betroffenen eine Figur von Gewalt entworfen, die sich „durch das Leben zog". So wird zunächst von familiärer (sexueller) Gewalt berichtet, deren körperliche Folgen bis heute andauern. Darüber hinaus wird erzählt, dass er taub geschlagen wurde – ihm jedoch keine Hilfe zu Teil geworden ist.

Der Betroffene berichtet, dass es innerhalb der betreffenden Einrichtung zu massiver Gewalt gekommen ist. Weiterhin erzählt er im Interview, dass er aufgrund der Taubheit für „doof" erklärt wurde, und von einer verhinderten Schulbildung, „damit man mehr Geld für doofe Kinder kriegt" – später wurde er jedoch von dem Direktor und einem Lehrer seiner Schule, Herr S. und Herr M., unterstützt, sodass der Betroffene die mittlere Reife erreichen konnte.

Auch von körperlicher Gewalt durch Nonnen erzählt der Betroffene. Zudem berichtet er von massiver sexueller Gewalt. Im Interview wird von der beim Interview mit anwesenden ehemaligen Praktikantin einer Heimeinrichtung, in der der Betroffene untergebracht war, sowie von dem Betroffenen selbst eine Person erwähnt, die oftmals „unten" in der Nähe der Küche herumlief. Den Kindern und Jugendlichen ist damals jedoch lange Zeit nicht bewusst gewesen, um was für eine Person es sich dabei genau handelte; lange Zeit haben sie vermutet, dass dies der Sohn der Köchin ist. Erst später haben sie erfahren, dass es sich nicht um diesen handelte, sondern um einen angehenden Priester. Dieser hat den Kindern und Jugendlichen Geld gegeben und sexuelle Gewalt an ihnen ausgeübt. Irgendwann war dieser wieder verschwunden. Beide Personen im Interview gehen davon aus, dass der Heimleiter von dieser Person gewusst und sie gedeckt hat.

Auch von weiterer sexueller Gewalt erzählt der Betroffene, indem er von Männern berichtet, mit denen es zu sexuellen Ausnutzungsverhältnissen gekommen ist. Der Betroffene formuliert, dass er diese Männer im Keller der Heimeinrichtung, in einem Bunker, „bedient" und dafür Geschenke bekommen hat. Um was für Männer es sich dabei handelte, kann er nicht mehr richtig rekonstruieren, weiß jedoch noch, dass es sich um externe Personen gehandelt hat, die „eingeschleust wurden". Es hat demnach vermittelnde Personen gegeben, wobei der Betroffene hier vor allem die älteren Jungen in der Einrichtung meint, u. a. auch den eigenen Bruder. Er rahmt Geschehnisse in der Art und Weise, dass ihm lange nicht bewusst gewesen ist, dass es sich um Formen sexueller Gewalt gehandelt hat.

In dem Interview wird zudem von einem Medikamenten- und einem Behandlungsmethodenmissbrauch gesprochen und zwar insofern, als dass Medikamente und Behandlungsmethoden an dem Betroffenen getestet wurden. Es hat sich nach den Aussagen der beiden Personen im Interview um nicht erlaubte Verfahren, sondern um „Experimente" gehandelt. Der Betroffene führt dazu näher aus, dass er von dem Heimleiter geradezu erpresst, unter Druck gesetzt und damit gezwungen wurde, seine Hautprobleme (Akne) bei einem Hautarzt behandeln zu lassen – ihm wurde zugetragen, dass er seine Hautprobleme unbedingt behandeln lassen muss, da er ansonsten an verschiedenen Veranstaltungen nicht mehr hätte teilnehmen dürfen. Nachdem eine Behandlung beim bekannten Hausarzt nicht zu einer Veränderung führte, wurde ihm daraufhin vom Heim ein Arzt, Dr. R., vermittelt (weil dessen Praxis auf dem Weg zur Ausbildungsstätte lag und es wird vermutet, dass „man sich kannte"). Vor diesem Arzt hatte der Betroffene stets große Angst und wagte keinen Widerspruch. In jener Praxis sind die Hautprobleme dann zunächst mittels eines Hormonpräparats – Spritzen – behandelt worden, die der Betroffene jedoch nicht vertragen hat, sodass diese Behandlung unmittelbar gestoppt werden musste und er mit Röntgenstrahlen weiter behandelt wurde. Daraufhin hat sich die Haut des Betroffenen sehr verändert, bis zu einer Hautablösung. Auch psychische Folgen hat der Betroffene gespürt, da sich sein „Wesen" veränderte und er sich nicht mehr konzentrieren konnte. Der Betroffene bringt dabei hervor, dass der Arzt ihm keinerlei Erklärungen im Vorfeld, z. B. zu der Hormonbehandlung, gegeben hat, und er geht auch nicht davon aus, dass das Heim gefragt worden ist. Seine Erklärung dazu: „Das heißt, er ist gar nicht davon ausgegangen, dass man bei einem Heimkind mal fragen muss".

Aus diesen Behandlungsmethoden sind, so berichtet der Betroffene, massive gesundheitliche Probleme hervorgegangen, die bis heute anhalten und ihn einschränken und quälen. Der Betroffene berichtet immer wieder davon, dass sich seine Haut ablöste, dass weitere Ärzte/Ärztinnen kaum eine Erklärung für die aus der Behandlung entstandenen Hautprobleme hatten und ihm daher auch nur bedingt helfen konnten. Darüber hinaus schildert er, dass er immer wieder wegen verschiedener Tumore behandelt werden musste und, dass er eine belastende Unruhe zu bewältigen hat. Der Betroffene schildert, dass er sich aufgrund des Medikamenten- bzw. Behandlungsmethodenmissbrauchs immer wieder zahlreichen Operationen unterziehen musste und zunehmend unter den massiven Folgen dieser zu leiden hat. Auch aus den anderen Gewaltformen heraus resultierend hat der Betroffene mit massiven körperlichen Folgen zu leben, wie, so wird beschrieben, dass er seine Homosexualität nie körperlich leben konnte.

Den Betroffenen beschäftigt bis heute sehr, dass von der Heimeinrichtung gesagt wurde, dass er weiter zu den Behandlungen gehen und damit dem Arzt folgen müsse – und darüber hinaus trotz der massiven Probleme, die durch die Behandlung entstanden, niemand aus dem Heim sich weiter um ihn gekümmert und keine Fürsorge oder Verantwortung gezeigt hat. Im Gegensatz dazu, so beschreibt es der Betroffene, hat sein Ausbilder in seiner Ausbildungsstelle Verantwortung übernommen und darauf gedrängt, die Behandlung bei jenem Arzt zu beenden und einen anderen Arzt aufzusuchen.

Der Betroffene berichtet weiter davon, dass die in der Einrichtung arbeitenden Erzieher:innen von den Gewaltgeschehnissen gewusst haben – es hat jedoch eine massive Einschüchterung gegeben (auch gegenüber Mitarbeitenden), die sich zum einen darauf bezog, dass es unmöglich gewesen sei, etwas gegen die Kirche oder ein Ordenshaus zu sagen und zum anderen darauf, dass die Erzieher:innen massive Angst vor dem Verlust ihrer Arbeitsplätze hatten. Auch von einer Mitarbeiterin im Jugendamt berichtet der Betroffene, die sich während der Zeit im Heim laut seiner Aussage jedoch nicht weiter gekümmert hat. Erst als der Betroffene allein in die Wohnung im Haus des Bruders gezogen ist, hat die Mitarbeiterin bei ihm vorbeigesehen.

Die bei dem Interview mit anwesende ehemalige Praktikantin, die zur Zeit der Geschehnisse selbst erst 17 Jahre alt gewesen ist, berichtet, dass sie von diesen Gewalthandlungen wusste. Schläge hat sie, so berichtet sie, immer sofort gemeldet und auch weitere Missstände hat sie an den Heimleiter weitergegeben. Dieser hat ihr zugesagt, sich darum zu kümmern und hat nicht gewollt, dass das Jugendamt eingeschaltet wird. In der Konsequenz wurde die Praktikantin jedoch in eine andere Gruppe versetzt und durfte die Abteilung, über die sie die Missstände gemeldet hatte, nicht mehr betreten. In Bezug auf die sexuelle Gewalt hat sie jedoch nie gewusst, wie sie sich verhalten soll, hat sich, so berichtet sie, überfordert gefühlt und in einem Zwiespalt, auch weil die jungen Menschen sie gebeten haben, nicht von diesen Vorkommnissen zu erzählen. Bis heute macht sich die ehemalige Praktikantin Vorwürfe, wie sie hätte anders handeln und somit Gewalt verhindern können.

Im Interview wird deutlich, dass der Betroffene erst seit kurzer Zeit begonnen hat, seine Erlebnisse aufzuarbeiten. Sehr betroffen macht ihn, dass verantwortliche Organisationen bzw. ihre Vertreter:innen ihn nicht in der Aufarbeitung unterstützen, eher gegenteilig agieren, indem sie die Geschehnisse leugnen oder z. B. das verantwortliche Bistum dem Betroffenen nicht – auch vertraulich – den Namen des Priesteranwärters, durch den er sexuelle Gewalt erfahren hat und der bereits verstorben ist, nennt. Diese Nennung ist für den Betroffenen jedoch in zweierlei Hinsicht zentral – zum einen für die persönliche Aufarbeitung und zum anderen, so schildert er, in der Erwirkung von „Entschädigungszahlungen". Ebenso verweist der Betroffene darauf, wie schwierig es ist, Entschädigung zu erwirken.

Der Betroffene macht im Interview deutlich, dass er sich eine eigene Strategie gegeben hat, mit seinen Erfahrungen und Erlebnissen umzugehen: „Ich überlebe. Ich überlebe, indem ich nicht in ihrer Welt bin, indem ich draußen bin. Deswegen kann ich sagen, ich habe ein schönes Leben gehabt, weil ich bin gar nicht in ihrer Welt. Ich habe mir meine Welt wirklich so gemacht, wie es mir gerade passt. Anders war das nicht möglich."

4.2.4 Betroffene 4

Die Betroffene wurde Anfang der 1950er Jahre geboren. Sie lebte mit zwei älteren Schwestern bei ihrer Mutter; die Eltern haben sich schon früh getrennt, so berichtet die betroffene Person. Da die Mutter und die Kinder in unmittelbarer Nähe zu den Großeltern gewohnt haben, haben sich auch diese viel um die Kinder gekümmert, insbesondere die Großmutter, nachdem der Großvater recht früh verstarb.

Die Betroffene schildert, dass ihre Mutter an einer psychischen Erkrankung gelitten hat, die in den 1950er Jahren noch nicht zu behandeln war; später, als die Betroffene dann selbst erwachsen war, gab es gute Medikamente gegen diese Erkrankung. Die Betroffene beschreibt, dass die Mutter durch diese Erkrankung oftmals, mindestens einmal im Jahr, „Schübe" bekommen hat, die sich u. a. darin äußerten, dass sie suizidgefährdet gewesen und auch ein Gewaltpotenzial von ihr gegenüber den eigenen Kindern ausgegangen ist. Die Betroffene kritisiert dabei in der Rückschau, dass ihr niemand kindgerecht erklärt hat, woran die Mutter erkrankt war.

Wenn ihre Mutter diese „Schübe" bekommen hat, so die betroffene Person, dann wurde sie zumeist abgeholt und ins Krankenhaus gebracht; gleichzeitig ist dann auch immer eine Frau vom Jugendamt gekommen, die sich um die Kinder gekümmert hat. Ihre große Schwester ist dann bei der Großmutter geblieben, da sie auch schon als Kind sehr selbstständig gewesen ist und die Großmutter sich nur um eines der Kinder kümmern konnte. Die Betroffene und die andere Schwester sind dann nach den Schilderungen der Betroffenen immer in eine Heimeinrichtung gekommen, bis es der Mutter wieder besser ging und sie wieder nach Hause konnten. Die Mutter hat ihr später erzählt, dass ihr erster Aufenthalt im Säuglingsalter bei einer Pflegemutter war, danach sind sie und ihre Schwester regelmäßig – immer, wenn die Mutter die „Schübe" hatte – in eine Heimeinrichtung gekommen, die in der Trägerschaft der Heimatstadt gewesen ist.

Dieses Heim war, so die Betroffene, zum einen ein „Auffangheim", in dem Kinder aufgenommen wurden, die schnell untergebracht werden mussten, weil sie bspw. nur ein Elternteil hatten und dieses erkrankt war. Zum anderen war dieses Haus aber auch ein Kinderkurheim. Zentrales Thema ist immer „Essen" gewesen, da es im Rahmen der Aufenthalte auch immer darum ging, dass die Kinder an Gewicht zunehmen. Insgesamt sind alle Kinder nach Aussage der Betroffenen nie wirklich lange in dem Heim gewesen, zumeist hat ein Wechsel in einem Turnus von sechs Wochen stattgefunden. In der Heimeinrichtung sind, so die Betroffene, vor allem Kinder im Alter zwischen drei und sechs Jahren untergebracht worden. Die Betroffene erinnert sich, dass die Leitung des Heims einmal für sechs Wochen die Vormundschaft für sie und ihre Schwester hatte.

Die Betroffene berichtet weiterhin von einem Aufenthalt in dieser Heimeinrichtung, bei dem es zu einem missbräuchlichen Einsatz von Medikamenten gekommen ist. Sie hat eine Spritze bekommen, ohne dass sie oder die Mutter bis heute wissen, um was für eine Spritze bzw. Substanz es sich dabei gehandelt hat. Die Betroffene beschreibt dabei, dass bei diesem einen Aufenthalt eine Krankenschwester, „Schwester Eva", in dem Heim gewesen ist, die vorher und auch hinterher nicht da gewesen ist. Sie kann sich an die Person besonders gut erinnern, da sie immer – im Gegensatz zu den Erzieher:innen – sehr nett gewesen und ihr fast wie ein „Engel" erschienen ist. Die Krankenschwester, so berichtet die Betroffene, ist regelmäßig in die Gruppe gekommen und hat Kinder aus der Gruppe herausgeholt.

Eines Tages ist die Betroffene, so erzählt sie im Interview, selbst von „Schwester Eva" geholt und in ein Zimmer mit einem Arzt gebracht worden. Dort hat dann die Krankenschwester die Betroffene ausgezogen, der Arzt untersuchte sie daraufhin und eh sie reagieren konnte, verabreichte ihr der Arzt eine Spritze in den Arm. Direkt danach wurde die Betroffene zurück zur Gruppe gebracht. Sie beschreibt weiterhin, dass sie sich an die nachfolgenden Tage nur schemenhaft erinnern kann; beschreibt die Tage fast wie in einem Delirium. Sie erinnert sich, dass sie auf der Krankenstation des Heims gewesen ist, dass einige andere Kinder auch da gewesen sind und es viel Weinen und Schreien gegeben hat. Auch an „Schwester Eva" erinnert sich die Betroffene, die sich auf der Krankenstation um sie gekümmert hat. Bei späteren Aufenthalten wäre „Schwester Eva" nicht mehr da gewesen. Die Betroffene erinnert sich zudem daran, dass ihre Schwester – die auch in der Heimeinrichtung gewesen war – ihr erzählt hat, dass diese zwar keine Spritze bekommen hat, ihr aber einmal etwas oral verabreicht wurde. Sowohl zu dem Vorfall mit der Spritze als auch zu dieser oralen Verabreichung berichtet die Betroffene, dass damals bis heute niemand wusste bzw. weiß, um was für Substanzen es sich dabei gehandelt hat.

Die betroffene Person schildert, dass sie direkt nach dem Aufenthalt in der Heimeinrichtung mit ihrer Mutter über die Spritze gesprochen hat und es als Impfung – da dies die einzige Situation war, die sie im Kontext einer Spritze kannte – beschrieben hat. Die Mutter hingegen war völlig ahnungslos und hat das Impfbuch ihrer Tochter kontrolliert, in dem es aber keinen neuen Eintrag gegeben hat. Die Mutter hat daraufhin Nachforschungen angestellt und Kontakt zum Gesundheitsamt aufgenommen. Dort wurde die Mutter laut Aussage der Betroffenen aber eingeschüchtert, nicht ernst genommen, die Betroffene vielmehr als Lügnerin bezeichnet, sodass die Mutter auch nichts weiter ausrichten konnte. Die betroffene Person hat die Vermutung, dass gezielt bestimmte Kinder aus der Gruppe für die Verabreichung der Medikamente herausgesucht worden sind und zwar diejenigen, die vom Jugendamt kamen.

Auch von weiteren Gewalterfahrungen in der Heimeinrichtung berichtet die Betroffene. So habe es einen Essenszwang gegeben; die Schwester der Betroffenen hat sich z. B. einmal geweigert, das Essen zu sich zu nehmen, woraufhin ihr Gesicht in das Essen gedrückt wurde. Dieses Erlebnis, so wird es im Interview beschrieben, war traumatisch für sie und das Bild ihrer Schwester in dieser Situation hat sich bis heute bei ihr eingebrannt. Darüber hinaus berichtet die Betroffene von festgelegten Toilettenzeiten, zu denen die Toilette unter Aufsicht aufgesucht werden durfte. Die kleinen Kinder haben sich, so die Betroffene, dadurch bedingt häufig „in die Hose gemacht“ und wurden daraufhin bestraft. Auch von regelrechten Bestrafungsritualen berichtet die Person: Die Kinder mussten sich versammeln und dann alle zuschauen, wie ein Kind bestraft und geschlagen wurde.

Von weiteren Gewalterfahrungen berichtet die Betroffene im Kontext von Aufenthalten in einer weiteren Heimeinrichtung, in der sie und ihre Schwester später untergebracht wurden, weil sie zu alt für die vorherige Einrichtung geworden waren. Hier ist es nicht zu einer missbräuchlichen Medikamentenvergabe gekommen, sie erinnert sich jedoch an ein „Wegsperren“ im kalten Keller oder an Situationen, in denen die Kinder stundenlang an einem Tisch stillsitzen mussten, mit Sprechverbot und beiden Händen auf dem Tisch, weil nicht genug Spielzeug für alle Kinder vorhanden war.

Eindrücklich beschreibt die Betroffene, dass es Gewalterfahrungen gibt, die vom damaligen Erleben bis heute andauern und es immer wieder zu massiven Verletzungen kommt. Dies bezieht sie darauf, dass ihre Glaubwürdigkeit immer wieder in Frage gestellt wurde und sie, wenn sie von ihren Erlebnissen berichtet, sehr häufig von verschiedenen Akteur:innen als Lügnerin bezeichnet wurde. Um diesen Verletzungen zu entgehen und nicht als Lügnerin zu gelten, so berichtet die Betroffene, hat sie irgendwann aufgehört, von ihren Erlebnissen zu berichten. So wissen bis heute nur sehr wenige und vertraute Personen von ihren Gewalterfahrungen in den Einrichtungen der Kinder- und Jugendhilfe.

Auch aus diesem Grund hebt die Betroffene hervor, dass die Aufarbeitung eine besondere Bedeutung für sie hat, da es sich um einen Kontext handelt, in dem sie das erste Mal so richtig frei und offen und „einfach“ erzählen kann.

4.2.5 Betroffene 5

Die Betroffene wurde Mitte der 1950er Jahre geboren. Sie berichtet davon, dass ihre Mutter sie direkt nach der Geburt im Krankenhaus zurückgelassen hat und sie vom Krankenhaus in eine Einrichtung gebracht wurde. Die betroffene Person hat somit seit ihrer Geburt bis kurz vor ihrer Volljährigkeit in vielen verschiedene Einrichtungen gelebt. In einigen dieser Einrichtungen musste sie einen massiven Medikamentenmissbrauch erleben – in allen Einrichtungen hat sie massive Gewalt erfahren müssen. Eindrücklich beschreibt sie dabei eine Spirale von Gewalt:

Sie erzählt, wie sie durch die verschiedenen Gewalterfahrungen und Demütigungen selbst aggressiv und gewaltsam wurde mit der Intention, für sich ein wenig Handlungsfähigkeit aufrecht erhalten zu können – woraufhin von den Einrichtungen mit weiterer massiver Gewalt reagiert wurde.

Im Interview rekonstruiert und sortiert die Betroffene ihre Biografie und Erfahrungen in einer chronologischen Beschreibung der vielen Aufenthalte in verschiedenen Einrichtungen und rekonstruiert dabei explizit ihre Gewalterfahrungen über verschiedene erlebte Episoden, die sie schildert.

Die Person berichtet, dass sie direkt nach ihrer Geburt in einem Säuglingsheim, dem Augusta-Victoria Heim in Düsseldorf, gelebt hat, wo sie einige Jahre blieb. Von dort aus ist sie in ein weiteres Heim gekommen und zwar in das Evangelische Kinderheim Solingen. Die Betroffene erinnert sich an einen großen Schlafsaal, in dem viele Kinder gemeinsam geschlafen haben und in dem sie auch eingeschlossen wurden. Wenn sie nachts auf die Toilette mussten, mussten sie in den Raum, mitunter auch aus der Not auf die kleineren Kinder in ihren Betten, urinieren. Wenn jemand in die Hose oder das Bett urinierte, dann hat es Schläge gegeben und die Kinder wurden gedemütigt. Die Betroffene erinnert sich an eine Situation, in der sie in die Hose uriniert hat und daraufhin den ganzen Tag nur in einem Unterhemd laufen musste und dies als sehr schlimm empfand. Auch erinnert sie sich bspw. daran, dass die Kinder nach dem Mittag immer ruhig am Tisch sitzen und im Sitzen am Tisch versuchen mussten, zu schlafen. Ob auch in dieser Einrichtung Medikamente verabreicht wurden, erinnert die Betroffene nicht.

Von dieser Heimeinrichtung ist die betroffene Person in eine Form von Psychiatrie, in die Heilerziehungspflege-Anstalt Nassau Scheuern, gekommen. Für sie ist zu jener Zeit nicht klar gewesen, warum sie in diese Einrichtung gekommen ist und auf ihr Nachfragen und ihren Einwand, dass sie doch keine psychische Störung hat, haben die Erzieher:innen nur „unheimlich gelacht". Die Betroffene vermutet in der Retrospektive, dass sie dort hingekommen ist, da sie aus einem Bedürfnis nach Aufmerksamkeit heraus immer mit dem Kopf im Bett gewackelt hat. In jener Einrichtung ist sie nachts ans Bett und auch tagsüber an Stühle mit den Beinen gefesselt worden, da sie nicht stillsitzen konnte. Auch von Schlägen in der Einrichtung sowie der dazugehörigen Schule berichtet sie sowie davon, dass sie von dort aus an die umliegenden Bauern als Mitarbeiter:innen „vermietet" worden sind. Ob sie hier bereits Medikamente verabreicht bekommen hat, kann die Betroffene nicht erinnern.

Von der Psychiatrie aus, so schildert sie weiter, ist sie anschließend in eine weitere Einrichtung und zwar in das Oberlin-Haus der Diakonie in Düsseldorf gekommen. Sie vermutet, dass der Grund dafür war, dass ihre Mutter zu der Zeit über die Zusendung von Paketen erstmalig Kontakt zu ihr aufgenommen hatte – möglicherweise auf Initiative des Jugendamts, da die Mutter auch noch das Sorgerecht hatte – und sie in der Nähe der Mutter untergebracht werden sollte. Sehr präsent erinnert sie sich daran, wie ihre Mutter sie zum ersten Mal in diesem

Heim besuchte und wie dies bei ihr einen regelrechten Schock auslöste, sie in der Folge weglief und dann mit Aggressivität reagierte. Die Betroffene beschreibt, dass sie in dieser Einrichtung massive Gewalt und Demütigungen erfahren hat. Sie erinnert sich, dass sie insbesondere von einer Erzieherin u. a. getreten und mit Gegenständen geschlagen worden ist. Darüber hinaus schildert sie, dass sie nicht genug zu essen bekommen hat und von den anderen Kindern mitversorgt werden musste. Sehr genau erinnert sie sich daran, wie sie in dem Haus angekommen ist und sich kein Brot schmieren konnte – einfach, weil sie es in den anderen Einrichtungen nie gelernt hatte. Das Essen ist ihr daraufhin weggenommen worden. Auch an eine weitere Begebenheit, in der sie Gewalt und Demütigung erfahren hat, erinnert sie sich sehr genau: An ihrem Geburtstag ist sie von der Schule gekommen in der Hoffnung, wie an Geburtstagen üblich, ein Stück Kuchen und ein kleines Geschenk zu bekommen. Sie hat dieses jedoch nicht bekommen, ist an jenem Tag stattdessen von der Erzieherin geschlagen worden und fragt sich bis heute nach dem Warum. Weiterhin berichtet die Betroffene davon, dass sie an einem Weihnachtsfest von einer Erzieherin in einen Bunker in der Einrichtung eingesperrt wurde. Die Betroffene kann sich dabei nicht an den genauen Zeitraum des Einsperrens erinnern, vermutet aber, dass es sich um ein bis zwei Tage gehandelt hat.

Aufgrund ihrer Aggressivität – so beschreibt es die Betroffene selbst – sollte sie wieder in eine Psychiatrie kommen, die sie jedoch nicht aufnahm, sodass sie dann in einer weiteren Einrichtung, Bethanien in Düsseldorf, untergebracht wurde. Sie erzählt, dass es in dieser Einrichtung viel Gewalt gegeben hat und sie daraufhin die Regeln der Heimeinrichtung unterlief und auch häufig weggelaufen ist – woraufhin wieder von den Mitarbeiter:innen mit massiver Gewalt reagiert wurde in Form von Schlägen, Tritten, an den Haaren ziehen, sie einzuschließen und sie die Treppe herunter zu stoßen. Sie schildert ein Ritual in der Einrichtung: „Wir haben jeden Tag gebetet, immer vor dem Essen, nach dem Essen und ja, und danach gab es die Schläge".

Dieses Heim – und auch diese Situation ist der betroffenen Person sehr präsent – hat sie dann irgendwann zum Jugendamt gebracht. Sie schildert, dass sie den ganzen Tag dort gesessen hat, bis sich jemand um sie kümmerte und fragte, wer sie überhaupt sei und was sie dort mache. Von dort ist die Betroffene dann in eine weitere Einrichtung, das Agnes Heim in Düsseldorf, gekommen. Da man sie dort einsperren wollte, so berichtet sie, hat sie sich selbst mit Gewalt dagegen gewehrt – „Mich konnten sie nicht mehr einsperren" – und ist weggelaufen.

Da dieses Heim sie aufgrund dessen nicht mehr aufnehmen wollte, ist sie erneut in eine Psychiatrie, Grafenberg (Düsseldorf, Landeskrankenhaus), gekommen, zunächst für Erwachsene, dann dort in die Jugendabteilung, wo sie insgesamt vier Jahre blieb. Auch für diese Einrichtung beschreibt sie ein komplexes Gewaltszenario aus Übergriffen, Aggressivität, Demütigungen, körperlicher Gewalt und Medikamentenmissbrauch. Von Beginn an hat sie dort Medikamente bekommen; von Beginn an hat sie sich dagegen auch körperlich gewehrt. Die Betroffene beschreibt, dass man auch in dieser Einrichtung versuchte, u.a. da sie Wutanfälle hatte, sie einzusperren oder es kamen Pfleger:innen, die ihr mit Gewalt, mitunter durch ihre Hose hindurch Beruhigungs- und Schlafspritzen verabreichten. Sie selbst hat laut eigener Aussage gegen dieses Spritzen mit aller Gegenwehr gekämpft. Auch weitere Medikamente bekam sie – da sie sich gewehrt hat – mit Gewalt.

Die Betroffene erinnert sich an einen Saft, der ihr als „Hustensaft" beschrieben wurde und den sie nehmen sollte, bei dem sie aber schnell gemerkt hat, dass dort irgendetwas anderes in dem Saft gewesen ist, woraufhin sie sich weigerte, ihn zu trinken. Daraufhin sind auch immer wieder Pfleger:innen gekommen, die ihr den Saft in einem Gewaltakt zugeführt haben. Weiterhin schildert die Betroffene, dass sie – ebenso mit Gewalt – die „Dreimonatsspritze" bekam, weil dies vom Heim aus so beschlossen wurde, ohne dass sie überhaupt aufgeklärt gewesen wäre. Die betroffene Person formuliert, dass sie dies alles sehr klar mitbekommen hat, dass sie körperlich an sich jedoch bemerkt hat, dass sie sich nicht mehr richtig bewegen konnte, dass sie eine ausgeprägte Unruhe hatte und dass ihr immerzu der Speichel aus dem Mund floss, ohne dass sie etwas dagegen tun konnte. Weiter beschreibt sie, dass die Medikamente irgendwann nicht mehr gewirkt hätten, woraufhin sie mittels einer Zwangsjacke fixiert worden ist. Sie hat dennoch mit ihren Beinen versucht, sich zu befreien und dabei schwere Verletzungen zugezogen – auch ihre Beine sind dann fixiert worden.

In diese Zeit fällt eine weitere Episode massiver Gewalt, an die sich die Betroffene sehr leidvoll erinnert und diese auch als „Folter" benennt: In dieser Psychiatrie ist sie – selbst 14 oder 15 Jahre alt – eines Tages während einer Sedierung in ein anderes Haus verlegt worden, in dem vor allem Menschen waren, die eigentlich eine Haftstrafe hatten, wahrscheinlich habe es sich um „Sicherheitsgewahrsam" gehandelt. Dort ist sie mit einer Frau in einem Raum mit vergittertem Fenster untergebracht worden; diese Frau hat sie sodann immer massiv mit weiterer Gewalt bedroht, wenn sie aufgrund der Medikamente schreien musste. In diesem Haus ist sie zur Ruhigstellung zudem mit nassen Bettlaken eingewickelt worden und durch die Bettlaken wurden ihr nach eigenen Worten „Unmengen Spritzen" gegeben, durch die sie weiter ruhiggestellt wurde. Bei einigen der Medikamente, so die Betroffene, hat es sich um Arzneimittel gehandelt, die letztlich gar nicht auf den Markt gekommen sind, sondern um Testsubstanzen, zudem hat sie andere Medikamente, wie Haloperidol und Truxal, in hohen Dosen bekommen, die nicht einmal für Erwachsene in dieser Form vorgesehen gewesen waren. Insgesamt stellt die betroffene Person für diese Einrichtung deutlich heraus, dass sie keines der Medikamente je freiwillig genommen hat. Auch von weiteren Gewaltformen in dieser Einrichtung im Rahmen des Missbrauchs von Medikamenten bzw. Diagnosemethoden berichtet die Betroffene. Mit Gewalt und letztlich wieder mit Hilfe einer Sedierung wurde ihr mehrmals Gehirnwasser entnommen.

Die Diagnose ist dann gewesen, dass sie „hochgradig schwachsinnig“ sei und nie ein eigenes Leben führen könne.

Von dieser Einrichtung aus ist sie zwischenzeitlich in eine weitere Psychiatrie und zwar in Bonn (Landeskrankenhaus) gekommen. Dort hat sie auch sehr viele Medikamente bekommen – wurde „vollgepumpt“. Darüber hinaus berichtet sie, dass ihr auch in dieser Einrichtung Gehirnwasser entnommen worden ist und sie einer Behandlung mit Stromschlägen unterzogen wurde – gegen beides hat sie sich gewehrt. Die Betroffene kann rekonstruieren, dass ihre Mutter der Entnahme von Gehirnwasser einmal zugestimmt hat, eine Entnahme ist jedoch öfter als einmal erfolgt. In dieser Einrichtung, so berichtet die Betroffene, ist sie dann „ausgeflippt“, woraufhin sie wieder sofort in die vorherige Psychiatrie gebracht worden ist.

Aus dieser Einrichtung ist sie anschließend mit Hilfe bzw. aufgrund der Diagnose und des Engagements einer Psychologin herausgekommen. Diese machte mit ihr Tests und kam zu dem Schluss, dass sie diese Tests gar nicht bewältigen könne und auch niemals vorher hätte bewältigen können, weil sie nie eine Schulbildung gehabt hat – sicherlich aber nicht, weil sie „schwachsinnig“ ist. Die Psychologin hat sie dann bei ihren eigenen Eltern untergebracht, wo die Betroffene ca. ein Jahr bis zu ihrer Volljährigkeit blieb. Die betroffene Person berichtet weiterhin, dass die Psychologin von der Einrichtung immer wieder angeschrieben worden ist, um sie zurückzubringen, was diese jedoch nicht getan hat.

Die betroffene Person beschreibt massive Folgen, die der Medikamentenmissbrauch und die Gewalterfahrungen hatten und insgesamt für ihr Leben bis heute haben. Sie berichtet von Albträumen, generellen Panikattacken und ihrer expliziten Panik vor Spritzen, die aus der enormen Angst resultiert, dass sie irgendjemand, erneut auch ohne Grund, sediere. Dies hat insofern auch bereits zu großen Problemen in ihrem Leben geführt, da z. B. notwendige Behandlungen, die eine Betäubung verlangten, aufgrund dieser großen Angst nicht durchgeführt werden konnten. Auch von großen Ängsten vor Ärzt:innen spricht sie. Auch für ihr soziales Leben beschreibt sie massive Folgen und Einschränkungen durch den Medikamentenmissbrauch und die Gewalt, die sie erfahren musste – sie hat kaum soziale Kontakte, verlässt kaum ihr Haus und kann andere Menschen um sich herum kaum aushalten. Aufgrund der Erfahrungen des Eingesperrtseins und der Fixierungen kann die Betroffene es nicht aushalten, sich in Räumen mit geschlossenen Türen oder Fenstern aufzuhalten. Sie berichtet zudem davon, dass sie durch die „Dreimonatsspritze“ große Probleme zum einen jeden Monat während ihrer Periode hatte und zum anderen während ihren Schwangerschaften bis dahin, dass ihr direkt nach der Geburt des zweiten Kindes die Gebärmutter entfernt werden musste. Körperlich leidet sie zudem darunter, dass aufgrund des Medikamentenmissbrauchs bestimmte Medikamente bei ihr nicht wirken, sodass es schwierig ist, bestimmte Erkrankungen adäquat zu behandeln.

Es ärgert die Betroffene sehr, dass es – obwohl sie dies dringend benötigt hätte bzw. benötigt – für sie keine Hilfestrukturen oder -formen gibt, die sie in ihrer Situation unterstützen können. Sie schildert, dass ihre Panikattacken eine Zeit so schlimm gewesen sind, dass sie Angst hatte, einzuschlafen und sie sich daraufhin entschloss, eine Traumatherapie durchzuführen. Zunächst ist sehr ernüchternd gewesen, dass sie wegen der mangelhaft verfügbaren Therapieplätze keinen Platz bekommen hat und sie eine sehr lange Zeit hat warten müssen. Als sie dann eine Psychologin gefunden hatte, die mit ihr arbeiten wollte, ist diese nach einigen Sitzungen an sie herangetreten und hat gesagt, dass sie eine ambulante Therapie nicht verantworten kann aus Sorge, dass sich die betroffene Person durch die intensive Beschäftigung mit ihren Erlebnissen möglicherweise selbst gefährdet. Für die betroffene Person kommt es jedoch auf keinen Fall in Frage, sich für eine Therapie erneut in eine stationäre Einrichtung zu begeben. So ist sie allein mit ihrem Trauma und muss eine Bewältigung ihrer Panik und Ängste tagtäglich und vor allem nachts allein versuchen.

Nicht zuletzt beschäftigt es die Betroffene sehr, dass sie bisher von verantwortlichen Stellen keinerlei Entschuldigung oder eine Form der Wiedergutmachung erhalten hat und auch nur eine sehr geringe Entschädigung in Form einer Sachspende. In diesem Kontext beschäftigt und belastet es die Betroffene ebenso sehr, dass eine Klage bzw. ein Prozess gegen den LVR, also insgesamt das gesamte Verfahren hinsichtlich einer Opferentschädigungsrente, sich bereits über mehrere Jahre zieht, möglicherweise noch ziehen wird. In diesem gesamten Kontext beschreibt sie es als enorme weitere Belastung, dass sie immer wieder Hoffnungen darin gesetzt hat, Unterstützung oder Anerkennung hinsichtlich ihres erlittenen Leids zu erhalten, diese jedoch im Grund immer wieder enttäuscht wurden.

Die Aufarbeitung hat für die betroffene Person eine große Bedeutung: Trotz der Panik, die sie davor hat, mit fremden Menschen über ihre Erlebnisse zu sprechen, beteiligt sie sich an der Aufarbeitung, um Transparenz – auch für die Öffentlichkeit – zu schaffen, welches Leid viele Kinder und Jugendliche in Einrichtungen durch Gewalt und Medikamentenmissbrauch ertragen mussten. Dieses Leid durchzog die gesamte Kindheit und Jugend der Betroffenen und hat auch heute große Bedeutung für sie; sie resümiert im Interview dabei immer wieder: „Das ist mein Leben".

4.2.6 Betroffener 6

Der sechste Betroffene ist Mitte der 1950er Jahren in einer Großstadt in NRW geboren. Von seiner Geburt an bis zu seinem 18. Lebensjahr hat er in unterschiedlichen Heimrichtungen gelebt – er nennt diesbezüglich das „Elisabeth Heim" (St. Elisabeth-Haus in Hörste) und das Salvator Kolleg Hövelhof.

Seine Mutter war in einem medizinischen Beruf tätig. Sie war schmerzmittelabhängig. Ihr wurde direkt nach der Geburt das Sorgerecht entzogen. Dies wurde dem für den Betroffenen zuständigen Jugendamt Düren übertragen. Seinen leiblichen Vater kennt der Betroffene nur auf dem Papier.

Sowohl in den Heimeinrichtungen als auch in der Schule hat der Betroffene körperliche Gewalt – sowohl durch die Erzieherinnen (Nonnen) und durch Lehrer:innen als auch durch Gleichaltrige – erfahren. In den Heimeinrichtungen beschreibt er diese Gewaltanwendung als ein „tägliches Standardprogramm". Irgendwann hat er, so berichtet er, „den Standard [...] umgekehrt" und ist selbst gewalttätig gegenüber den „Kuttenträgern" und Gleichaltrigen geworden. Dies, so geht es aus den Schilderungen des Betroffenen hervor, war seine Form, sich gegen die eigene erfahrene Gewalt zu wehren.

Der Betroffene berichtet weiterhin, dass er – bis auf Impfungen – nicht genau weiß, ob und welche Medikamente er während seiner Aufenthalte in den Heimeinrichtungen verabreicht bekam. Eine Medikamentenvergabe fand aber während eines 6-wöchigen Aufenthalts im jungen Jugendlichenalter in einer vom LWL als Träger geführten Psychiatrie in Hamm statt (s. u.). Dass den Betroffenen insbesondere diese Zeit im Kontext der Aufarbeitung beschäftigt, zeigt sich insbesondere darin, dass seine Anfangserzählungen mit folgender Aussage beginnen: „Warum habe ich keine Erinnerung [...]. Das ist für mich das einzig Relevante. Was passierte in der Zeit, nachdem ich erfolgreich sediert wurde?" Es geht aus dieser Erzählung hervor, dass er keine einzige Erinnerung an diese sechs Wochen hat und betont dies wiederholend im Interview. Aufgrund der zunehmenden Beschäftigung mit seiner Vergangenheit in den letzten Jahr(zehnt)en hat er bei der Psychiatrie seine Akte angefordert und diese über den Klageweg auch erhalten.

Aus den ihm von der Psychiatrie vorliegenden Dokumenten, die er auch den Forschenden zur Verfügung gestellt hat, geht hervor, dass er aufgrund folgender Diagnose(n), auf die er auch im Interview verweist, in der Psychiatrie behandelt wurde: u. a. „psychogene Alteration", Aggressivität, Diebstahl und Schulschwierigkeiten. In der Psychiatrie wurde der Betroffene mit Verweis auf seine Akte mit der Vergabe von Megaphen in einer hohen Dosis ruhiggestellt. Diese Sedierung führte letztlich zu den umfänglichen Gedächtnislücken auf Seiten des Betroffenen. Der Betroffene berichtet, dass er dieser Medikamentenvergabe nie zugestimmt hat. Auch wurde er nicht darüber informiert, warum er in die Psychiatrie musste – die Fahrt zur Psychiatrie wurde lediglich dadurch gerahmt, so der Betroffene, dass ihm gesagt wurde: „Wir fahren mal weg". Sowohl während des Aufenthalts in der Psychiatrie als auch danach konnte der Betroffene über diese Erfahrungen mit niemandem sprechen („Mit wem denn?").

In dem Zeitraum nach Verlassen der Psychiatrie kommt es zu einem Wechsel der Heimeinrichtung. Der Betroffene schildert, dass die Gewalterfahrungen und die Ausübung von Gewalt seinerseits weitergingen. Erst, als er nach Beendigung der 8. Klasse eine Lehre in einem handwerklichen Beruf beginnt, gehen – bis auf wenige Zwischenfälle – die Gewalterlebnisse zurück. Im Alter von 18 Jahren hat er die Heimeinrichtung verlassen und hat seine Ausbildung zum Meister in einer anderen Großstadt in NRW gemacht. Während dieser Zeit hat er auch seine heutige Frau kennengelernt.

Seiner Frau und seiner Tochter konnte er von den Erfahrungen in den Heimeinrichtungen und von dem Aufenthalt in der Psychiatrie erst in den letzten Jahr(zehnt)en berichten, da er bis dahin die Erfahrungen verdrängt hat. Aufgrund der sukzessiv aufkommenden Erinnerungen hat der Betroffene dann auch – wie bereits erwähnt – seine Unterlagen aus der Psychiatrie in Hamm eingeklagt und ebenfalls eine Entschädigung erhalten. Diese Entschädigung hat er jedoch lediglich für den Aufenthalt in der Psychiatrie erhalten, nicht aber für die Medikamentenvergabe. Aufgrund dessen verklagt der Betroffene aktuell die Psychiatrie in Hamm.

Der Betroffene bezeichnet sich selbst als „den Erfolgreichen", der trotz der erfahrenen Erlebnisse ein gutes Leben hat – so hat er z. B. für eine gewisse Zeit eine eigene Schreinerei geführt und lebt mittlerweile in dem vom Vater geerbten Haus im europäischen Ausland. Den Vergleich stellt der Betroffene im Interview zu anderen Betroffenen auf, die er als „Haufen Elende" bezeichnet, da diese die Erfahrungen in den unterschiedlichen Einrichtungen nicht gut verarbeiten konnten – so sein Eindruck aus Medienberichten.

4.2.7 Betroffene 7

Die Betroffene berichtet, dass sie Anfang der 1960er Jahre im Alter von sechs Jahren – und damit genau vor der eigenen Einschulung – für sechs Wochen in ein Verschickungsheim/Erholungsheim und zwar das Haus Bethesda in Bad Salzuflen gekommen ist. Es handelte sich laut der Betroffenen dabei um ein sehr großes Heim mit mehreren Stockwerken, in denen sowohl Mädchen als auch Jungen, allerdings getrennt voneinander, untergebracht worden sind. Der Grund dafür, dass die Betroffene in dieses Verschickungsheim gekommen ist, war, dass sie unter chronischem Husten litt.

Die Betroffene berichtet über Medikamentenmissbrauch und weitere Gewalterfahrungen während dieser sechs Wochen im Verschickungsheim. Bezüglich der Medikamente erinnert sie sich, dass die Kinder abends immer eine Tablette bekamen und manchmal auch Tropfen. Die Betroffene beschreibt, dass diese Medikamentenvergabe regelrecht organisiert war und immer gleich ablief. Da diese Medikamente immer kurz vor dem Schlafen verabreicht wurden, vermutet die Betroffene, dass es sich um solche Mittel handelte, die die Kinder ruhigstellen sollten. Diese Tabletten wurden, so die Betroffene, von einer „Schwester" gegeben, ein Arzt war aber auch immer dabei und ohnehin immer in dem Heim vor

Ort anwesend. Neben der Gabe von Tabletten und Tropfen, so erinnert sich die Betroffene, hat es auch einige Male eine Spritze „in den Hintern" von dem Arzt gegeben. Dies ist bei den wöchentlichen Untersuchungen bei dem Arzt geschehen; dort haben sich die Kinder immer komplett nackt ausziehen müssen.

Die Betroffene berichtet weiter, dass ihr bis heute nicht deutlich ist, um was für Medikamente es sich gehandelt hat und warum sie diese nehmen sollte; sie ist überzeugt, dass auch ihre Eltern nichts davon wussten und keine Einwilligung dazu gegeben haben.

Über diesen Medikamentenmissbrauch hinaus erzählt die betroffene Person von weiteren Gewalterfahrungen während der sechs Wochen in dem Verschickungsheim. Sie erinnert sich daran, dass es in dem Heim immer Milchsuppe gegeben hat und sie häufig davon erbrechen musste; das Erbrochene musste sie dann wieder aufessen. Zudem wurde sie nach einem Erbrechen immer kalt abgeduscht. Weiterhin erzählt die Betroffene davon, dass die Kinder nachts nicht aufstehen und nicht auf die Toilette gehen durften, weswegen sie einmal ins Bett uriniert hat. Daraufhin wurde sie wieder kalt abgeduscht und vor allen, „der ganzen Mannschaft", sehr gedemütigt. Auch an eine Szene im Keller erinnert sie sich, in der sie nackt auf einem Stuhl gesessen hat. Neben diesen Erfahrungen berichtet die Betroffene, dass sie in dem Verschickungsheim oftmals von den „Schwestern" geschlagen wurde und dass dies regelrecht die Normalität war.

Als gewaltvoll hat die Betroffene auch die völlige Abschottung der Kinder von der Außenwelt empfunden: Die gesamten sechs Wochen durften sie keinen Besuch, keine Post, keine Pakete empfangen, mussten aber immer Postkarten nach Hause mit einem vordiktierten Text schicken, dass alles in Ordnung sei. Durch diese Abschottung gab es daher auch keine Möglichkeit, sich einer Person von außen anzuvertrauen und um Hilfe zu bitten. Sehr eindrücklich schildert die betroffene Person, dass sie aus dem Heim nicht herauskommen konnte: „Es gab kein Entrinnen".

Die Betroffene berichtet, dass die erlebten Gewalterfahrungen in ihrer Gesamtheit bis heute für sie sehr präsent sind und weiterwirken würden. Dies betrifft bspw. die Beziehung, die sie zu ihren Eltern gehabt hat. Die Beziehung zu ihren Eltern wurde nach ihrem Empfinden durch die Zeit in dem Verschickungsheim zerstört, weil sie sich zum einen immer gefragt hat, wie ihre Eltern ihr das haben antun können, dass sie sie dort abgegeben und sich nicht mehr gekümmert haben – dass die Eltern auch wegen der Abschottung, selbst wenn sie gewollt hätten, gar nicht zu ihr hätten durchdringen können, war ihr dabei lange nicht bewusst gewesen. Zum anderen ist in der Beziehung etwas zerstört worden, weil die Eltern ihren Erzählungen über das Verschickungsheim nicht geglaubt hätten. Dies empfindet die Betroffene als einen absoluten Vertrauensbruch. Diese Schwierigkeit, überhaupt zu vertrauen, zeigt sich laut der Betroffenen auch insbesondere im Hinblick auf Mediziner:innen.

Insgesamt beschäftigt sie auch (bis) heute sehr, dass die Organisation, in die sie verschickt wurde, nicht mehr existiert und sie damit zum einen die große Befürchtung hat, dass eine Akte über sie aus dieser Zeit auch nicht mehr existiert und zum anderen ihr überhaupt gewisse weiterführende Anhaltspunkte fehlen, wo sie nach Unterlagen über sich suchen könnte. Sie hat sich zwar bereits auf die Suche gemacht, diese ist jedoch ergebnislos geblieben; zudem ist es immer wieder eine große Überwindung für sie, sich auf die Suche zu begeben und sich mit dem Thema und ihren Erlebnissen auseinander zu setzen.

Neben einer fehlenden Unterstützung im Hinblick auf die Suche nach einer Akte und Unterlagen beschreibt die betroffene Person, dass auch darüber hinaus niemand auf sie je zugekommen ist, um ihr Unterstützung anzubieten und dass sie nicht wusste, an wen sie sich mit ihrem Wissen und Erfahrungen oder auch Bedarfen nach Unterstützung hätte wenden können.

4.2.8 Betroffener 8

Der Betroffene berichtet davon, dass er zunächst zusammen mit seinem Zwillingsbruder und weiteren älteren (Halb-)Geschwistern, die wiederum einen anderen leiblichen Vater hatten, bei der leiblichen Mutter und seinem Stiefvater gewohnt hat. Als er und sein Zwillingsbruder zweieinhalb Jahre alt waren, hat der Vater – so der Betroffene – versucht, sie beide mit einem Kissen zu ersticken, woraufhin beide Kinder in eine Heimeinrichtung, in das Kinderheim „Sankt Agnes" in Oer-Erkenschwick, gekommen sind; die älteren (Halb-)Geschwister sind wiederum zu ihrem leiblichen Vater gezogen.

Zum Heimalltag – in dem Heim lebte der Betroffene seit Anfang der 1970er Jahre bis Ende der 1980er Jahre – erinnert der Betroffene, dass er auf einer Etage gelebt hat, auf der auf der linken Seite die Jungen, auf der rechten Seite die Mädchen und in der Mitte die „Schwestern" (Mitarbeitenden) gelebt haben. In den Gruppen waren Kinder und Jugendliche zwischen ihrem ersten und dem 18. Lebensjahr. Er selbst hat in einem Zimmer mit seinem Zwillingsbruder gelebt. Der Kindergarten war auf dem Gelände der Heimeinrichtung, zur Schule sind die jungen Menschen aber außerhalb der Einrichtung gegangen – er auf eine Sonder-, sein Bruder auf eine Hauptschule.

Während der Unterbringung in der Heimeinrichtung, so berichteten beide Brüder, haben sie massive Gewalt erleben müssen. Der Betroffene erzählt im Interview davon, dass regelmäßig am Wochenende zwei Psychologen – „keine richtigen Ärzte" – in das Heim gekommen sind und zwar Dr. N. und Dr. K.; einer dieser als Psychologen bezeichneten Personen ist auch Priester gewesen. Der Betroffene erzählt weiter, dass er und sein Bruder durch diese beiden Psychologen sexuelle Gewalt erfahren haben – er selbst von beiden Personen. Dies geschah im Rahmen von „Untersuchungen", die abgeschirmt in einem Zimmer durchgeführt worden sind, d.h. Erzieher:innen hatten z.B. nie anwesend sein dürfen. Nach dem Ertragen der sexuellen Gewalt wurde der Betroffene immer in die Kapelle geschickt, um dort für seine „Sünden" zu beten.

Verwoben mit der sexuellen Gewalt war auch die Gewalt durch Medikamentenmissbrauch. Offiziell hat der Betroffene Medikamente aufgrund der Diagnose „Schwachsinn" bekommen. Der Betroffene erzählt im Interview, dass er seit neun Jahren auch gerichtlich um eine Anerkennung und Entschädigung aufgrund seiner Erfahrungen in der Heimeinrichtung kämpft und erwähnt im Zuge dieser Erzählung Zeug:innen, die auf die Vergabe von Medikamenten aufgrund der Vertuschung der sexuellen Gewalt verweisen. Insgesamt hat er die Medikamente bekommen, um ruhiggestellt zu werden. Wenn er „aufmüpfig" war, so schildert der Betroffene, hat es auch mehr Tropfen als die übliche Dosierung gegeben. Medikamente hat er aber auch als eine Form der Verhütung bekommen – da Mädchen und Jungen gemeinsam in dem Heim lebten und sich die „Schwachsinnigen" nicht fortpflanzen sollten. Er hat nach eigenen Aussagen auch drei bis vier Mal im Jahr Spritzen in den Rücken bekommen – den Grund für diese Spritzen kann er nicht rekonstruieren.

Die Verabreichung beschreibt der Betroffene ebenfalls als einen Gewaltakt; fast wie in einem Ritual sind immer drei Jungen zur Medikamentenvergabe hereingerufen worden. Alle im Heim haben gewusst, dass es nun um die Gabe von Medikamenten geht – auch die anderen jungen Menschen die die hereingerufenen Jungen daraufhin gehänselt haben. Wenn sich gegen die Medikamentenvergabe gewehrt wurde, sind diese unter das Essen gemischt worden – man hat sich so letztlich nicht dagegen wehren können. Als Gewalt kann zudem das Absprechen von Glaubwürdigkeit mit dem Verweis, der Betroffene stehe unter Medikamenteneinfluss, angesehen werden (s. u.). Darüber hinaus wurde den beiden Brüdern gedroht, dass sie, wenn sie sich wehren sollten, getrennt und in unterschiedliche Heimeinrichtungen untergebracht werden.

Als Gewalt hat der Betroffene es auch empfunden, dass er, wenn er aufgrund seiner Legasthenie häufig Rechtschreibfehler gemacht hat, dafür bestraft wurde – er hat nach eigener Aussage als Strafe nicht mit den anderen Kindern spielen dürfen. Sehr schmerzhaft ist für ihn auch gewesen, immer – und zwar bis zu seiner Ausbildung – von den anderen als in einer Form „behindert" betrachtet worden zu sein. Obwohl die Diagnose „Schwachsinnigkeit" in keiner Weise objektiv haltbar war, wurde auch sein Ausbildungsweg letztlich dadurch bestimmt: Er musste seine Ausbildung bei den Kolpingwerken beginnen und durfte nicht das lernen, was er eigentlich wollte.

In der Reflexion dieser Gewalterfahrungen, die er, sein Zwillingsbruder sowie andere Kinder und Jugendliche erfahren mussten, spricht der Betroffene von einer beobachteten Differenzierung, die in der Einrichtung vorgenommen wurde. Diese sei zwischen jenen jungen Menschen die noch Kontakt zu den Eltern gehabt haben und die diese auch im Heim besuchten, und jenen, bei denen das

Jugendamt die Vormundschaft gehabt und die keinen Kontakt zu ihren Eltern gehabt haben, verlaufen. Jene, die keinen Kontakt zu ihren Eltern hatten, haben die Medikamente bekommen und sexuelle Gewalt erfahren müssen. Von den anderen jungen Menschen sind sie, so der Betroffene, dafür gemobbt worden.

Der Betroffene beschreibt, dass es eigentlich keinen Menschen gegeben hat, dem er sich wirklich anvertrauen konnte und dass ihm auch niemand geholfen hat. Er und sein Zwillingsbruder haben zur damaligen Zeit nie über ihre Erlebnisse gesprochen, weil sie sich zu sehr geschämt haben. Zu der Mutter hatten sie keinen Kontakt, da ihr das Sorgerecht entzogen worden ist. Das Jugendamt hat die Vormundschaft für ihn gehabt, hat sich jedoch eigentlich nie um ihn gekümmert; niemand vom Jugendamt ist laut seiner Schilderungen vorbeigekommen, niemand hat die Heimunterbringung hinterfragt. Auch Erzieher:innen, die Nonnen oder auch die Leitung der Einrichtung haben nie etwas gegen die herrschende Gewalt getan. Der Betroffene berichtet davon, dass er öfter aus der Heimeinrichtung weggelaufen ist. Er erzählt in dem Interview, dass er einmal von einem Polizisten aufgegriffen wurde und zurück in die Heimeinrichtung gebracht wurde. Der Betroffene hat diesem Polizisten von seinem Leid und der Gewalt im Heim berichtet – der Polizist hat ihm dann aber nicht geglaubt, weil eine Mitarbeitende der Heimeinrichtung zu ihm sagte, dass der Betroffene Medikamente nimmt und er dadurch unglaubwürdig sei.

Vieles beschreibt der Betroffene als völlig intransparent für ihn – als Geschehnisse, die er erst durch seine Akte oder im Laufe des Prozesses (s. u.) erfahren hat. Dazu zählt bspw., dass er erst durch seine Akte erfahren hat, dass er und sein Zwillingsbruder eigentlich zu einer Pflegefamilie hätten kommen sollen, dies jedoch nicht erfolgte, weil die beiden o. g. Psychologen davon abgeraten haben – und niemand dies, so der Betroffene, anscheinend hinterfragt hat. Auch über die Medikamentengabe – was er alles nahm bzw. bekam und warum – ist er nie aufgeklärt worden.

Mit 16 Jahren endete die Gewalt durch die Gabe von Medikamenten. Als er seine große (Halb-)Schwester besuchte, dort die Medikamente auch nahm und seine Schwester daraufhin in der Heimeinrichtung genauere Nachfragen zu den Medikamenten gestellt hat, wurde die Vergabe eingestellt. Nachdem er die Medikamente daraufhin nicht mehr bekommen hat, hat er sich viel besser gefühlt und ist viel aufmerksamer gewesen. In diese Zeit fiel auch der Beginn seiner Ausbildung – er hat sich zu dieser Zeit erstmals frei gefühlt, nicht nur wegen der Freiheit von den Medikamenten, sondern weil er das Gefühl gehabt hat, erstmals unter „normalen" Menschen zu sein.

Als er 18 Jahre wurde, hat sein leiblicher Vater sich plötzlich bei der Heimeinrichtung gemeldet. Der Betroffene hat zuerst gemeint, dass er keinen Vater hat, hat sich dann aber doch darauf eingelassen, ihn kennen zu lernen. Letztlich ist er insofern dankbar, dass dieser ihm angeboten hat, dass er in seiner Firma arbeiten kann, was er schließlich auch 30 Jahre lang getan hat. Mit achtzehneinhalb Jahren ist der Betroffene schließlich aus der Heimeinrichtung entlassen worden – „ohne dass er auf das Leben draußen vorbereitet wurde".

Die Folgen der unterschiedlichen Gewalterfahrungen waren und sind auch heute noch sehr einschneidend für den Betroffenen. Die Medikamente haben dazu geführt, dass er sich immer wie benommen fühlte, häufig nur starr dasitzen und er wenig aufmerksam sein konnte. Die Diagnose und die Medikamente haben auch dazu geführt, dass er nicht jene Ausbildung machen konnte, die er sich gewünscht hat. Als massive Folgen der Gewalt für sein gesamtes Leben beschreibt er seine Zeugungsunfähigkeit. Da der Betroffene, sein Zwillingsbruder und ein weiterer Freund, die alle die gleichen Medikamente bekommen haben, alle bis heute zeugungsunfähig sind, vermuten sie, dass die Medikamentengabe der Grund dafür ist.

Der Betroffene zeigt eine große Stärke und sagt selbst, dass er sich nicht zu sehr beklagen möchte, er hat ein gutes Leben, das er mit einer Partnerin und deren leiblichen Kindern teilt. Seine Erfahrungen, die Erlebnisse und das Leid belasten und beschäftigen ihn aber auch heute noch sehr massiv und zwar auf verschiedenen Ebenen.

Zudem beschäftigen den Betroffenen der Umgang mit Betroffenen sexueller Gewalt und von Medikamentenmissbrauch. So berichtet er, dass er seit neun Jahren um Anerkennung und Entschädigung kämpft – ihm geht es dabei vor allem auch darum, dass seine Familie abgesichert ist. Er ärgert sich zudem darüber, dass er im Rahmen von Anerkennungs- und Entschädigungsverfahren seine Erfahrungen immer wieder neu berichten muss und auch immer wieder neue Gutachten über ihn angefertigt werden. Auch die Verfahren und Prozesse um seine Heimakte beschäftigen und ärgern ihn sehr: Zunächst ist ihm „angeboten" worden, dass er Einsicht in seine Heimakte vor Ort in der Einrichtung haben kann, dabei jedoch ein Erzieher anwesend sein müsse, der darauf achten würde, dass er keine Fotos macht. Gegen dieses Prozedere hat sich der Betroffene gewehrt. Daraufhin wurde ihm angeboten, dass er die Akte mitnehmen kann, was er auch gemacht hat. Er sagt, er hätte die Akte auch mitgenommen, wenn es ihm nicht „angeboten" worden wäre. Er hat anschließend festgestellt, dass er gar nicht alle Seiten aus der Akte bekommen hat, vielmehr viele Dokumente aussortiert worden sind und Vieles geschwärzt gewesen ist. Er war zudem geschockt, wie über ihn in der Akte geschrieben worden ist. Weil ihn dies sehr belastet, schaut er so gut wie gar nicht mehr in die Akten hinein. Er beschreibt zudem die Ungereimtheit, dass das zuständige Jugendamt zunächst zugesagt hat, dass seine Jugendamtsakte ebenfalls noch existiert und er Einsicht erhalten kann. Wenig später hat der Betroffene die Auskunft bekommen, dass die Akte nicht mehr existiert.

Auch der Umgang mit jenen Personen, durch die er sexuelle Gewalt erfahren musste, beschäftigt ihn: Er berichtet davon, dass in den Anfängen der Aufarbeitungen, als die Vorwürfe der sexuellen Gewalt schon im Raum gestanden haben, beide Psychologen noch lebten. Beide sind nach Kenntnis des Betroffenen jedoch nie verurteilt worden, sondern wurden bei ihrer Verrentung bzw. Verabschiedung noch geehrt.

Viele bislang offene Fragen bleiben für den Betroffenen. Zwei Fragen mit Bezug zum Medikamentenmissbrauch stellt er explizit: Wie ist die Vielzahl an Medikamenten eigentlich in die Heimeinrichtung gekommen? Welche Verantwortlichkeiten „nach außen“ müssten hier benannt werden?

4.3 Medikamentenmissbrauch erleiden und überleben – eine zusammenfassende Betrachtung der Interviews mit Betroffenen

Die Betroffenen haben in ihrer Kindheit und Jugend in unterschiedlichen Einrichtungen gelebt: in Einrichtungen der Kinder- und Jugendhilfe, in Kur- und Verschickungsheimen, in Einrichtungen der Behindertenhilfe und in Psychiatrien – damit ist das gesamte Spektrum der Einrichtungen angesprochen, die im Fokus dieser Studie zur Aufarbeitung stehen. In nahezu allen Einrichtungen berichten die betroffenen Personen von Medikamentenmissbrauch und weiteren Gewalterfahrungen, wobei sich in den Erzählungen meist auf eine zentrale Einrichtung bezogen wird, in der die missbräuchliche Medikamentenvergabe, missbräuchliche Behandlungsmethoden und Testungen sowie andere Gewaltformen (massiv) erlebt wurden.

4.3.1 Missbräuchlicher Medikamenteneinsatz

Die Studie hatte primär zum Ziel, unterschiedliche Formen des Medikamentenmissbrauchs an jungen Menschen in den o. g. Einrichtungen in NRW zwischen 1946 und 1980 herauszuarbeiten und zu rekonstruieren. In allen acht Interviews wurde – je unterschiedlich erfahren und überlebt – von verschiedenen Formen der missbräuchlichen Medikamentenvergabe und der missbräuchlichen Anwendung von Behandlungsmethoden berichtet. So erinnerten sich die Betroffenen an die Einnahme unterschiedlicher Tabletten und Tropfen, an Spritzen (u. a. als vermutete Impfungen), an Lumbalpunktionen oder an („experimentelle“) Testungen an ihrem Körper.

Die Medikamentenvergabe bzw. die medizinischen Behandlungsmethoden haben die betroffenen Personen in unterschiedlicher Zeitdauer erfahren – was keinesfalls das damit verbundene Leid bewertet oder gar hierarchisiert. Das Spektrum reicht hier von einer einmaligen Spritze, über Medikamenteneinnahmen und medizinische Behandlungen über wenige Wochen (z. B. sechswöchiger Aufenthalt in einer Psychiatrie oder mehrwöchige Aufenthalte in Kur- und Verschickungsheimen) bis hin zu einem langjährigen, teilweise die gesamte Kindheit und Jugend betreffenden, Aufwachsen in den Einrichtungen, in denen der Medikamentenmissbrauch erlebt wurde.

In den Einrichtungen, in denen die Betroffenen für einen langen Zeitraum lebten, wurden die Medikamentenvergabe und die Anwendung von Behandlungsmethoden und Testungen sehr oft als „routiniert“ und in den Alltag integriert beschrieben. So geht aus den Interviews hervor, dass eine Medikamentengabe regelmäßig und teilweise mehrmals am Tag erfolgte (z. B. morgens, mittags, abends). Dabei muss ergänzend differenziert werden, dass die Medikamente oder auch Spritzen – wenn auch i. d. R. ohne Zustimmung der Betroffenen – entweder bewusst eingenommen wurden (es war folglich bekannt, dass sie Medikamente zu sich nahmen) oder diese in das Essen „untergemischt“ wurden und die Betroffenen und andere mit ihnen in den jeweiligen Einrichtungen lebenden jungen Menschen davon keine Kenntnis hatten. Dies spitzt sich insbesondere in den Erzählungen des Betroffenen 6 zu, der – so seine Rekonstruktion – bis heute keine Erinnerungen an den sechswöchigen Aufenthalt in der Psychiatrie aufgrund der Einnahme sedierender Mittel hat.

Des Weiteren wird aus den Interviews mit den Betroffenen ersichtlich, dass offenbar ebenjene Kinder und Jugendlichen vorrangig von der missbräuchlichen Medikamentenvergabe und der missbräuchlichen Anwendung von Behandlungsmethoden und Testungen betroffen waren, die über (Landes-)Jugendämter in der jeweiligen Einrichtung untergebracht waren und bei denen oft das Sorgerecht nicht mehr bei den Eltern lag, sondern über eine Amtsvormundschaft an das Jugendamt übertragen wurde.

Insgesamt lässt sich aus den Interviews rekonstruieren, dass ein Medikamentenmissbrauch oder auch ein Behandlungsmethodenmissbrauch ein komplexes Gewaltgeschehen darstellt, das u. a. die Diagnose, die Verabreichung der Medikamente/Präparate und die Folgen der Medikamenteneinnahme betrifft. In vielen der Erzählungen wird damit deutlich, dass nicht nur die Medikamentengabe an sich gewaltvoll war, sondern auch bereits der Akt der Diagnosestellung als sehr gewaltvoll erlebt wurde, mit der gewaltsame Untersuchungen (z. B. Punktionen) einhergingen, für die die Betroffenen mitunter sediert oder fixiert wurden und in der Folge viele der Betroffenen in herabwertender und entwürdigender Weise kategorisiert und als „schwachsinnig“ stigmatisiert wurden.

Auch wenn sich die Betroffenen gegen die Medikamente oder Behandlungen wehrten oder sie in Frage stellten, wurde ihren Aussagen nach hierauf mit Gewalt reagiert. So wurden ihre Sorgen übergangen und sie wurden getäuscht, indem die Medikamente heimlich gegeben wurden (untergemischt), ihnen wurden Strafen angedroht, sie wurden direkt bestraft, sie wurden unter Druck gesetzt oder die Medikamente wurden durch unmittelbare Gewalthandlungen verabreicht. Letztlich zählen zu diesem komplexen Gewaltgeschehen auch die Folgen, die sich unmittelbar durch die Medikamente und Behandlungen zeigten wie Sedierungen, Verlust über Funktionen des Körpers, Verunsicherungen und Angst und damit das Leben und Aufwachsen der jungen Menschen massiv verletzten. Aber auch die langfristigen Folgen, sowohl physisch als auch psychisch, die bis heute wirken und mitunter massiven Einfluss auf das gegenwärtige Leben haben (s. u.), sind im Kontext eines komplexen Gewaltgeschehens zu nennen. In diesem Zusammenhang existiert auch die Vermutung des Betroffenen 1, dass junge Menschen an der Medikamentenvergabe gestorben seien.

Der Medikamenten- und auch der Behandlungsmethodenmissbrauch werden von den Betroffenen in verschiedene konkrete Erfahrungskonstellationen gesetzt. Die missbräuchliche Gabe von Medikamenten oder die missbräuchliche Anwendung von Behandlungsmethoden werden zum einen als Versuche bzw. Experimente an den Betroffenen beschrieben. Zum anderen werden sie vor allem als „Sedierungspraktiken" beschrieben – sei es gegen ein Verhalten der jungen Menschen, das von den Einrichtungen als nicht konform gedeutet wurde, sei es aufgrund unhaltbarer Diagnosen, sei es als Sanktionen. Sedierungen wurden auch vorgenommen, um an den jungen Menschen sexuelle Gewalt auszuüben (s. u.). Darüber hinaus wird von Medikamentengaben im Kontext von Empfängnisverhütungen berichtet, ohne dass die Betroffenen aufgeklärt gewesen wären oder eingewilligt hätten. Schließlich werden sie in einen Kontext gesetzt, der als völlige und belastende Intransparenz beschrieben werden muss – den betroffenen Personen war und ist bis in die Gegenwart nicht transparent, welche Medikamente sie bekommen haben und aus welchem Grund.

4.3.2 Medizinische Diagnosen als Legitimierung und Legalisierung der missbräuchlichen Medikamentenvergabe und der missbräuchlichen Anwendung von Behandlungsmethoden und Testungen

Ein zentraler Aspekt für die Legitimierung und damit auch Legalisierung der Medikamentenvergabe und der Behandlungsmethoden sowie Testungen waren medizinische Diagnosen wie „Schwachsinn" oder „Borderline-Syndrom". Viele der interviewten betroffenen Personen berichten diesbezüglich, dass diese Diagnosen falsch gestellt worden sind und sie sich selbst nicht als „schwachsinnig" wahrnahmen. Dass vermutlich falsche Diagnosen gestellt und damit eine Medikamentenvergabe bzw. gewisse Behandlungsmethoden organisch nicht notwendig waren, zeigt sich mitunter auch dadurch, dass sich das Wohlbefinden der Betroffenen nach ihren Aussagen nach dem Absetzen der Medikamente verbesserte und sie den Alltag viel besser ohne diese Medikamente bewältigen konnten.

Dies kann – anknüpfend an die Erzählungen der Betroffenen – dahingehend zusammengefasst werden, dass bereits die Diagnostik als missbräuchlich und damit als eine gewaltvolle Praktik gegenüber den jungen Menschen erfahren wird. Nicht nur die allgemeine Legitimierung der Medikamentenvergabe und der Behandlungsmethoden sei an dieser Stelle hervorgehoben, sondern auch, dass wissentlich, wie bei dem Betroffenen 8, diese Diagnosen als Grundlage dafür herangezogen wurden, um ihnen Verhütungsmittel zu verabreichen, damit diese „schwachsinnigen“ jungen Menschen keine eigenen Kinder bekommen. Eine solche in den Interviews beschriebene Diagnostik kann laut Liebsch (2009, S. 500) als Prozess „sozialer Selektion und Exklusion durch die soziale Typisierung als Krankheit und durch [die daran anknüpfende] Medikation“ bezeichnet werden. So hingen mit der Diagnostik und der Medikamentenvergabe sowie den angewandten Behandlungsmethoden auch Stigmatisierungen der Betroffenen zusammen, wie sie vielfach in den Erzählungen deutlich werden (weiterführend Loch 2025).

4.3.3 Verflechtung des Medikamentenmissbrauchs mit anderen Gewaltformen

In den Interviews wurde darüber hinaus deutlich, dass die Betroffenen nicht nur einen Medikamenten- und Behandlungsmethodenmissbrauch erlebt haben, sondern der Alltag in den o. g. Einrichtungen durch unterschiedliche weitere Gewalterfahrungen geprägt war. Hierzu zählen von Zwang durchzogene und grenzüberschreitende Alltagsroutinen (Essenszwang, Essen von Erbrochenem, Essensentzug, feste Toilettenzeiten, gemeinsamer Toilettengang, Toilettengang unter Aufsicht), körperliche Gewalt (Schläge, Gewalteinwirkung durch Gegenstände, körperliche Bestrafungen wie kalt abduschen, Einwickeln in nasse Bettlaken, nur im Unterhemd herumlaufen aufgrund des Bettnässens, „Bestrafungsrituale“, Fixierungen, „nachhelfen“ bei der Medikamenteneinnahme, wenn diese verweigert wurde) und sexuelle Gewalt. Diese Gewalt erlebten die Betroffenen z. T. über viele Jahre, sodass ihre Kindheit und Jugend in öffentlicher Erziehung und Betreuung von Gewalt durchzogen waren – hier schließt die Selbstbeschreibung einiger Betroffenen in den Interviews an, dass sie sich wie „Tiere“ bzw. „Monster“ behandelt fühlten, mit denen alles gemacht werden konnte, ohne dass jemand intervenierte. Die Einrichtungen, in denen die Betroffenen als Kinder und Jugendliche lebten, können daher als gewaltvolle Orte beschrieben werden.

Als ein zentrales Ergebnis dieser Studie zur Aufarbeitung konnte aus den Interviews herausgearbeitet werden, dass die missbräuchliche Vergabe von Medikamenten und ebenso die missbräuchliche Anwendung von Behandlungsmethoden und Testungen mit den genannten anderen Gewaltformen eng verflochten waren. Insbesondere aus den Interviews der Betroffenen 2 und 8 geht hervor, dass bspw. die Sedierung der Betroffenen mit der Ausübung sexueller Gewalt einherging. Sexuelle Gewalt haben die Betroffenen dabei nicht nur von Personen innerhalb der Einrichtung erfahren (z. B. Heimleiter, „Nonnen“), sondern auch von Personen außerhalb dieser Einrichtungen (z. B. geistliche Personen, Arzt, Psychologen). Nach den Schilderungen eines Betroffenen könnte es sich hier sogar um organisierte sexuelle Ausnutzungsverhältnisse gehandelt haben, da die sexuelle Gewalt im Gegenzug für Belohnungen der Betroffenen stattfand. Ergänzend dazu wird, ähnlich wie in den zuvor dargestellten Erfahrungen des Medikamentenmissbrauchs, erneut deutlich, dass „ausgewählte" junge Menschen diese leidvollen Gewalterfahrungen machen mussten: z. B. die besonders „attraktiven" Jungen und diejenigen mit einem Vormund vom Jugendamt. Dadurch, dass diese komplexen Gewalterfahrungen Teil des Tagesablaufs waren, ein „tägliches Standardprogramm" (Betroffener 6), kann hier ebenfalls von Gewalt als Normalität in den Einrichtungen gesprochen werden.

Zudem kann, angelehnt an diese systematisch erfahrene und in den Alltag integrierte Gewalt, festgestellt werden: Die erfahrene Gewalt rief mitunter eine Spirale der Gewalt hervor. Die Gewalt wirkte sich negativ und (massiv) leidvoll auf das Verhalten der jungen Menschen aus, was wiederum Sanktionen hervorrief, die erneut mit einer Gewaltanwendung einhergingen. So spricht der Betroffene 6 bspw. von einer Art Gewaltspirale – er erfährt Gewalt und wird dadurch selbst gewalttätig, um sich in irgendeiner Form handlungsmächtig zu fühlen. Die Konsequenz daraus ist erneut das Erleben weiterer Gewalt oder, wie bei ihm, die Unterbringung in einer Psychiatrie. Bei einem weiteren Betroffenen (Betroffener 2) ist ebenfalls eine Gewaltspirale zu erkennen – er erhält Medikamente, er erfährt danach sexuelle Gewalt, dadurch geht es ihm schlecht, er erhält deshalb Medikamente, erfährt sexuelle Gewalt usw.

Ergänzend zu diesen beschriebenen Gewaltspiralen wird ersichtlich, dass diese unterschiedlichen Gewaltakte in einigen Berichten aufeinander aufbauen: 1.) medizinische (Fehl-)Diagnose, 2.) (intransparente) Einweisung in Einrichtung, 3.) missbräuchliche Vergabe von Medikamenten 4.) Stigmatisierung aufgrund von Diagnosen und der Medikamenteneinnahme 5.) Sexuelle Gewalt, 6.) Unglaubwürdigkeit der Betroffenen (siehe hierzu weiter unten), wenn sie über die erfahrene Gewalt berichten.

Die Betroffenen waren damit von Beginn an einer organisierten Gewaltfiguration ausgesetzt, der sie sich nicht entziehen konnten – u. a. auch, weil die Gewalt verschwiegen und verdeckt wurde und niemand den jungen Menschen geholfen hat bzw. helfen konnte, sie daraus zu befreien. Aufgrund der massiven Gewalterfahrungen wird in den Interviews auch davon berichtet, dass einzelne junge Menschen noch während der Zeit in den Einrichtungen oder auch danach im (jungen) Erwachsenenalter Suizid begangen haben.

4.3.4 Personen(gruppen), Organisationen und Institutionen als involvierte Akteur:innen

In dem Kontext, dass die Betroffenen gewissen Gewaltfigurationen ausgesetzt waren, berichten sie ebenso von verschiedenen Personen(gruppen), Organisationen und Institutionen, die in diese Figurationen auf unterschiedliche Weise verwoben waren.

In den Einrichtungen – und auch außerhalb dieser – wird in den Interviews auf unterschiedliche Personen(gruppen) Bezug genommen: Zunächst können bestimmte Personen als Täter*innen bezeichnet werden, da sie den jungen Menschen gegenüber gewalttätig, z. B. in Form des Medikamentenmissbrauchs oder körperlicher bzw. sexueller Gewalt, waren (z. B. „Nonnen“, „Schwestern“, „Kuttenträger“, Heimleiter:innen, Priesteranwärter, Ärzt:innen, Psycholog:innen, externe geistliche Personen, Verwandte/Familie, Peers etc.). Des Weiteren wurden Personen genannt, die als sog. Bystander:innen beschrieben werden können (Erzieher:innen in den Einrichtungen, Mitarbeitende des Jugendamts, Polizist:innen, Peers etc.). Darüber hinaus treten in den Erzählungen der Betroffenen Personen in Erscheinung, die als Helfer:innen charakterisiert werden können, da sie für die Betroffenen unterstützend waren, ihre Bedarfe gesehen haben und sie z. T. aus den Gewaltfigurationen „gerettet“ haben (z. B. Praktikant:innen, Lehrer:innen, Psycholog:innen, Ausbilder:innen, Verwandte etc.).

Gleichzeitig wird die Verantwortung von Institutionen und Organisationen von den Betroffenen angefragt. Dies geschieht zum einen insbesondere, wenn die Betroffenen benennen, dass zentrale Institutionen wie der LVR, der LWL oder die jeweiligen Jugendämter ihren Funktionen und Aufgaben (als Träger und Heimaufsicht), die jungen Menschen in den Einrichtungen zu schützen, nicht nachgekommen sind. Zum anderen werden zentrale Institutionen wie die Kirche, konfessionelle Träger, der LVR, LWL oder auch einzelne Jugendämter genannt, wenn es um den Umgang mit dem eigenen Leid und auch der Aufarbeitung geht – in diesem Kontext werden immer wieder Enttäuschungen, Wut und Unverständnis darüber offenbar, wie zehrend sich der Kampf um Entschädigungen darstellt, wie mit Akteneinsichten für die Betroffenen verfahren wird oder wie die Betroffenen in ihrem Wunsch und ihren Bedarfen nach Transparenz und Aufarbeitung (nicht) unterstützt werden.

4.3.5 Verschweigen und Verdecken des Medikamentenmissbrauchs und anderer Gewalt[1]

In den meisten Interviews mit den Betroffenen war die Frage zentral, was mit ihnen damals in den Einrichtungen der Kinder- und Jugendhilfe, der Behindertenhilfe, in Psychiatrien und in den sog. Verschickungsheimen passiert ist und wer dafür verantwortlich war. Es wird in den Erzählungen der Betroffenen deutlich, dass die Medikamentenvergabe und die Behandlungsmethoden und Testungen,

1 Zum Schweigen im Kontext sexualisierter Gewalt siehe auch Baader (2024) oder Schwerdtner (2023).

aber bspw. auch der Grund für die Einweisung in die Einrichtungen sehr oft intransparent war und die organisationalen Verfahren und Verantwortlichkeiten bis heute nicht (ausreichend) rekonstruiert werden können.

Diese Intransparenz lässt sich durch die Interviews wie folgt nachvollziehen. Mit Blick auf die missbräuchliche Vergabe von Medikamenten und die missbräuchliche Anwendung von Behandlungsmethoden und Testungen wurden weder die jungen Menschen selbst noch ihre Eltern, wenn sie das Sorgerecht hatten, darüber umfänglich informiert und aufgeklärt, warum und wie eine Medikamentenvergabe bzw. warum bestimmte Behandlungsmethoden und Testungen stattfanden. Sollten Eltern eine Zustimmung zur Medikamentenvergabe bzw. zur Anwendung von Behandlungsmethoden zugestimmt haben, so ist unklar, ob diese umfassend über die Gründe und Risiken der Medikamentenvergabe und der Behandlungen informiert wurden.

Zudem gab es kaum Möglichkeiten – für die jungen Menschen, für Mitarbeitende in den Einrichtungen oder aber für Privatpersonen wie Eltern – Transparenz über die Medikamentenvergabe, über die Anwendung von Behandlungsmethoden und Testungen und ebenso über andere erfahrene Formen von Gewalt einzufordern und damit diese Gewaltakte zu hinterfragen.

Dies lässt sich *einerseits*, so kann aus den Interviews rekonstruiert werden, auf die unmittelbare Zeit der Betroffenen in den Einrichtungen beziehen. So wird sehr häufig erzählt, dass die Betroffenen damals kaum bzw. keine Ansprechpersonen hatten, denen sie sich mit ihren Erfahrungen in den Einrichtungen hätten anvertrauen können. Dies spitzt sich dadurch zu, dass die jungen Menschen in den Einrichtungen von der Außenwelt oft gänzlich isoliert waren – so gab es bspw. kein/kaum Kontakt zu den Eltern oder anderen Personen und Kontaktmöglichkeiten, wie z. B. Briefe schreiben, wurden von den Mitarbeitenden in den Einrichtungen gelenkt und kontrolliert, wie die Betroffene 7 im Interview erzählt.

Gab es Möglichkeiten, die Gewalterfahrungen und das damit verbundene erfahrene Leid öffentlich zu machen, z. B. gegenüber der Polizei oder Personen der Kirche (z. B. Bischof), so wurden die Betroffenen als unglaubwürdig dargestellt. Ihre Unglaubwürdigkeit wurde durch verantwortliche Personen u. a. dadurch begründet, dass sie Medikamente einnahmen und dadurch lügen würden. Die Betroffenen 2 und 8 vermuten aber auch, dass solche Personen, wie Polizist:innen oder Bischöfe, mit den Mitarbeitenden, insbesondere der Heimleitung, „unter einem Hut steckten" bzw. ein Heimleiter mit dem Bischof sogar eng befreundet war.

Auch scheint es laut Aussagen einiger Betroffener für die Mitarbeitenden in den Einrichtungen kaum bis keine Möglichkeiten gegeben zu haben, um auf die Missstände in den Einrichtungen hinzuweisen, ohne dafür selbst mit Konsequenzen zu rechnen. Aus den Interviews geht diesbezüglich hervor, dass mitunter einzelne fest angestellte Mitarbeitende oder auch Praktikant:innen z. B. die Medikamentenvergabe hinterfragten, dafür aber berufliche Folgen (Arbeitsplatzverlust, Versetzung in eine andere Einrichtung/Wohneinheit) erfahren hätten.

Die bei dem Betroffenen 3 im Interview mit anwesende ehemalige Praktikantin schildert, dass aufgrund der Angst vor dem Verlust des eigenen Arbeitsplatzes und der oft auch nicht möglichen Kritik an christlichen Einrichtungen die meisten Mitarbeitenden in den Einrichtungen und auch andere Personen außerhalb der Einrichtungen die Gewalt an den jungen Menschen verschwiegen, verdeckt und nicht weiter hinterfragt haben. Solche Schilderungen finden sich auch in den Interviews anderer Betroffener wieder.

Die Verdeckung der Gewalt lässt sich auch darüber rekonstruieren, dass selbst Verantwortliche aus dem (Landes-)Jugendamt (insbesondere, wenn eine Amtsvormundschaft für die jungen Menschen vorlag) kaum bzw. gar nicht in die Einrichtungen zu Besuch kamen, um sich ggf. über die Lebensumstände in den Einrichtungen, in denen die von ihnen betreuten jungen Menschen lebten, zu erkundigen. Kam es jedoch zu einem Besuch, wie es der Betroffene 8 schildert, so wurde in der Einrichtung alles Negative verschwiegen und lediglich das Positive vor Ort gezeigt, weshalb es hier zu verzerrten Wahrnehmungen des Einrichtungsalltags kam.

Hinsichtlich der Eltern (und weiterer Verwandter) der Betroffenen, insofern diese damals noch lebten und ein (sporadischer) Kontakt zu ihnen während der Unterbringung in den Einrichtungen bestand, entsteht nach der Analyse der Interviews ein eher ambivalentes Bild. Zum einen, so berichtet bspw. die Betroffene 7, glaubten Eltern den Erzählungen ihrer Kinder nicht. Zum anderen gab es Eltern und weitere Verwandte, die z. B. die Medikamentenvergabe und die Behandlungsmethoden hinterfragten. Im Fall der Betroffenen 4 war es jedoch auch den Eltern nicht möglich, Transparenz über die erhaltene Spritze ihrer Tochter zu erhalten – auch sie wurden sowohl von den Einrichtungen, den verantwortlichen Ärzten/Ärztinnen und weiteren öffentlichen Stellen (z. B. dem Gesundheitsamt) nicht über die Notwendigkeit und den Grund für die Vergabe von Medikamenten informiert. Bei dem Betroffenen 8 hat die Kritik an der Medikamentenvergabe durch die Schwester jedoch dazu geführt, dass der Betroffene die Medikamenteneinnahme beenden konnte.

Andererseits lässt sich aus den Interviews rekonstruieren, dass ein Verschweigen und Verdecken des Medikamentenmissbrauchs und anderer Gewaltformen bis in die Gegenwart reichen. Dies zeigt sich in den Interviews darin, dass den Betroffenen – obwohl teilweise Personen und ihre Gewalt und Grenzverletzungen gegenüber den jungen Menschen öffentlich geworden sind – nach wie vor keine ausreichenden Informationen zu den organisationalen Verfahren und den Verantwortlichkeiten hinsichtlich des erfahrenen Leids zur Verfügung gestellt werden und daher immer noch viel Intransparenz herrscht. So war bspw. der Zugang der Betroffenen zu ihren eigenen Akten (z. B. zu den Akten aus der Heimeinrichtung, zu den vom LWL oder LVR geführten Jugendamtsakten oder auch zu Patient:innenakten aus Kliniken und Psychiatrien) oft sehr herausfordernd und teilweise gar nicht möglich – es wurde der Zugang zu Akten verweigert, Zugänge zu Akten nur unter Aufsicht gewährt, bei der Herausgabe von Akten nur ausgedünnte und geschwärzte Akten ausgehändigt, argumentiert, dass die Akten bereits vernichtet seien oder Akten generell nicht auffindbar sind. So ist es für die Betroffenen über die Akten nur schwer möglich zu rekonstruieren, welche Medikamente sie erhalten haben, welche Behandlungen und Testungen sie erfahren haben, warum dies alles erfolgt ist, wer davon wusste und wer letztlich dafür verantwortlich war.

Darüber hinaus zeigt sich auch, dass verantwortliche Institutionen, z. B. die Einrichtungen bzw. ihre Träger (LWL und LVR in der Funktion als Landesjugendämter), die erfahrene Gewalt und den Medikamentenmissbrauch weiterhin oft negieren und teilweise nur sehr schwerfällig, z. B. über Klagewege, einen Teil zur Aufarbeitung des Geschehenen beitragen. Das Beispiel des Betroffenen 3, dass, obwohl die Person, durch die er sexuelle Gewalt erfahren hat, mittlerweile verstorben ist, trotz offensiver Nachfrage der Name des Täters nicht genannt wird, unterstreicht die Missstände im Kontext der Aufarbeitung – vor allem mit Blick auf die persönliche Aufarbeitung des Erfahrenen auf Seiten der Betroffenen und der Frage danach, wie so etwas mit ihnen passieren konnte und wer dafür verantwortlich war.

Insgesamt – und dies wird in den Interviews dadurch deutlich, *was* die Betroffenen berichten, aber auch *wie* sie erzählen – muss von einem sog. „Silencing" (Buchholz/Dimitrijevic 2024) der Betroffenen gesprochen werden, das im Grunde bis heute wirkt. „Silencing", so Dimitrijevic und Buchholz, habe sprachlich keine deutsche Entsprechung und müsse als „zum Schweigen bringen" übersetzt werden. Dabei handelt es sich um ein Phänomen, das Mechanismen und Prozesse beschreibt, durch die Menschen – wie Betroffene von Gewalt – verstummen (sollen) (Dimitrijevic/Buchholz 2024). Das wiederum kann bei Betroffenen das Gefühl der „ethischen Einsamkeit" (Ethical Loneliness) evozieren, was bedeutet, dass Betroffene sich mit ihrer Erfahrung unverstanden und allein gelassen fühlen (Stauffer 2015).

In den Interviews werden – wenn die Betroffenen von ihrem Erleben innerhalb der Einrichtungen berichten – verschiedene Mechanismen des „Silencing" deutlich. Dazu zählt bspw., dass sie selbst als „Schuldige" für die erlittene Gewalt dargestellt wurden; zum einen durch verschiedene Stigmatisierungen und Labeling-Prozesse, zum anderen aber auch ganz perfide, indem z. B. der Betroffene 8 berichtet, dass er nach erfahrener sexueller Gewalt für die eigenen Sünden beten musste. Weitere Mechanismen, die die Betroffenen nennen, sind z. B. ein unter Druck setzen und das Androhen von Sanktionen im Falle von Berichten über die erfahrene Gewalt (Disclosure-Prozesse).

Ein weiterer zentraler Mechanismus des „Silencing", der sich in den Interviews rekonstruieren lässt, ist das Infragestellen der Glaubwürdigkeit der Betroffenen und damit einhergehende Diskreditierungen von Seiten von Personen (z. B. den eigenen Eltern), Institutionen, aber auch der gesamtgesellschaftliche Adultismus und Ableismus. So berichten die Betroffenen davon, dass zu der

Zeit in den Einrichtungen ihnen von verschiedenen Akteur:innen, wenn sie sich öffneten, nicht geglaubt wurde und ihre Glaubwürdigkeit in Frage gestellt wurde aufgrund ihrer Positionierung als Kind bzw. junger Mensch oder in einigen Fällen aufgrund der Positionierung als „schwachsinnig". Verstärkt wurden diese Mechanismen dann, wenn von weiteren Personen in Prozessen des „Disclosure" auf die Einnahme von Medikamenten verwiesen wurde und damit die Glaubwürdigkeit der betroffenen Personen weiter geschwächt wurde.

Ein „Silencing" wirkt dabei bis heute. Auch heute, so lässt sich aus den Interviews rekonstruieren, wird weiterhin die Glaubwürdigkeit von Betroffenen in Frage gestellt. Die Betroffene 4 macht bspw. eindrücklich deutlich, wie sie nach wie vor von verschiedenen Akteur:innen – z. B. um die Institution, eigene Verwobenheiten in die Institution und eigenes Erleben in jener Institution zu schützen, aber auch, weil das Geschehene gesellschaftlich weiter tabuisiert und gleichzeitig dämonisiert werde („so etwas kann ja gar nicht sein") – als Lügnerin bezeichnet wird. Da diese Mechanismen des „Silencing" als schmerzhaft und erneut als gewaltvoll empfunden werden, schweigen Betroffene (wieder).

Als „Silencing" ist ebenso zu werten, dass bis vor wenigen Jahren gesellschaftlich kein Raum bestand, in dem Betroffene ihre Erfahrungen und ihr Erleben hätten erzählen können und damit keinerlei Adressierungen überhaupt möglich waren. Dimitrijevic und Buchholz (2024) schreiben dazu: „More than the trauma itself, it is the experience of not finding anybody capable of listening patiently, with warmth and devotion, with destroys the ability to tell one's story and the belief in human sharing" (Dimitrijevic/Buchholz 2024, S. XXXi). Diese Notwendigkeit der Konstruktion eines Raums für ein Durchbrechen des „Silencing" wird insbesondere in den Interviews deutlich, in denen die Betroffenen darauf verweisen, welch große Bedeutung die Aufarbeitung für sie hat.

In einer gegenwärtigen Perspektive ist als Mechanismus des „Silencing" ebenso aus den Erzählungen der Betroffenen zu werten, dass die massiven Hürden bzw. Hindernisse und Demütigungen, die Betroffene mitunter in Prozessen der Entschädigung und der „individuellen" Aufarbeitung erfahren müssen, als kräftezehrend von ihnen beschrieben werden – und häufig einen Rückzug bedeuten. Sie haben zudem keine Unterstützung erfahren, wenn sie über ihr Leid berichten wollten oder mehr über ihre Geschichte und die Verantwortungsstrukturen wissen wollten.

Insgesamt lässt sich aus den Interviews rekonstruieren, dass durch die Erfahrungen des „Silencing" („Täter-Opfer-Umkehr", Androhen von Sanktionen, Absprechen und Infragestellen von Glaubwürdigkeit, fehlender Raum, Hindernisse in der persönlichen Aufarbeitung und bei Entschädigungsforderungen) Betroffene massiv verunsichert und diskreditiert werden. Dies offenbart sich im Verlauf der Interviews insbesondere immer wieder darin, dass die Betroffenen sich selbst legitimieren, sich in einer Beweislast positionieren und in der Rolle derjenigen sehen, die ihr Leid umfänglich belegen müssen. Dabei spielen die eigene Akte oder auch Dokumente aus Gerichtsprozessen eine zentrale Rolle und zwar in der Form, dass auf diese immer wieder als Beglaubigungen der eigenen Erzählungen rekurriert wird.

4.3.6 Die Bearbeitung, Verarbeitung und Aufarbeitung der gewaltvollen Erfahrungen in der Gegenwart

Insgesamt geht aus den Interviews hervor, dass sich die Betroffenen in der Mehrheit erst sehr spät in ihrem Leben, teilweise erst seit einigen Jahren, mit der Aufarbeitung des Erlebten in den Einrichtungen auseinandersetzen. Dies hat vielerlei Gründe: Verdrängung, Scham, die ihnen immer noch zugeschriebene Unglaubwürdigkeit, die Tabuisierung des Themas in der Öffentlichkeit, das Verschweigen und Verdecken der Gewalt (durch die verantwortlichen Personen und Institutionen). So wurden die gewaltvollen Erfahrungen auch vor engen Bezugs- und Vertrauenspersonen verschwiegen, weshalb auch diese erst sehr spät davon erfahren haben – und damit entweder gut und unterstützend für die Betroffenen umgehen konnten oder damit mitunter auch überfordert waren, den Betroffenen nicht glaubten und es, wie bei dem Betroffenen 2, auch zu Problemen in seiner Ehe kam.

Nicht nur das sind (Langzeit-)Folgen des erfahrenen Medikamentenmissbrauchs, der missbräuchlichen Anwendung von Behandlungen und Testungen sowie der anderen Gewaltformen – in den Interviews wird von unterschiedlichen Folgen berichtet, die bis heute z. T. einen massiven Einfluss auf das eigene Leben, auf den Alltag und auf soziale Beziehungen haben. Die Betroffenen berichten von *körperlichen Folgen* (gesundheitliche Schädigungen aufgrund der Gewalterfahrungen (Hautprobleme, Tumore, Inkontinenz) und des Medikamentenmissbrauchs (Unfruchtbarkeit, Schmerzen während der Periode, Komplikationen bei Schwangerschaften, Resistenz gegenüber Medikamenten)), *psychischen Folgen* (Traumata, Retraumatisierungen, Ängste (z. B. vor geschlossenen Räumen, vor Ärzt:innen/Psycholog:innen, vor Spritzen), Albträume, Panikattacken, innere Unruhe) und *sozialen Folgen* (Mobbing, Stigmatisierungen, Einschränkung sozialer Kontakte, Belastung von Partnerschaften, zerrüttete Verhältnisse zu Eltern, Berufsunfähigkeit).

Aufgrund dieser Folgen haben viele der Betroffenen Unterstützung von Psycholog:innen und Therapeut:innen aufgesucht und in Anspruch genommen. Mitunter stellte sich diese Form der Verarbeitung des Erlebten ebenfalls als herausfordernd dar und zwar aufgrund fehlender Therapieplätze, langer Wartezeiten auf einen Therapieplatz oder auch eine Überforderung von Psycholog:innen aufgrund der massiven Folgen der Gewalterfahrungen. Manche Betroffene konnten diese Form der Verarbeitung des Erlebten jedoch nicht in Anspruch nehmen, da sie aufgrund ihrer Erfahrungen in den Einrichtungen kein Vertrauen mehr in, und wie weiter oben bereits erwähnt, Angst vor medizinischem Fachpersonal haben. So war es bspw. für die Betroffene 5 in doppelter Weise nicht möglich, therapeutische bzw. psychologische Unterstützung in Anspruch zu nehmen, da sie a) Angst vor medizinischen Fachpersonen hat und b) sich stationär nicht behandeln lassen konnte, da für sie aufgrund ihrer langjährigen Unterbringungen in geschlossenen Einrichtungen eine stationäre Unterbringung nicht vorstellbar ist.

Die Auseinandersetzung mit der erfahrenen Gewalt und dem Medikamentenmissbrauch in Kindheit und Jugend ist für viele der interviewten Betroffenen sehr belastend, kräftezehrend und emotional – was sich auch in den jeweiligen Interviewsituationen gezeigt hat. Die Betroffenen versuchen bis heute, über das Opferentschädigungsgesetz (OEG), über die Einsicht in Akten, über Entschädigungsverfahren der Unabhängigen Aufarbeitungskommission (UKA) und über gerichtliche Verfahren die organisationalen Verantwortlichkeiten zu rekonstruieren, damit Transparenz über das Geschehene – sowohl für sie selbst als auch für die Öffentlichkeit – herzustellen und letztlich Anerkennung für ihr erfahrenes Leid – nicht nur über finanzielle Entschädigung – zu erhalten. Insbesondere die (Wieder-)Herstellung der eigenen Glaubwürdigkeit ist ein zentrales Moment in diesem Aufarbeitungsprozess.

Dabei wird jedoch auch Kritik an den einzelnen o. g. Verfahren geäußert: in den unterschiedlichen Verfahren (OEG, UKA, Entschädigungsverfahren der einzelnen Einrichtungen), die die Betroffenen teilweise parallel durchlaufen, müssen sie in jedem Verfahren erneut von ihren leidvollen Erfahrungen berichten, was nach Aussage der Betroffenen mitunter zu sich wiederholenden Retraumatisierungen führt. Der Betroffene 8 wünscht sich dahingehend, dass die unterschiedlichen Institutionen, die sich mit Aufarbeitung befassen, zusammenarbeiten und es bspw. Aufzeichnungen von Gesprächen mit Betroffenen gibt, auf die auch andere Aufarbeitungsinstitutionen zugreifen können – um das wiederholte Erzählen der leidvollen Erfahrungen zu vermeiden.

Auch zeigt sich eine Aufarbeitung innerhalb dieser mitunter recht langwierigen Verfahren aus Sicht der Betroffenen als herausfordernd, wenn, wie bereits oben geschrieben, verantwortliche Institutionen (Landesjugendämter LWL/LVR, kommunale Jugendämter, die Einrichtungen, Pharmakonzerne, Kirchen, etc.) und Einzelpersonen an der Aufarbeitung nicht mitwirken, Täter:innennamen verschweigen, Akten nicht oder nur schwerlich herausgeben und z. T. bis heute keine offizielle Entschuldigung gegenüber den Betroffenen erfolgt ist. Insgesamt fehlen laut Aussagen der Betroffenen Anerkennungsorte und Entschädigungen, Unterstützung auf ganz unterschiedlichen Ebenen, Ansprechpersonen und vor allem offizielle Anlaufstellen in NRW, die mit ihnen ihre Bedarfe klären können (hierzu mehr in Kap. 8).

5. Zeitzeuginneninterview

Carolin Ehlke, Carolin Oppermann, Wolfgang Schröer

Bei der vom Hildesheimer Projektteam interviewten Zeitzeugin handelt es sich um eine derzeit über 80-jährige Person, die im Interview von der Zeit Ende der 1950er und Anfang der 1960er Jahre erzählt. Sie berichtet dabei von ihren Erlebnissen, Erfahrungen und Beobachtungen,

1. in denen sie selbst ehrenamtlich in einem katholischen Kinderheim – in dem vor allem Babys und Kleinkinder lebten – ausgeholfen hat,
2. in denen sie sich um einen Jungen aus diesem Heim kümmerte, eine Patenschaft für ihn übernahm, diesen später aus einem Heim für Kinder mit Behinderungen holte und ihn letztlich in Pflege nahm und
3. in denen sie als Praktikantin sechs Wochen in einem weiteren ebenso katholischen Kinderheim tätig war.

Für alle drei Heimeinrichtungen, die sie von innen kennengelernt hat, berichtet die Zeitzeugin von massiver Gewalt. Sie verweist dabei zunächst auf physische Gewalt, insbesondere für die erste und dritte Einrichtung. In dem Heim, in dem die kleineren Kinder lebten, hat es ihren Aussagen nach immer körperliche Gewalt (Schläge) gegeben, wenn etwas nicht „in Ordnung" war; die Kinder sind dort zudem häufig in den „Bettchen" festgebunden gewesen und konnten sich nicht bewegen. In der Heimeinrichtung, in der sie als Praktikantin tätig war, hat sie ebenso an allen Kindern Zeichen von Gewalt wahrgenommen und Szenen der Gewalt beobachtet.

Sehr eindrücklich schildert die Zeitzeugin, wie Kinder in den Heimen gewissermaßen behindert gemacht wurden: Sie hat – und das macht sie im Interview am Beispiel eines Mädchens deutlich – z. B. in dem ersten Heim beobachtet bzw. erfahren, dass, wenn Kinder aus der Einrichtung verschwanden, diese häufig in Einrichtungen für Kinder mit Behinderungen untergebracht wurden. Dabei handelte es sich um Kinder, die keine Verwandten hatten und um die sich niemand von außerhalb des Heims kümmerte. Nur wenige Wochen, nachdem diese Kinder in jenen Einrichtungen waren, so erzählt es die Zeitzeugin – erneut am Beispiel des Mädchens –, hat es sich um gänzlich veränderte Personen gehandelt, die „nichts mehr konnten", die niemanden mehr erkannten und auch äußerlich gänzlich verändert waren. Auch das Kind, um das sie sich gekümmert hatte, ist in ein Heim für sog. geistig behinderte Kinder gekommen. Dies wollte die Zeitzeugin jedoch nicht zulassen und hat ihn dort herausgeholt, woraufhin er in jene Heimeinrichtung gekommen ist, in der die Zeitzeugin ein Praktikum gemacht hat. Die Zeitzeugin stellt dabei die Vermutung auf – und dies ist ihr erst sehr viel später klar geworden –, dass die Kinder in jene Einrichtung kamen, weil es für die Unterbringung sehr viel mehr Geld gab.

Auch von Medikamentenmissbrauch und Medikamenten-/Behandlungsversuchen an den Kindern berichtet die Zeitzeugin. So konnte sie in allen Heimeinrichtungen beobachten, dass die Kinder, wenn sie „wackelten und machten und Theater machten", einfach, wenn sie nicht „parierten", Beruhigungs- und Schlafmittel bekamen. Wenn sich die Kinder dagegen wehrten, mussten sie weitere physische Gewalt ertragen.

Die Zeitzeugin geht dabei davon aus, dass es für keines der Kinder eine medizinische Indikation gegeben hat, diese Medikamente einzunehmen. Die „Nonnen" haben dieses Mittel verabreicht; einen Arzt, der diese Vergabe in irgendeiner Weise kontrolliert hat, hat sie nie wahrgenommen. In dem Heim für Kinder mit Behinderungen konnte sie in einer Situation „heimlich" beobachten, wie in einem Raum viele Kinder – u. a. auch der von ihr später in Pflege genommene Junge – zusammen in Betten lagen und jedes Kind an ein Gerät angeschlossen war – „kein Kind war ohne irgendwelche Röhren". In diesem Kontext berichtet sie, dass an den Kindern Medikamente ausprobiert wurden und sie spricht in der Gesamtschau von Medikamentenversuchen.

Niemand, so schildert es die Zeitzeugin, hat sich von außen irgendwie um diese Kinder gekümmert – später hat sie mitbekommen, dass es durchaus Bestrebungen dahingehend von Menschen gab, dies hätten die Mitarbeitenden jedoch nicht zugelassen.

Die Zeitzeugin geht aufgrund ihrer Erfahrungen davon aus, dass viele Menschen – sowohl Akteur:innen der öffentlichen Kinder- und Jugendhilfe (z. B. ein Jugendamt) als auch die Zivilgesellschaft – insgesamt von den Zuständen in den Einrichtungen wussten. Sie sieht die Gründe dafür, dass niemand etwas dagegen tat, in einer Gleichgültigkeit diesen Kindern gegenüber, in einer mangelnden Anwaltschaft, einer Ehrfurcht katholischen Institutionen gegenüber sowie einer Hilf- und Ideenlosigkeit, wie mit den Kindern verfahren werden könnte – all dies sowohl gesamtgesellschaftlich als auch behördlich („I: Aber keiner hat was gemacht. B: Warum auch? Das waren ja Kinder. Die konnten / Die hatten ja keinen. Wer wollte die denn nehmen?").

In dem Haus, in dem sie als Praktikantin arbeitete, hat sie gegenüber der „Oberin", die die Kinder auch geschlagen hat, vehement in Frage gestellt, wie sie so etwas tun könne und sie moralisch angeklagt. Daraufhin hat die „Oberin" reagiert, indem sie zum einen eine Art Rufmord betrieben hat und das Gerücht streute, dass die Zeitzeugin ein Bordell habe und dass „ein Freier nach dem anderen" käme; zum anderen wurde ihr mitgeteilt, dass sie nicht mit Kindern arbeiten könne, weil sie nicht die Fähigkeiten dazu habe.

Die Zeitzeugin zeigt eindringlich im Interview, wie sehr die Erlebnisse ihr Leben belastet haben – sie berichtet, dass sie eigentlich kaum je wieder darüber gesprochen hat, nicht einmal mit ihrem Ehemann, und auch heute noch nicht alles erzählen kann.

6. Betroffenen- und Zeitzeug:innenportal

Carolin Ehlke, Carolin Oppermann, Wolfgang Schröer

6.1 Deskriptive Auswertung des Onlinefragebogens im Portal

Im Folgenden werden die Ergebnisse der statistischen Auswertung des Betroffenen- und Zeitzeug:innenportals dargestellt. Es wurden die Angaben von 43 Personen (siehe Kap. 1.4.1) einbezogen, die für diese Studie zur Aufarbeitung von besonderer Relevanz sind. Die Auswertung der Freitexte des Betroffenen- und Zeitzeug:innenportals erfolgt separat in Kapitel 6.2.

Von den insgesamt 43 Personen, die in die Auswertung eingegangen sind, gaben mehr als die Hälfte an, weiblich zu sein, 25,6 Prozent haben sich als männlich verortet und 16,3 Prozent haben keine Angabe zu ihrem Geschlecht gemacht (Abbildung 1).

Abbildung 1: Betroffenen und Zeitzeug:innenportal, Angabe zum Geschlecht, n=43

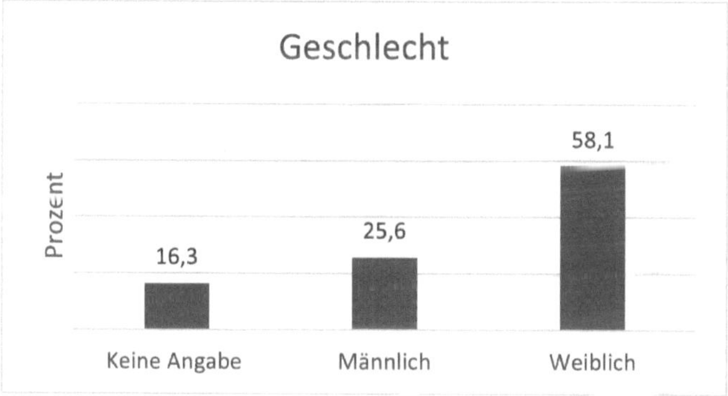

Hinsichtlich der Fragen, auf welche Einrichtung in welchem Ort sich die Schilderungen beziehen, lässt sich das Ergebnis nicht nach Häufigkeiten beschreiben, denn es ergibt sich das Bild, dass viele verschiedene Orte und Einrichtungen über NRW verteilt von den befragten Personen genannt werden. Beispielhaft sind zu nennen: Wuppertal, Viersen, Mönchengladbach, Bad Salzuflen, Bocholt, Oer-Erkenschwick, Hamm, Essen, Bad Sassendorf bzw. das Kinderheim Büttgen, das Landhaus Linde, das Kinderheim St. Agnes, das Franz-Sales-Haus, das Haus Bernward, die Lungenheilstätte Aprath oder das Marienheim/Kinderheim St. Marien. Insgesamt werden in den Antworten alle Einrichtungsformen benannt, die in dieser Studie im Fokus standen: Einrichtungen der Kinder- und

Jugendhilfe und der stationären Behindertenhilfe, Psychiatrien sowie sog. Verschickungsheime.

Von den 43 Personen des Samples geben 40 Personen an, den Fragebogen als Person auszufüllen, die als Kind bzw. junger Mensch selbst in einer Einrichtung untergebracht war; die anderen drei Personen verneinen die Frage danach, ob sie als Kind in einer Einrichtung untergebracht waren und antworten in der Perspektive eines/einer Praktikant:in, Pflegevaters und Vaters – damit werden diese drei Personen den Zeitzeug:innen zugeordnet (Abbildung 2). Insgesamt haben somit in großer Mehrheit Betroffene an der Befragung teilgenommen, die einen Medikamentenmissbrauch erlebt haben, wie die zusätzliche Auswertung der Freitexte zeigt (siehe Kap. 6.2).

Abbildung 2: Betroffenen- und Zeitzeug:innenportal, Differenzierung Betroffene und Zeitzeug:innen, n=43

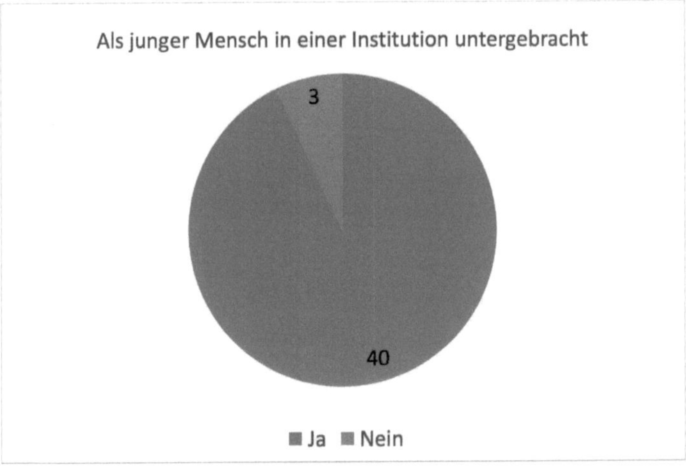

Im Hinblick auf die Frage „Auf welchen Zeitraum beziehen sich Ihre Aussagen? (z. B. 1969–1971)" zeigt sich, dass fast die Hälfte der Personen ihre Antworten auf die 1960er Jahre bezieht (44 %), 23,3 Prozent bzw. 21 Prozent aber auch auf die 1950er bzw. 1970er Jahre. Wenige Antworten beziehen sich auf die Zeit vor 1950 (2,3 %) oder nach 1980 (5 %). 5 Prozent machen zu dieser Frage keine Angabe. Insgesamt beziehen sich damit nahezu alle Angaben auf den in dieser Aufarbeitung im Fokus stehenden Zeitraum; die Angaben deuten aber auch darauf hin, dass auch nach dem untersuchten Zeitraum, also nach 1980, ein Medikamentenmissbrauch in Einrichtungen existierte (Abbildung 3).

Abbildung 3: Betroffenen- und Zeitzeug:innenportal, Angabe zum Zeitraum, n=43

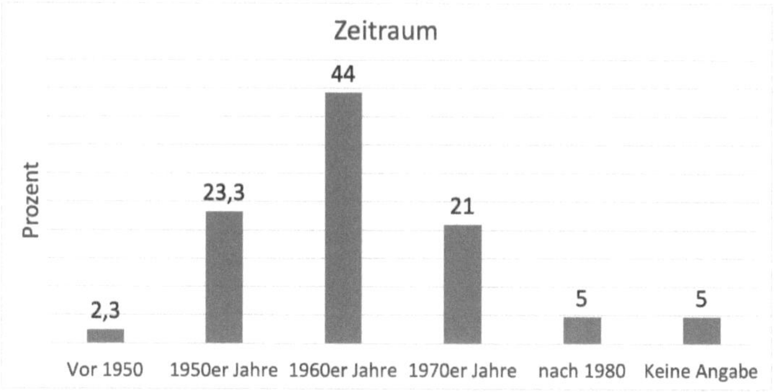

Auf die Frage, wie alt die Personen zu dem Zeitpunkt waren, auf den sich ihre Schilderungen beziehen, zeigt sich, dass es um Erfahrungen geht, die die Personen vor allem als Kinder gemacht haben. Die häufigsten Angaben beziehen sich auf das fünfte, sechste und neunte Lebensjahr (Abbildung 4). Auch Erfahrungen, die im Jugendalter gemacht wurden, werden im Portal berichtet, jedoch sind diese Erfahrungen weniger vertreten[1].

Abbildung 4: Betroffenen- und Zeitzeug:innenportal, Alter während der Zeit/ Unterbringungen in den Einrichtungen, n=43

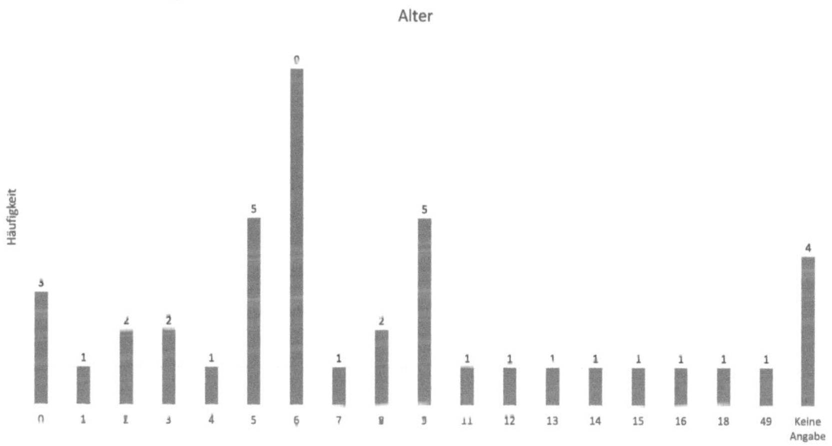

1 Die Angabe „49“ bezieht sich auf eine:n der Zeitzeug:innen.

Werden die Freitexte der 43 Personen betrachtet, die in die Auswertung eingegangen sind, so wird offensichtlich, dass die große Mehrheit der Personen, die an dem Portal teilgenommen haben, Medikamente bzw. Arzneimittel in den Einrichtungen bekommen haben und – nach den Angaben – davon auszugehen ist, dass es sich dabei um einen Medikamentenmissbrauch gehandelt hat. Auf die Frage „Gab es zur Verabreichung der Medikamente oder zu Versuchen eine Informierung und die Zustimmung eines/einer Erziehungsberechtigten oder Vormunds?", antwortet bemerkenswerterweise keine Person mit „ja"; es sagt jedoch hingegen über die Hälfte (55,8 %), dass es diese Information und Zustimmung nicht gab und 37,2 Prozent der befragten Personen antworten, dass sie es nicht wissen; 7,0 Prozent machen dazu keine Angaben (Abbildung 5).

Abbildung 5: Betroffenen- und Zeitzeug:innenportal, Informierung über und Zustimmung zur Medikamentenvergabe, n=43

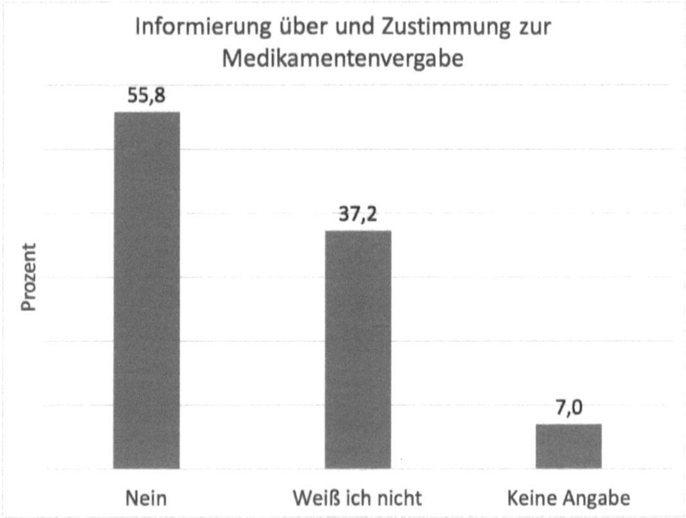

Auf die Frage, ob sich die Personen gegen die Verabreichung der Medikamente gewehrt haben, beschreibt knapp ein Viertel, dass sie sich gewehrt haben (23,3 %); etwas mehr als ein Viertel sagt, dass sie sich nicht gewehrt haben und 44,2 Prozent antworten mit „weiß ich nicht"; 4,7 Prozent machen hierzu keine Angabe (Abbildung 6).

Abbildung 6: Betroffenen- und Zeitzeug:innenportal, Gegenwehr gegen Medikamentenvergabe, n=43

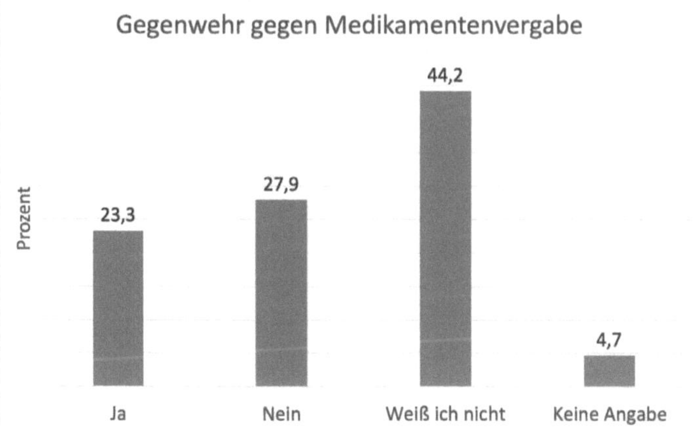

Zudem zeigt sich, dass fast drei Viertel der befragten Personen über keine (ehemaligen) Unterlagen zur Verabreichung der Medikamente verfügt und damit nicht nachvollziehen kann, welche Medikamente sie erhalten haben; lediglich 9,3 Prozent der Personen antworten hier mit „ja"; 16,3 Prozent machen hierzu keine Angabe (Abbildung 7).

Abbildung 7: Betroffenen- und Zeitzeug:innenportal, Verfügung über Unterlagen, n=43

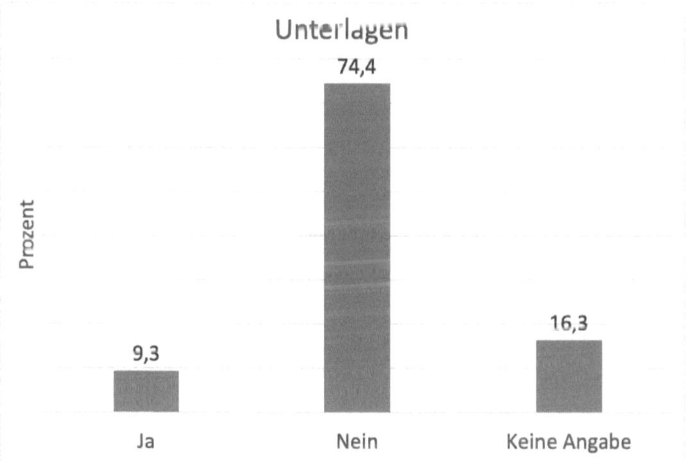

Insgesamt lassen die Angaben eine große Verunsicherung auf Seiten der Teilnehmenden des Portals erkennen, wie in ihrer Kindheit und Jugend mit ihnen verfahren wurde. Gerade zusammen mit den Angaben in den Freitexten wird deutlich, dass sich die Betroffenen mehr Wissen und Transparenz wünschen, welche Medikamente damals verabreicht wurden und wie der Missbrauch, wie sie ihn erlebt haben, möglich war.

6.2 Auswertung der Freitexte: Große Verunsicherung hinsichtlich der Vergabe von Medikamenten

Zu folgenden Fragen konnten die Teilnehmenden im Betroffenen- und Zeitzeug:innenportal Angaben in Form von Freitexten machen:

1. Warum ist Ihnen das Thema wichtig?
2. Welche allgemeinen Informationen haben Sie zu der Einrichtung oder der Betreuungsform? Z. B. Größe, Zielgruppe, Altersstruktur, Personal etc.
3. Wurden Medikamente an die Patientinnen, Patienten oder Bewohner/-innen verteilt? Wenn ja, können Sie nähere Angaben über die Art der Medikamente, die Dosierung und den Grund der Vergabe machen?
4. Hat man Ihnen Medikamente verabreicht und Ihnen z. B. gesagt, es seien Bonbons oder hat man Ihnen möglicherweise Tropfen in Getränke oder ins Essen gemischt?
5. Möchten Sie uns noch etwas mit auf den Weg geben?

Im Folgenden werden grundlegend einige Perspektiven dargelegt, die sich insbesondere aus den Antworten der Freitextfelder herausarbeiten lassen. Alle Angaben wurden aufgenommen und systematisch ausgewertet. Die aufgeführten Zitate sind nur beispielhaft ausgewählt. Es wurde insbesondere ein Fokus auf NRW gelegt.

6.2.1 Was wurde mit den Betroffenen in ihrer Kindheit und Jugend in den Einrichtungen gemacht?

Übergreifend lässt sich nachdrücklich festhalten: In den Freitextantworten wird deutlich, dass unter den Betroffenen eine große Unsicherheit, Verunsicherung und Diffusität vorherrscht, was mit ihnen in den verschiedenen Einrichtungen – sowohl in den sog. Verschickungsheimen, in den Einrichtungen der Kinder- und Jugendhilfe, der stationären Behindertenhilfe und in Psychiatrien – im Kontext der Vergabe von Medikamenten genau geschehen ist. Sie äußern in den Freitexten dazu:

„Weil ich betroffen bin und Klarheit suche."

„Weil ich wissen möchte was damals alles so passiert ist und ich die Zeit in Aprath immer im Kopf habe!"

„Weil ich gerne wissen möchte was mir damals wirklich passiert ist!"

Diese hier sichtbar werdende Unsicherheit, Verunsicherung und Diffusität resultiert daraus, dass sich die Betroffenen zum einen sehr genau sowohl an die Verabreichung von Präparaten in Form von Tabletten, Säften oder Spritzen als auch an ungute bis leidvolle Gefühle erinnern, die mit diesen Verabreichungen bzw. Erinnerungen einhergingen bzw. bis heute einhergehen. Zum anderen wird deutlich, dass mit diesen Erinnerungen gleichsam ein Unwissen und die drängenden Fragen verbunden sind, was sie genau verabreicht bekommen haben, warum sie überhaupt mitunter viele verschiedene Medikamente nehmen sollten, in welchen Kontext die Gabe von Medikamenten einzuordnen ist – waren es Versuche, Experimente oder Formen der Disziplinierung oder waren sie indiziert? – und welche Konsequenzen mit diesen Medikamenten sowohl psychisch als auch physisch bis heute für ihr Leben verbunden waren bzw. sind.

Die Unsicherheit ergibt sich daraus, dass die Betroffenen sich viele Konstellationen und Erfahrungen nicht erklären können, sie bis heute nach Antworten suchen, wie aus den folgenden Aussagen deutlich wird:

„Ich schreibe im Auftrag meiner Frau […]. Meine Frau hat […] ihre Kindheit teilweise in Hamm unter Aufsicht von Nonnen verbracht. Schlechte Erinnerungen an diese Zeit belasten den inneren Frieden immer noch sehr. […] Meine Frau kann sich gut daran erinnern, dass ihnen häufig Medikamente verabreicht wurden. Ihre dringende Frage: Fand in diesem Heim ein Medikamentenmissbrauch statt?"

„Ich muss wissen, ob in diesem Kinderheim Medikamentenmissbrauch betrieben wurde und welcher Art diese waren."

„Ich bekam einen ganzen Cocktail an Medikamenten, die mich immer kränker machten."

„Ich habe Medikamente bekommen und war auch beim Arzt. Leider habe ich nur wenige Erinnerungen, aber ich erinnere mich, dass ich in einem Behandlungsraum war und ich schreiend auf der Liege saß. Ich musste Medikamente nehmen, aber ich weiß nicht wofür. Zuhause habe Ich niemals Medikamente bekommen!"

„Mir wurden damals Tabletten gegeben und ich weiß nicht warum. Ich habe die ganzen 6 Wochen immer gedacht, dass ich benommen war."

> „Mein Gefühl ist, dass damals mit uns ein Experiment durchgeführt wurde. Es kamen immer wieder Leute, um die Gruppe zu testen. Mit allen Kindern wurde dasselbe gemacht. Zum Beispiel wurden allen Kindern am selben Tag die Polypen entfernt und auch am selben Tag die Mandeln".

Viele Betroffene machen deutlich, dass aus ihrer Sicht hier Grenzverletzungen vorliegen, ihre körperliche Integrität missachtet wurde, sie Substanzen in ihren Körper verabreicht bekamen, ohne dass sie heute wissen, was hier genau und warum etwas in ihren Körper gelangt ist.

6.2.2 Wie wurde entschieden, welche Medikamente die Betroffenen bekommen haben?

Viele der Betroffenen können weder benennen, welche Mittel sie in welcher Dosierung bekamen, noch welchen Grund es für die Medikamentengaben gab. Wenige Betroffene haben ein Wissen über die Wirkmittel/Medikamente, die sie bekommen haben – u. a., da ihnen ihre Akte zur Verfügung steht –, fragen jedoch nach den Dosierungen sowie dem Grund der Gabe.

Anderen Betroffenen wurde wiederum gesagt, dass es sich bei Spritzen, die sie bekamen, um Impfungen gehandelt habe – Nachweise lassen sich hierzu, z. B. im Impfbuch, jedoch irritierenderweise nicht finden und auch die Eltern wussten scheinbar nichts von diesen Impfungen. Weitere Betroffene betonen, dass sie Medikamente zur Sedierung, und zwar als Disziplinierungsmaßnahme, bekamen; zuletzt gehen manche Betroffene davon aus, dass ihnen Medikamente aufgrund der Diagnose „Schwachsinnigkeit" verabreicht wurden.

Insbesondere die Frage nach dem Grund und der Verantwortlichkeit für die Entscheidungen zur Medikamentenvergabe hat eine große Bedeutung für die Betroffenen. Nicht wenige vermuten und befürchten, dass sie Teil eines Medikamentenversuchs waren:

> „Wir Kinder wurden in einen Bus verfrachtet und woanders hingebracht. Hier wartete bereits ein ‚Arzt', der uns Medikamente verabreichte und Spritzen setzte. Was wir bekamen, wurde uns nicht gesagt. Es wurde einfach gemacht."

> „Ich bin selbst Verschickungskind und kann mich an eine ‚Impfung' erinnern, die aber nicht im Impfpass eingetragen ist."

> „eine als Impfung deklarierte Spritze in eine Pobacke […] Grund wurde nicht bekannt gegeben, nur, dass es eine Impfung sei (die nicht in den Impfpass eingetragen wurde) […]."

„Im Krankenhaus wurde mir ständig Kinderschnaps gegeben, der mich ständig sediert hat. In der Kur gab es Spritzen zum Zunehmen. Inhalationsmittel."

„Abends: rosa Saft oder Spritze, auf der Hinfahrt (Zug) dragierte Tabletten („Bonbons"). Bei schlechtem Benehmen Spritze (auch vor allen Kindern im Speisesaal). Im Krankenzimmer Infusion. Vor der Rückfahrt Spritze. Gründe: Strafe, Schlafen sollen – weitere sind mir nicht bekannt. Mindestens 3 Wochen Sedierung im Krankenzimmer, angeblich an Masern erkrankt – allerdings hatte ich später nochmal Masern."

„Haldol, Rivotril und Atosil. Angeblich waren wir schwachsinnig und um uns ruhig und gefügig zu halten. Über die Dosierung habe ich keine Info."

„Aolept, Haloperidol, Prothazin und Phenytoin. Die Gründe sind mir nicht bekannt."

Entsprechend suchen viele der Betroffenen nach Antworten und fragen sich, wer weitere Auskünfte geben kann und in welchen Konstellationen diese Medikamentenvergaben und Impfungen stattfanden.

6.2.3 Erleben der Medikamentengabe als Teil einer grenzüberschreitenden gewaltvollen Erziehung und Betreuung

In vielen der Freitexte wird deutlich, dass die Betroffenen von weiterer Gewalt in den Einrichtungen sprechen, die mitunter unmittelbar mit dem Medikamentenmissbrauch in einem Zusammenhang steht. So wird davon berichtet, dass Medikamente unter einem „Zwang" eingenommen werden mussten. Einige Betroffene spezifizieren, dass Druck auf die Kinder und Jugendlichen ausgeübt wurde und zwar in der Form, dass Sanktionen (insbesondere Schläge oder Isolierung) durchgeführt, gewissermaßen für die anderen jungen Menschen sichtbar aufgeführt oder/und angedroht wurden:

„die sogenannten Liegekuren und die zwangsweise Medikamenteneinnahme sind mir noch gut in Erinnerung."

„Zunächst zwangsweise zugeführt, nachher mit einer morgendlichen Injektion ‚gefügig' gemacht zur Einnahme weiterer Medikamente."

„Ja, Tabletten wurden mir fast täglich gegeben. Mir wurde gesagt, dass ich sie nehmen muss und habe sie zerkaut, weil ich zu jung war, sie zu schlucken. Ich hatte Angst, wenn ich sie nicht schlucke, dass ich wieder geschlagen werde."

„Meistens hat man gar nichts dazu gesagt und die Pillen mussten genommen werden, sonst gab es Prügel und Einzelhaft."

„[...] Ich weiß nur, dass wir uns nicht weigern konnten. Wir wurden geschlagen und wurden in einen Kabuff eingeschlossen. Dies dauerte 2–3 Tage, ohne Essen, Trinken oder eine Toilette."

Aber auch weitere Gewalterfahrungen in den Einrichtungen werden geschildert. Dazu zählen Demütigungen oder Erniedrigungen in der Form, dass Erbrochenes aufgegessen werden musste, Kinder demonstrativ niederkniend vor anderen geohrfeigt wurden oder sich nicht selbst waschen durften, was als äußerst beschämend beschrieben wird.

Daneben wird von Schlägen und „an den Haaren ziehen" berichtet. Auch Freiheitsentzug wird geschildert, etwa dass Kinder und Jugendliche in der Nacht eingesperrt wurden, als Strafe für eine Weigerung der Medikamenteneinnahme (s. o.) oder als Strafe, wenn nicht ausreichend/ordentlich Nahrung aufgenommen wurde. Schilderungen von brutaler Zwangsernährung sowie sexueller Gewalt finden sich ebenfalls vereinzelt in den Freitexten.

6.2.4 Bedürfnis, sich über die Erfahrungen auszutauschen und Anerkennung für das Leid zu erfahren

Deutlich wird in den Freitexten gleichfalls, dass die zuvor dargestellten Erfahrungen für viele der Betroffenen bis heute großes Leid erzeugen und sie sehr beschäftigen. Dabei wird auch ersichtlich, dass eine Auseinandersetzung in Form einer Be-, Ver- und Aufarbeitung ihrer gewaltvollen Erfahrungen in den Einrichtungen erst jetzt im höheren Alter möglich ist:

„Durch die aktuelle Berichterstattung und auch durch die älteren Berichte zu Missbrauchsvorfällen beschäftige ich mich auch wieder mit meinen eigenen Erfahrungen, die ich lange verdrängt hatte."

„Weil das Erlebte mich mit zunehmendem Alter immer mehr belastet und mir jetzt im Alter von 57 Jahren erst richtig bewusst wird, was man uns angetan hat."

Die Möglichkeit, über die Erfahrungen zu sprechen und mehr Aufklärung, Klarheit und Transparenz zu erfahren, was mit ihnen in der öffentlichen Kinder- und Jugendhilfe, Behindertenhilfe und Gesundheitsfürsorge geschehen ist, wäre für die Betroffenen ein erster Schritt zur Anerkennung von Leid:

„Um Licht ins Dunkel zu bringen und es in Zukunft zu verhindern, dass Kindern und Jugendlichen Ähnliches geschieht wie mir. „[…] Die Ungewissheit, nicht zu wissen, was wirklich war (wahr ist), ist zermürbend.“

„Es ist wichtig, zu wissen, warum wir damals Tabletten schlucken mussten.“

„Es ist mir sehr wichtig, dieses Thema endlich zu erforschen, zu verstehen und für mein heutiges Leben endlich die Konsequenzen zu begreifen.“

„Aufklärung tut gut. Nach so langer Zeit.“

Eindrücklich wird durch die Freitexte offensichtlich, dass die Erlebnisse, Erfahrungen und das entstandene Leid durch die Gewalt und den Medikamentenmissbrauch nicht in die Vergangenheit zu verorten sind, sondern große Bedeutung für das gesamte Leben auf unterschiedlichen Ebenen für die Betroffenen bis heute haben:

„Weil es mich noch heute beschäftigt.“

„Ich leide heute noch darunter.“

„Weil auch die kleinen Erlebnisse mich bis heute beschäftigen.“

„Weil meine Verschickung nach Westerland-Sylt tiefe Spuren in meiner Seele hinterlassen hat.“

„Weil mich der Aufenthalt in der Klinik Aprath lebenslang belastet hat.“

„Weil mein Trauma der Kinderverschickung mein ganzes Leben verändert hat und bis heute nachwirkt.“

Belastungen und Wirkungen werden von den Betroffenen auf unterschiedlichen Ebenen beschrieben. Sie sprechen von körperlichen, gesundheitlichen Einschränkungen, die auf die Zeit in den Einrichtungen zurückzuführen sind und formulieren auch in diesem Kontext für sie belastende Fragen, ob und inwiefern heutige, mitunter sehr massive Erkrankungen in einem Zusammenhang mit den Medikamentengaben stehen.

Darüber hinaus benennen viele der Betroffenen in den Freitexten psychische Belastungen. Einige sprechen von Traumata und psychosomatischen Problemen, die sie als Folgen der Gewalt bis heute begleiten. Einige andere Betroffene spezifizieren, dass sie Panikattacken haben, Angst vor Besuchen bei Ärzt:innen und erhebliche Probleme, Vertrauen zu anderen Menschen aufzubauen.

In den Freitexten betonen viele der Betroffenen die enorme Bedeutung, die die Aufarbeitung für sie hat. Auf einer persönlichen Ebenen geht es ihnen dabei darum, dass das Sprechen über die Gewalt in einem Aufarbeitungskontext ihnen bei der individuellen Aufarbeitung hilft und, wie oben erwähnt, um die Hoffnung auf Klarheit und Transparenz, was mit ihnen in den Einrichtungen geschehen ist. Auch formulieren sie, dass die Aufarbeitung es ihnen endlich nach vielen Jahrzehnten ermöglicht, Strategien des Unsichtbarmachens des Leids (Silencing) zu durchbrechen (siehe hierzu Kap. 4.3.5). Dies betrifft verschiedene Akteur:innen; explizit werden jedoch die eigenen Eltern bzw. die Generation der eigenen Eltern thematisiert:

> „Wichtig ist mir, dass die Generation meiner Eltern endlich anerkennt, dass diese traumatisierenden Ereignisse nicht als Phantasien kleiner Kinder abgetan werden, sondern tatsächlich stattgefunden haben."

> „Früher wurde immer alles totgeschwiegen, man drohte uns mit ‚Strafe'. Ich bin selbst betroffen und möchte dies jetzt auch laut sagen dürfen."

> „Ich frage mich, wie Eltern so lange geblendet werden konnten und glaubten, ihren Kindern etwas Gutes zu tun."

Darüber hinaus formulieren viele das Anliegen, dass es dringend einer öffentlichen Thematisierung, Enttabuisierung, Wahrnehmung und Anerkennung des Leids bedarf.

7. Formen der missbräuchlichen Medikamentenvergaben am Beispiel von Aktenauswertungen verschiedener Einrichtungen

Silke Fehlemann, Sylvia Wagner, Heiner Fangerau

7.1 Missbräuchliche Handhabung registrierter Medikamente (am Beispiel der KJP Gütersloh, KJP Hamm, Wittekindshof bei Bad Oeynhausen, KJP Viersen-Süchteln, Hephata Mönchengladbach)

7.1.1 KJP Gütersloh

Die Westfälische Provinzialverwaltung richtete zu Beginn des Jahres 1952 „zunächst in Niedermarsberg eine Abteilung für Jugendpsychiatrie ein, die später nach Gütersloh verlegt wurde. Aus dieser entwickelte sich dann die Westfälische Klinik für Jugendpsychiatrie" (Hecker 1955, S. 431). Diese Gütersloher Klinik (hier und auch schon zuvor im Bericht als KJP Gütersloh bezeichnet) bestand vom März 1952 bis zum Februar 1965. Im September 1958 erhielt die Einrichtung den Beschluss des Landschaftsausschusses über einen dringend benötigten großzügigen Neubau der Klinik in Hamm.[1] Am 18./19. Februar 1965 ist sie in den Neubau nach Hamm umgezogen.

Die Abteilung der Westfälischen Klinik für Jugendpsychiatrie in Gütersloh hat die Medizinerin Elisabeth Hecker (1895–1986) seit 1952 aufgebaut und bis 1960 geleitet (Dahl 2003, S. 100). Hecker galt als eine Pionierin der Kinder- und Jugendpsychiatrie in Deutschland (ebd., S. 99). Zugleich gibt es eindeutige Hinweise, dass sie während der Zeit des Nationalsozialismus aktiv an der Kinder-„Euthanasie" beteiligt war (ebd., S. 107). Sie leitete in der Kriegszeit im oberschlesischen Loben/Lublinitz eine jugendpsychiatrische Klinik. Von hier meldete Hecker „Kinder an den Reichsausschuss in Berlin, bescheinigte ihnen in Gutachten ungünstige Prognosen und überwies sie in die Lobener Kinderfachabteilung" (ebd., S. 99). 1947 erhielt Hecker in Siegen eine Zulassung als Nervenärztin. 1952 wurde sie als Medizinalrätin in den Provinzialdienst Westfalens übernommen und 1953 zur Provinzial-Obermedizinalrätin ernannt (ebd.,

1 Archiv LWL, Best. 103, Nr. 223–224, Niederschrift über die Sitzung vom 30.9.1958. Vgl. auch Bücken (2020), S. 66.

S. 103). Ende 1960 trat sie in den Ruhestand. Ab 1965 lief ein Ermittlungsverfahren gegen Hecker wegen ihrer Beteiligung an der „Kinder-Euthanasie" (ebd., S. 101). Dieses Verfahren wurde jedoch 1974 u. a. aufgrund von Verjährung eingestellt (ebd., S. 106f.).

Hecker schrieb in einem 1955 publizierten Aufsatz über die KJP Gütersloh: „Die Klinik ist ein Intensivbetrieb und wird bewußt klein gehalten (nicht über 50 Betten). Sie ist rein ärztlich bestimmt und hat keine Schule und keine Erzieher." (Hecker 1955, S. 431). Hecker sah in der rein ärztlichen Ausrichtung

> „einen klaren Vorteil: die Eltern oder sonstigen Betreuer des Kindes erfahren rasch, daß die Arbeit der Klinik keiner behördlichen Weisung und keiner gerade bevorzugten Lehrmeinung oder Richtlinie zu folgen hat. Sie sehen ein, daß lediglich ärztliches Verantwortungsgefühl die Vorschläge bestimmt, und an der Herausarbeitung der Vorschläge beteiligen wir die Eltern intensiv." (ebd.).

Sie fuhr fort, dass der Erfolg „uns" eindeutig bestätigt habe:

> „während im ersten Jahr des Bestehens der Klinik 80 % von behördlicher Seite eingewiesen wurden, war das Verhältnis im zweiten Jahr umgekehrt – 75 % der Einweisungen wurden durch die Eltern oder Hausärzte getätigt; der Rest verteilte sich auf die behördlichen Einweisungen, in wachsendem Maße auf forensische" (ebd.).

Dieses Verhältnis scheint in den folgenden Jahren in etwa fortbestanden zu haben. So konnte in 41 von 132 näher untersuchten Fällen aus dem Zeitraum von 1952 bis 1965, also der gesamten Zeit des Bestehens der Einrichtung, eine Einweisung von behördlicher Seite festgestellt werden. Das entspricht etwa 31 Prozent der Fälle.

Deutlicher wird der Hintergrund der ablehnenden Haltung behördlicher Einweisungen in den weiteren Ausführungen Heckers: „Es ist der Allgemeinheit wenig damit gedient, wenn etwa die Beurteilung von Fürsorgeerziehungsfällen die Hauptarbeit der Klinik ist, denn diese Kinder sind ja häufig an einer Endstation angelangt, oft nach einem langen Wege an Konflikten, Fehlhaltungen, Versagen und Schuld" (ebd.). Stattdessen plädiert Hecker für eine Einweisung von „Frühfällen", worunter sie „beginnende psychogene Erkrankungen" versteht (ebd.). Dazu führte sie aus: „Unter den Asozialen, Fürsorgezöglingen, Kriminellen finden wir in der Vorgeschichte eine Reihe von Konstellationen, die die Vermutung berechtigt erscheinen lassen, daß bei frühzeitiger Erkennung manches hätte vermieden werden können" (ebd.).

Nach Heckers Angaben wurden in der Klinik Heranwachsende beiderlei Geschlechts im Alter von zwei bis 21 Jahren aufgenommen (Hecker 1955, S. 431). Das führende Symptom aller Einweisungen sei „Erziehungsschwierigkeit" im engeren oder weiteren Sinne (ebd., S. 431f.). Pflege- oder Bewahrungsfälle nehme die Klinik nicht auf (ebd., S. 432). Die Kinder und Jugendlichen würden für durchschnittlich vier bis sechs Wochen zur Beobachtung und Untersuchung in die Klinik aufgenommen (ebd., S. 433). Abschließend würde die Diagnose begründet und jugendpsychiatrische Vorschläge zur weiteren Behandlung und Erziehung des Kindes bzw. Jugendlichen niedergelegt (ebd.). Ähnlich wie für das Rheinland die KJP Bonn war die KJP Gütersloh demnach die Beobachtungsstation/Gutachterklinik für Westfalen, deren Urteile und Diagnosen für den weiteren Lebensweg der jungen Menschen ganz entscheidend sein konnten.

Der Umfang und die Vielfalt der in der KJP Gütersloh angewandten diagnostischen Methoden war dementsprechend hoch. Die psychologische Testdiagnostik umfasste bspw. verschiedene Intelligenztests (z. B. Hamburg-Wechsler-Intelligenztest für Kinder (HAWIK), Simon-Binet-Test), spezifische kognitive (z. B. Aufmerksamkeits- und Gedächtnistests) und projektive Verfahren (z. B. Rorschach-Test, thematischer Apperzeptionstest) und Tests zur Feststellung des psychischen Entwicklungsstands. Zudem gab es Testverfahren zur Feststellung der sozialen und körperlichen Entwicklung. Standardmäßig wurden Blutuntersuchungen durchgeführt. Hierzu gehörte auch der Cardiolipin-Test zum indirekten Nachweis des Syphilis-Erregers.

Pneumenzephalographien sind in der KJP Gütersloh bis mindestens 1961 durchgeführt worden. Auch diese Eingriffe waren mit Medikamentengaben verknüpft. Häufig sind auch Elektroenzephalographien (EEGs) durchgeführt worden. Hierbei handelt es sich um ein (schmerzloses, ungefährliches) neurologisches Diagnoseverfahren, bei dem die Spannungsschwankungen an der Kopfoberfläche dargestellt werden.

Im Vergleich zur umfangreichen Diagnostik fallen die folgenden Diagnosen als unpräzise ins Auge. „Schwachsinn" und „hirnorganische Schädigungen" bzw. „Verdacht auf hirnorganische Schädigung" stechen heraus. Von 132 näher untersuchten Fällen betrafen diese Diagnosen 55 Fälle (42 %). Auch das ist vergleichbar mit der rheinländischen Äquivalenzklinik in Bonn. Diese Diagnosen waren im zeitgenössischem Umfeld üblich.

Wie in anderen Einrichtungen der Kinder- und Jugendpsychiatrie wurden auch in der KJP Gütersloh Medikamente nicht nur aufgrund einer medizinischen Indikation eingesetzt, sondern aufgrund einer sozialen Indikation. Hier ist eine Beurteilung schwierig, da es bspw. wichtig für die Kinder und Jugendlichen sein konnte, eine Schule zu besuchen. Das Forschungsteam hat im Folgenden versucht, die Fälle aufzulisten, in denen die Medikamentengabe weniger eine soziale, sondern vielmehr eine disziplinierende Funktion einnahm. So findet sich der Einsatz von Arzneimitteln zur Ruhigstellung „störender" Kinder und Jugendlicher in zahlreichen Akten.

- Im Februar 1953 wurde etwa über ein siebenjähriges Mädchen, das am Vortag in die Einrichtung gekommen war, berichtet: „Seit heute früh nicht zu halten, weint dauernd los, will von keinem Kind etwas wissen, läßt sich nicht halten oder beschäftigen, läuft dauernd im Kreis herum [...]."[2] Am folgenden Tag heißt es: „Auf Scopolamin und Valeriana wesentlich ruhiger, schläft ein [...]."[3]

- Ein neunjähriger Junge wird 1954 von der Mutter in die KJP gebracht. Noch während die Mutter der Schwester die Sachen aushändigte, machte der Junge „Radau". Als Reaktion darauf ist festgehalten: „Bekommt sofort Scopolamin, 3x5 gr., in ansteigender Dosierung bis 3x10 / die vorgesehen."[4] Knapp drei Wochen später fällt er weiterhin durch Unruhe auf, der mit einem sedierenden Präparat begegnet wird: „Ist nicht mehr im Bett zu halten, bekommt Atosil (3 mal 10 Tr.)."[5]
- Über einen damals sechsjährigen Jungen wurde berichtet: „Bekommt, nachdem er abends und am folgenden Morgen das Bett vollmachte, 1 ccm Luminal. Ist auch davon wenig beeindruckt [...]."[6] Weiter wird über denselben Jungen berichtet: „Als die Ruhestörung abends im Schlafsaal noch zunahm, bekam er eine dämpfende Injektion."[7] Als Diagnose war für den Jungen angegeben: „Körperliche und charakterliche Entwicklungsstörung nach frühkindlicher Hirnschädigung. Zusätzliche Entwicklungsbeeinträchtigung durch Erziehungsmängel und Neurotisierung."[8]
- Über ein dreijähriges Mädchen wurde 1962 am Tag der Aufnahme notiert: „Ich nehme sie auf den Arm und bringe sie so auf die Kleinkinderstation. Dabei verhält sie sich ganz still. Erst auf der Station fängt das Schreien und Zappeln an. Sie will keine Medikamente schlucken und will auch kein Mittag essen. Bekommt 1 Verophenzäpfchen."[9] Als Diagnose wurde angegeben: „Körperlicher und besonders geistig-seelischer Entwicklungsrückstand mit erheblich motorischer Unruhe und Sprachstörung bei Verdacht auf frühkindliche hirnorganische Schädigung."[10]
- Für ein 16-jähriges Mädchen werden die Medikamente gar als eine Art letzte Chance beschrieben: „Frau OMR. [Obermedizinalrätin] hat ihr gesagt, wenn sie sich nicht besser aufführen würde, dann müßte sie eben in eine Anstalt kommen, sie bekäme jetzt noch Tabletten, wir wollten es noch mal mit ihr versuchen."[11]

---

2 Archiv LWL, Best. 665, Nr. 106, Eintrag vom 21.2.1953.
3 Archiv LWL, Best. 665, Nr. 106, Eintrag vom 22.2.1953.
4 Archiv LWL, Best. 665, Nr. 182, Eintrag vom 12.11.1954.
5 Archiv LWL, Best. 665, Nr. 182, Eintrag vom 2.12.1954.
6 Archiv LWL, Best. 665, Nr. 358, Eintrag vom 24.10.1958.
7 Archiv LWL, Best. 665, Nr. 358, Jugendpsychiatrischer Befundbericht vom 4.12.1958.
8 Archiv LWL, Best. 665, Nr. 358, Jugendpsychiatrischer Befundbericht vom 4.12.1958.
9 Archiv LWL, Best. 665, Nr. 551, Eintrag vom 9.8.1962.
10 Archiv LWL, Best. 665, Nr. 551, Jugendpsychiatrischer Befundbericht vom 5.9.1962.
11 Archiv LWL, Best. 665, Nr. 219, Eintrag vom 25.11.1955.

- Der Eintrag über ein 14-jähriges Mädchen an ihrem Entlassungstag im November 1955 macht den disziplinarischen Charakter des Medikamenteneinsatzes in ihrem Fall besonders deutlich: „Singt auffallend Schlager, zankt, bockt, ist stinkmadig faul. Es atmet alles auf, daß sie heute abgeholt wird. Das Einzige, womit man ihr imponieren kann, ist eine Injektion, davor hat sie heillosen Wind und kann sich dann auch zusammennehmen."[12]
- In einem Akteneintrag über einen 15-jährigen Jungen heißt es 1958: „Mischt sich in alles ein.- Ab heute: morgens 1 Tbl. und nachmittags 2 Tbl. Megaphen."[13] Und etwa einen Monat später: „Auf der Stauin [Station; Anm. d. Verf.] lachte er 1 Stunde lang ohne triftigen Grund. Auf Anordnung vom Oberarzt 4 Tage Megaphen-Dauerschlaf. Darüber ist er böse und schimpft ‚die verfluchten Spritzen, blos [sic!] weil ich gelacht habe."[14] Seine Diagnose lautete: „Pubertätskrise, wahrscheinlich durch exogene Noxe ausgelöst, bei zyklischer (maniformer) Konstitution."[15]

Auch die weiteren im Folgenden aufgezählten Beispiele mit Formulierungen aus den Patient:innenakten können zeigen, in welcher Bandbreite sozial-disziplinarische Argumente psychotrope Medikamente rechtfertigten:

- „Da sie sehr störend war, wurde ein Dämmerschlaf auf SEE angeordnet."[16] Die Beurteilung des 16-jährigen Mädchens lautete: „Es handelt sich bei [...] um eine debile, zu extremen Schwankungen im Affekt neigende (Psychopathin) Person, die ausgesprochen hysterische Züge zeigt."[17]
- Bei einem achtjährigen Mädchen heißt es 1955: „Nach 3 × tägl. 10 Tropfen Atosil geht es erheblich besser mit ihr."[18]
- Über einen 10-jährigen Jungen heißt es 1956: „Unter der medikamentösen Behandlung ist er weiter ruhig und eingepaßter."[19]
- Ein fünfjähriger Junge erhält 1959 aufgrund seiner Unruhe Verophen und „ist dann etwas besser zu dirigieren, macht aber immer noch beträchtliche Einordnungsschwierigkeiten."[20]
- Ein 13-Jähriges Mädchen (1957): „Sie bekommt Megaphen und ist seitdem wesentlich ruhiger und auch zugänglicher."[21]

---

12 Archiv LWL, Best. 665, Nr. 221, Eintrag vom 28.11.1955.
13 Archiv LWL, Best. 665, Nr. 1087, Eintrag vom 19.6.1958.
14 Archiv LWL, Best. 665, Nr. 1087, Eintrag vom 24.7.1958
15 Archiv LWL, Best. 665, Nr. 1087, Jugendpsychiatrischer Befundbericht vom 22.9.1958.
16 Archiv LWL, Best. 665, Nr. 97, Eintrag vom 9.10.1952.
17 Archiv LWL, Best. 665, Nr. 97, o. D. (1952), zur Diagnose siehe auch Kapitel 7.1.5.
18 Archiv LWL, Best. 665, Nr. 222, Jugendpsychiatrischer Befundbericht vom 12.1.1956.
19 Archiv LWL, Best. 665, Nr. 270, Eintrag vom 14.8.1956.
20 Archiv LWL, Best. 665, Nr. 307, Eintrag vom 9.5.1959.
21 Archiv LWL, Best. 665, Nr. 321, Eintrag vom 3.12.1957.

- Ein 15-jähriges Mädchen (1958): „Seit einigen Tagen 3 × 2 Tabl. Megaphen. Seitdem stört sie kaum noch im Schlafsaal.“[22]
- 17-jähriges Mädchen (1960): „Das Mädchen wurde medikamentös mit Psyquil behandelt. Erst unter recht hoher Dosierung wurde es etwas ausgeglichener, war nicht mehr so umtriebig und ließ sich anleiten. Sein dummes Geschwätz stellte es trotzdem nicht ein.“[23]
- Achtjähriges Mädchen (1960): „Wegen der hochgradigen Unruhe des Mädchens wurde zunächst eine Behandlung mit Sedapon begonnen, die aber keinen eindeutigen Erfolg zeigte. Danach wurde die Therapie auf 3 × 1 Megaphen zu 0,025 umgestellt. Bei dieser Medikation wurde [...] sichtlich ruhiger und ausgeglichener. Sie störte und zankte nicht mehr. [...] Zuletzt fiel sie in der Gemeinschaft nicht mehr auf.“[24]
- 10-jähriges Mädchen (1957): „3 × 1 Megaphen, keine wesentlich [sic!] Veränderung. Sie ist wenig tragbar für eine normale Abteilung oder für ein offenes Haus. In Wirklichkeit ist das Kind ein Bewahrungsfall. Onaniert immer noch. Sie kriegt auch Insulin, aber es nutzt leider gar nichts.“[25] Zwei Tage später: „Nach 3 × Megaphen keine Veränderung, sie ist wohl etwas ruhiger, aber keines sonst sozialer geworden.“[26] [sic!]
- 17-jähriges Mädchen (1958): „War streitsüchtig und schlug die anderen. Hatte mit aller Welt Krach. Jetzt 3 × 1 Megaphen.“[27]
- Siebenjähriger Junge (1959): „Wir haben durch die Dämpfung mit Verophen seine Gemeinschaftsfähigkeit erheblich bessern können.“[28]
- Sechsjähriges Mädchen (1955): „Schlägt ab und zu über die Stränge, ist aber sonst unter Atosil gut zu leiten.“[29]
- 15-jähriger Junge (1960): „Schon morgens nach dem Wecken geht die Rederei los, auch Melleril hilft nicht besonders.“[30]
- 13-jähriges Mädchen (1960): „Im allgemeinen nach Psyquil ruhiger, auch netter im Benehmen.“[31]
- 16-jähriges Mädchen (1958): „Da sie in der letzten Zeit so unerträglich ist, bekommt sie seit dem 27.5. täglich 2 × 1 Megaphen es wird dadurch aber

22 Archiv LWL, Best. 665, Nr. 352, Eintrag vom 12.9.1958.
23 Archiv LWL, Best. 665, Nr. 444, Jugendpsychiatrischer Bericht vom 15.7.1960.
24 Archiv LWL, Best. 665, Nr. 469, Jugendpsychiatrischer Bericht vom 2.1.1961.
25 Archiv LWL, Best. 665, Nr. 579, Eintrag vom 20.3.1957.
26 Archiv LWL, Best. 665, Nr. 579, Eintrag vom 22.3.1957.
27 Archiv LWL, Best. 665, Nr. 679, Eintrag vom 20.10.1958.
28 Archiv LWL, Best. 665, Nr. 693, Jugendpsychiatrischer Bericht vom 10.9.1959.
29 Archiv LWL, Best. 665, Nr. 820, Eintrag vom 9.8.1955.
30 Archiv LWL, Best. 665, Nr. 852, Eintrag vom 25.7.1960.
31 Archiv LWL, Best. 665, Nr. 882, Eintrag vom 29.11.1960.

nicht besser. [...] Ab 4.6. 3 × 2 Megaphen, daraufhin schläft sie dauernd [...].“[32]

- 21-jähriger junger Mann (1961): „Unter der speziellen Behandlung mit Hormonen und Hovaletten hat [...] keinerlei sexuelle [sic!] Gefühle mehr.“[33]
- 10-jähriges Mädchen (1957): „[...] sie fällt durch hemmungsloses Onanieren auf, bekommt deshalb Mixtura nervina.“[34]

Deutlich wird, dass die Ruhigstellung der Kinder und Jugendlichen zum Alltag in der Klinik gehörte. Eine genaue statistische Angabe lässt sich zu dem Umfang des Einsatzes von Arzneimitteln zur Sedierung nicht machen, da offensichtlich auch von nächtlichem Personal Medikamente zur Ruhigstellung ohne genaue Angabe verabreicht wurden. Zugleich ist zu vermuten, dass die nächtlichen Verabreichungen nicht generell ärztlich verordnet waren. Beispielhafte Einträge für den abendlichen oder nächtlichen Einsatz von sedierenden Arzneimitteln vermutlich ohne ärztliche Verordnung sind:

1. „Als die Ruhestörung abends im Schlafsaal noch zunahm, bekam er eine dämpfende Injektion.“[35]
2. „Abends unruhig. Braucht eine Evipan-Tbl., 2 ccm Somnifen und 1 SEE [Skopolamin, Eucodal und Ephetonin] bis er einschläft.“[36]

Auch Insulin ist zur Sedierung eingesetzt worden, wie folgende Einträge zu einem Jungen in seiner Akte zeigen: „Ab gestern bekam er Insulin, wieder etwas ruhiger.“[37] „Seitdem er Insulin und Megaphen bekommt, ist er etwas ruhiger geworden, aber hin und wieder macht er noch Krach oder meutert.“[38] Als Nebenwirkung ist erkennbar: „Morgens immer sehr unruhig. Kommt dauernd aus dem Zimmer und möchte essen. Nachdem er Traubenzucker bekommen hat ist er ruhig und schläft.“[39] Weiter heißt es: „Bekommt weiterhin Insulin, schläft sehr viel und steht erst nachmittags auf. Drängt nicht mehr so viel aus dem Bett, wie vor Tagen.“[40] Sechs Tage später wird berichtet: „Abends ist er schon zeitig müde. Zwischen 19–20 Uhr schläft er am Tisch ein.“[41]

32 Archiv LWL, Best. 665, Nr. 917, Eintrag vom 12.6.1958.
33 Archiv LWL, Best. 665, Nr. 413, Eintrag vom 26.1.1961.
34 Archiv LWL, Best. 665, Nr. 579, Eintrag vom 22.2.1957.
35 Archiv LWL, Best. 665, Nr. 358, Jugendpsychiatrischer Bericht vom 4.12.1958.
36 Archiv LWL, Best. 665, Nr. 1087, Eintrag vom 16.6.1958.
37 Archiv LWL, Best. 665, Nr. 1087, Eintrag vom 19.6.1958.
38 Archiv LWL, Best. 665, Nr. 1087, Eintrag vom 21.6.1958.
39 Archiv LWL, Best. 665, Nr. 1087, Eintrag vom 27.6.1958.
40 Archiv LWL, Best. 665, Nr. 1087, Eintrag vom 6.7.1958.
41 Archiv LWL, Best. 665, Nr. 1087, Eintrag vom 12.7.1958.

Narkoanalyse

Nach dem Ausscheiden von Elisabeth Hecker übernahm der Mediziner Helmut Hünnekens (1917–1995) am 1.1.1961 die Leitung der KJP Gütersloh[42], die er auch nach dem Umzug nach Hamm bis 1981 innehatte. Hünnekens war bereits seit April 1952 in der KJP Gütersloh tätig.[43] Er war sowohl Facharzt für Innere Medizin als auch für Neurologie und Psychiatrie.[44] Ende 1970 erwarb er zusätzlich die Anerkennung als Arzt für Kinder- und Jugendpsychiatrie.[45]

Im Jahr 1954 wurde gegen Hünnekens ein Ermittlungsverfahren wegen Körperverletzung eingeleitet.[46] In einem Mordprozess gegen einen 15-Jährigen hatte er ein Gutachten verfasst, wobei er den jugendlichen Angeklagten unter Anwendung einer Narkoanalyse exploriert hatte.[47] Im deutschen Strafverfahren war diese Untersuchungsmethode „der Ausfragung des Patienten im Zustand leichter Betäubung“[48] oder im Volksmund damals auch als „Wahrheitsspritze“[49] bekannt, nicht zulässig.[50] Seit Inkrafttreten des § 136a der Strafprozessordnung (StPO) im Jahr 1950 war gesetzlich geregelt, dass die Freiheit des Willens eines Beschuldigten nicht „durch die Verabreichung von Mitteln“ beeinträchtigt werden durfte (Schuhr 2023, Rn 33, 34). Hierunter fiel „nach absolut herrschender Meinung“ auch die Narkoanalyse (Diemer 2023, Rn 15–17). Daher wurde ein neues Gutachten von einem anderen Psychiater in Auftrag gegeben.[51] Offenbar hat Hünnekens vor Gericht erst durch den Hinweis des Angeklagten eingeräumt, die „Wahrheitsspritze“ angewandt zu haben.[52] Allerdings habe er „einen derartigen Versuch erst nach Abfassung des Gutachtens aus rein experimentellen Gründen gemacht.“[53]

42 Archiv LWL, Best. 132, Nr. 1955, Leistungsbericht über den Landesmedizinalrat Dr. Helmut Hünnekens vom 25.9.1961.

43 Archiv LWL, Best. 132, Nr. 1955, Schreiben der KJP Gütersloh, Frau Hecker an den LWL, Betr.: Dr. med. Helmut Hünnekens, vom 5.5.1955.

44 Archiv LWL, Best. 132, Nr. 1955, Schreiben der KJP Gütersloh, Frau Hecker an den LWL, Betr.: Antrag auf Übernahme des Dr. med. Helmut Hünnekens in das Beamtenverhältnis zum 1.4.55, vom 7.1.1955.

45 Urkunde der Ärztekammer Westfalen-Lippe vom 16.2.1971.

46 Archiv LWL, Best. 132, Nr. 1955, Schreiben Hünnekens an den LWL vom 25.11.1954.

47 Vgl. Archiv LWL, Best. 132, Nr. 1955, Zeitungsartikel „Narkoanalyse in Strafverfahren nicht zulässig“ in der Castrop-Rauxeler Rundschau vom 6.3.1954.

48 Ebd.

49 Archiv LWL, Best. 132, Nr. 1955, Zeitungsartikel „Wahrheitsspritze“ – Vertagungsgrund vom 6.3.1954.

50 Vgl. Archiv LWL, Best. 132, Nr. 1955, Zeitungsartikel „Narkoanalyse in Strafverfahren nicht zulässig“ in der Castrop-Rauxeler Rundschau vom 6.3.1954.

51 Ebd.

52 Vgl. Archiv LWL, Best. 132, Nr. 1955, Zeitungsartikel „Wahrheitsspritze“ – Vertagungsgrund, vom 6.3.1954 und Archiv LWL, Best. 132, Nr.1955, Zeitungsartikel „Junge in Narkose ausgefragt“ vom 6.3.1954.

53 Ebd.

Nach Hünnekens eigenen Angaben wurde das Verfahren gegen ihn im September 1954 eingestellt.[54] Mit Bezug auf § 136a der StPO hielt die Leiterin der KJP Gütersloh in einem Schreiben vom 23.3.1954 an den Landesrat fest:

> „Die Klinik benutzt die Narkoanalyse in forensischen Beobachtungsfällen grundsätzlich nicht und hat sie auch nicht benutzt bis auf diesen Sonderfall [...]. Der § 136a StPO spricht von unzulässigen Vernehmungsmethoden, durch die die Freiheit der Willensentschließung und der Willensbetätigung beeinträchtigt werden. [...]. Der Umstand, dass aus der Anwendung der Narkoanalyse Missverständnisse entstanden sind, die in dieser Form nicht zu erwarten waren, wird naturgemäss die Narkoanalyse in der Klinik für die Zukunft ausschalten."[55]

Diese Feststellung war jedoch nicht zutreffend. So wurde diese Methode zumindest auch bei einem 15-jährigen Mädchen im Juli 1954 angewandt.[56]

Todesfälle unter Medikamenten in Gütersloh

Neben Todesfällen, die weitgehend krankheitsbedingt waren, sind in Gütersloh zwei Todesfälle aufgefallen, die in Zusammenhang mit Medikamentengaben stehen könnten. Beide Patient:innen waren in der Klinik mit einer Insulinkur/Insulinkomatherapie behandelt worden. Die Sterblichkeitsrate der Insulinkomatherapie, z. B. durch Hypoglykämien, wird mit etwa 1 Prozent, angenommen (Jones 2000, S. 147; Pimm 2014, S. 83). Offenbar wurden für die Insulinkuren Einwilligungen eingeholt, jedenfalls lassen sich vereinzelt Hinweise finden.[57] Im ersten Fall handelt es sich um ein 18-jähriges Mädchen, das im Juli 1958 aufgrund eines Suizidversuchs in die Klinik aufgenommen wurde.[58] Seit ihrem sechsten Lebensjahr war sie Vollwaise.[59] Sie wuchs daraufhin in verschiedenen Heimeinrichtungen, einer Pflegefamilie und der Familie ihres Arbeitgebers auf. Wegen regelmäßigem Erbrechen erhält sie ein stoffwechselanregendes Präparat (Sympatol).[60] Am 19.8.1958 lautet ein Eintrag: „Inzwischen wurde eine Insulinkur begonnen mit kleinen Dosen."[61] Dies geschehe zur „körperlich-vegetativen und psychischen Umstimmung."[62] Neun Tage später heißt es: „Insulindosis

54 Archiv LWL, Best. 132, Nr. 1955, Schreiben Hünnekens an den LWL vom 25.11.1954.

55 Archiv LWL, Best. 132, Nr. 1955, Schreiben Hecker an Landesrat Dr. Dr. Schneider im Hause, vom 23.3.1954. Herv. i. O.

56 Archiv LWL, Best. 665, Nr.166, Eintrag vom 9.7.1954.

57 Archiv LWL, Best. 665, Nr. 181, Hinweis auf schriftliche Einwilligung zur Insulinkur.

58 Archiv LWL, Best. 665, Nr. 899, Jugendpsychiatrischer Befundbericht vom 28.10.1958. Auch die weiteren Angaben zu der Patientin hieraus.

59 Archiv LWL, Best. 665, Nr. 899, Jugendpsychiatrischer Befundbericht vom 28.10.1958.

60 Archiv LWL, Best. 665, Nr. 899, Eintrag vom 29.7.1958.

61 Archiv LWL, Best. 665, Nr. 899, Eintrag vom 19.8.1958.

62 Archiv LWL, Best. 665, Nr. 899, Jugendpsychiatrischer Befundbericht vom 28.10.1958.

inzwischen auf 40 Einheiten, diese Dosis wird beibehalten. Sie hat inzwischen 2 Pfund zugenommen, fühlt sich wohler, die Kreislaufschwankungen kommen nicht mehr vor, auch kein Erbrechen mehr."[63] Am 5.9.1958 heißt es: „Die Insulinkur soll morgen abgeschlossen werden."[64] Die Insulinkur wurde somit über mindestens 19 Tage durchgeführt. Am 12.9.1958 wurde das Mädchen aus der Einrichtung in eine Heimeinrichtung in Dortmund entlassen. Als Diagnose wurde angegeben: „Durchschnittlich intellektuelle Begabung, schizothymer, sensitiver Charakter. Tendenz zu gefühlsmäßigen Stauungen und Verstimmungen. Depressiver Verstimmungszustand mit Suizidversuch."[65] In einem Brief der „Innere[n] Mission und Evang. Hilfswerk Westfalen" wird die KJP darüber informiert, dass deren ehemalige Patientin am 25.10.1958 verstorben sei.[66] Die Obduktion habe keinen besonderen Befund ergeben. In dem Brief wird weiter über das Mädchen berichtet: „Die Pflegeeltern haben uns erzählt, dass [...] bereits Kuren gegen Magengeschwür [sic!] gemacht habe und einmal in [...] im Krankenhaus lag. Sie hätte viel erbrochen und manchmal kein Gefäß mehr erreichen können dazu. Auch hätte [...] ständig Durst gehabt. Die hiesige Ärztin kann sich den so plötzlich erfolgten Tod nicht erklären."[67] Ob ein Zusammenhang zwischen der Insulinkur und dem Tod des Mädchens besteht, kann nicht gesagt werden.

Bei dem zweiten Fall handelt es sich um einen 12-jährigen Jungen. Er war unehelich geboren, lebte bei der Tante und vorher im Heim. Im Mai 1957 wurde er wegen hartnäckigen Einkotens in die Klinik aufgenommen.[68] Ab dem 29. Mai bis zum 23. Juni erhielt er Insulin.[69]

In einem Nachtrag vom 3.6.1957 wird berichtet:

> „Sehr eingeengt, immer diese schraubenden Verlegenheitsbewegungen, das Grimassieren und dann kein Wort sprechen. Eine neue Einrichtung bei ihm ist, daß er plötzlich beim Essen nichts mag und stehen läßt. Bis ½ 4 Uhr hat er vor seinem Teller gesessen, die Gabel lag genau wie um ½ 12 Uhr. Am nächsten Morgen (Himmelsfahrt) [sic!] aus Versehen keine Spritze bekommen und das hat er sabotiert, daß er fraß wie ein Scheunendrescher. Er hatte vorher die Ausrede, er wollte

63 Archiv LWL, Best. 665, Nr. 899, Eintrag vom 28.8.1958.

64 Archiv LWL, Best. 665, Nr. 899, Eintrag vom 5.9.1958.

65 Archiv LWL, Best. 665, Nr. 899, Jugendpsychiatrischer Befundbericht vom 28.10.1958.

66 Archiv LWL, Best. 665, Nr. 899, Schreiben der „Innere Mission und Evang. Hilfswerk Westfalen" an Dr. Wenzel Gütersloh Jugendpsychiatrische Klinik, vom 29.10.1958.

67 Archiv LWL, Best. 665, Nr. 899, Schreiben der „Innere Mission und Evang. Hilfswerk Westfalen" an Dr. Wenzel Gütersloh Jugendpsychiatrische Klinik, vom 29.10.1958.

68 Archiv LWL, Best. 665, Nr. 930, Jugendpsychiatrischer Befundbericht vom 12.07.1957.

69 Archiv LWL, Best. 665, Nr. 930, Eintrag vom 6.6.1957 und 25.6.1957.

kommunizieren, aber er tat es nicht. Es ist beabsichtigt, die Insulinkur nun bis zum Schock zu bringen."[70]

Einträge lassen vermuten, dass er das Insulin wegen des Einkotens erhielt. So ist z. B. am 11.6.1957 notiert: „Er kotet weiter ein, besonders während der Feiertage, an denen er kein Insulin bekam."[71] Und sieben Tage später: „Kotet nach wie vor ein, wenn er keine Spritze bekommt."[72] Am 22.6.1957 wird notiert: „Er kotet weiter ständig ein, manchmal sogar 2 × am Tage. Weiter bockig. Bekommt weiter Insulin, ferner wurde versucht, ihn durch Nahrungsentzug vom Einkoten abzubringen. Das war alles ohne Erfolg. Sein Stottern nimmt mehr zu."[73] Am 25.6.1957 heißt es:

> „Nach Rücksprache mit dem Psychologen […], der sich viel mit ihm beschäftigt hat. Die Insulinkur hat gar nichts genützt. Er kotet sogar 2 × am Tag gelegentlich ein. Sein Stottern nimmt zu. Es soll, ausgehend von der These, daß dieses Einkoten Lust bedeutet, folgendes versucht werden. Er ißt ja leidenschaftlich gern und deshalb bekommt er nur dunkles Brot, Schokoladenpudding, alles was dunkel ist. Der Plan dabei ist, er soll überdrüssig werden. Als grundsätzliche Maßnahme: Er wird allein gelegt, sich selbst überlassen, kriegt keine Wäsche erneuert, ausser im Rahmen des Üblichen. Bekommt etwas zum Lesen, zum Aussägen. Er hat die Wände dann mit Ton angeschmiert. Er wird häufig auf dem Klo angetroffen. Er hat bis jetzt nur eingeschmiert, aber er sitzt auch mehrfach auf dem Klo, so daß wir annehmen, daß er dort mit Begeisterung onaniert. Er hat auch ein gewisses Beharrungsvermögen [sic!]. Er blieb im Bett liegen, weil er meinte, er kriegt eine Spritze. Die war aber schon vor 2 Tagen abgesetzt. Er ist nach wie vor freundlich. Gestern hat er nachmittags nicht gegessen. Er ist z. Zt. verbockt. Die Regelung soll zunächst 8 Tage konsequent durchgeführt werden."[74]

Am 11.7.1957 sei das Kind „plötzlich innerhalb 1 ½ Stunden an einer massiven rechten Hirnseitenkammerblutung gestorben."[75] Der Junge verstarb in der Einrichtung. Laut Obduktionsbericht war die Todesursache: „Apoplexie. Zentraler Tod."[76] Als pathologisch-anatomische Diagnose wurde u. a. festgestellt: „Multiple angeborene periphere Aneurysmata der Hirnarterien […]. Apoplexie: Kindsfausgroße [sic!], frische Hirnmassenblutung […]."[77] Zudem wurden anatomi-

---

70 Archiv LWL, Best. 665, Nr. 930, Nachtrag vom 3.6.1957.

71 Archiv LWL, Best. 665, Nr. 930, Eintrag vom 11.6.1957.

72 Archiv LWL, Best. 665, Nr. 930, Eintrag vom 18.6.1957.

73 Archiv LWL, Best. 665, Nr. 930, Eintrag vom 22.6.1957.

74 Archiv LWL, Best. 665, Nr. 930, Eintrag vom 25.6.1957. Herv. i. O.

75 Archiv LWL, Best. 665, Nr. 930, Jugendpsychiatrischer Befundbericht vom 12.7.1957.

76 Schreiben des Pathologischen Instituts der Universität Münster an die Heilanstalt Gütersloh Jungendpsychiatrie, vom 24.8.1957.

77 Ebd.

sche Veränderungen am Rektum festgestellt. Diesen liege „ein auf das Rektum beschränkter hochgradiger Defekt, der die Darmmotorik steuernden intramuralen Ganglien zugrunde."[78] Demnach ist anzunehmen, dass dieser Defekt die Ursache des hartnäckigen Einkotens des Jungen gewesen wäre und nicht psychogen bedingt war, wie in der KJP vermutet. Die durchgeführte Insulinschockbehandlung hätte demnach auf einer falschen Diagnose beruht.

7.1.2 KJP Hamm

Am 18./19. Februar 1965 zog die KJP Gütersloh schließlich in den Neubau nach Hamm um. Auch der Gütersloher Leiter, Helmut Hünnekens, wechselte nach Hamm. Hünnekens war bis 1981 Direktor der KJP Hamm.[79]

Wie bereits in der KJP Gütersloh, so sind auch in Hamm Medikamente offensichtlich ohne eine klare medizinische Indikation zur Ruhigstellung von Kindern und Jugendlichen eingesetzt worden.

Ein Beispiel hierfür findet sich in der Akte eines 10-jährigen Jungen, der im Oktober 1965 in die KJP Hamm aufgenommen wurde.[80] Seine Diagnose lautete: „Cerebralschaden. Erethie. Erheblich geistig-seelische Regelwidrigkeit."[81]

Am 27.10.1956 wird über ihn berichtet: „Beim Essen fällt auf, daß er sich sehr undiszipliniert verhält, daß er nicht stillsitzen kann und beim Gebet z. B. lacht und seine Witze macht. Aufgrund seiner Unruhe wird ihm Aolept (?) [sic!] verordnet."[82] Direkt werden jedoch Nebenwirkungen deutlich:

> „Nachdem er 2 Tage dieses Mittel eingenommen hat, kippte er am Nachmittag beim Spielen auf der Wiese mehrmals nach hinten. Er war nicht mehr fähig selbständig auf die Station zu gehen, er mußte nach oben gebracht werden und sah sehr blaß und benommen aus. Frau Lehmann verordnete daraufhin Aoleth-Tropfen [sic!]. Der Vorgang wiederholte sich danach nicht mehr, aber es ist festzustellen, daß er jetzt mittags immer durchschläft."[83]

---

78 Ebd.

79 Die archivalische Überlieferung der Patienten-/Patientinnenakten aus Hamm ist ab 1965 mit der im Archiv LWL üblichen Buchstabenauswahl: A, D, St, X und Y gebildet. Aus der Hammer Überlieferung befinden sich die Akten von 1965 bis Mitte/Ende der 1970er Jahre im Bestand. Sie umfassen die Nummern 1120 bis 1431. Diese 311 Akten sind komplett durchgesehen worden.

80 Archiv LWL, Best. 665, Nr. 1389, Jugendpsychiatrischer Befundbericht vom 24.11.1965.

81 Ebd.

82 Archiv LWL, Best. 665, Nr. 1389, Eintrag vom 27.10.1965.

83 Ebd.

Aoleth-Tropfen sind nicht bekannt. Von der Ähnlichkeit des Wortes her könnte es sich um Aolept-Tropfen handeln, wobei es widersinnig wäre, wenn er die Tropfen erhalten hätte, weil dieselben Tropfen in Verbindung mit den Erscheinungen gebracht wurden.

Ein weiteres Beispiel bietet die Medikamentengabe an einen neunjährigen Jungen, der im September 1967 in die Klinik aufgenommen wurde.[84] Die Eingangsdiagnose lautete: schwere Verhaltensstörung bei Debilität. Laut einem Schreiben erfolgte die Einweisung, weil der Junge

> „durch seine starke Unruhe und sein unberechenbares Verhalten den Unterricht derartig störte, daß ein Verbleib in der Schule unmöglich wurde. Es wurde die Frage gestellt, ob durch eine medikamentöse Behandlung eine günstige Beeinflussung der Verhaltensstörung möglich sei, wodurch dann eine Wiederaufnahme in der Sonderschule gerechtfertigt wäre, oder ob eine Unterbringung in einer Heimschule unumgänglich sei."[85]

Mit Truxalsaft wären die Unruhe und die Verhaltensstörungen sehr günstig beeinflusst worden. Zuletzt habe er 2 × 100 mg Truxal erhalten. Diese Medikation solle auch zu Hause weiter fortgeführt werden. Da er immer wieder einkotete, wurde eine Stuhlprobe an ein Hygieneinstitut gesandt. Daraus konnten Salmonellen gezüchtet werden.

In einer „Nachtwachenbeobachtung" wurde am 1./2. Oktober 1967 über den Jungen berichtet: „Er zeigt sich etwas ängstlich und antwortet auf alles was die Nachtwache ihm aufträgt ganz treuherzig: ‚Ja, liebe Oma.' Da er nach einer Stunde noch nicht wieder eingeschlafen ist, bekommt er noch mal Atosil-Sirup."[86] Dies legt nahe, dass es wie anscheinend zuvor in der KJP Gütersloh nicht unüblich war, dass in der Nacht nichtärztliches Personal Medikamente im eigenen Ermessen verabreichen konnte. Auch in den folgenden zwei Nächten erhielt er Atosil-Sirup von der „Oma".[87] In der Nacht vom 4./5. Oktober 1967 wurde notiert:

> „[…] ist heute nacht [sic!] schlimmer, denn je. Um 23 Uhr kommt er, wie gewöhnlich zur Nachtwache, macht ein Häufchen und wandert wieder mit einiger Nachhilfe – in sein Bett. Er schläft aber keineswegs, sondern redet und geht zu […], die er beide wach macht.- Als alle Bemühungen nicht helfen, bekommt er 1 × megaphen [sic!] und 1 Atosil Drg. um 24 Uhr. Er schläft auch danach noch nicht, sondern stört weiter; er bleibt nur solange still liegen, wie die Nachtwache bei ihm steht. Schließlich wird er

84 Archiv LWL, Best. 665, Nr. 1406, Schreiben von Hünnekens und Weidemann von der KJP Hamm an den offenbar einweisenden Arzt vom 5.12.1967.

85 Archiv LWL, Best. 665, Nr. 1406, Schreiben von Hünnekens und Weidemann von der KJP Hamm an den offenbar einweisenden Arzt vom 5.12.1967. Auch die nächsten Angaben danach.

86 Archiv LWL, Best. 665, Nr. 1406, Nachtwachenbeobachtung 1./2.10.1967.

87 Archiv LWL, Best. 665, Nr. 1406, Nachtwachenbeobachtung 2./3.10.1967 und 3./4.10.1967.

mit seinem Bettzeug – da kein Raum mehr frei ist – in den Waschraum gelegt; nunr [sic!] wird es erst recht schlimm; ununterbrochen ruft er ‚Oma, wo bist Du?' ‚Oma aufmachen'. Er ist nur für Minuten still, um sich zu waschen. Also muss er wieder ins Bett gelegt werden – aber erst gegen ½ 3 Uhr schläft er endlich ein."[88]

Es wird deutlich, dass auch in der KJP Hamm junge Menschen sediert wurden, obwohl mehr Raum als in der KJP Gütersloh zur Verfügung stand. Ob jedoch mehr Kinder und Jugendliche aufgenommen wurden und damit die gleichen beengten Verhältnisse fortbestanden, ist nicht bekannt.

7.1.3 Wittekindshof

Todesfälle nach Medikamentengabe im Wittekindshof

Bereits Schmuhl und Winkler dokumentierten für den Wittekindshof, eine diakonische Einrichtung für Menschen mit Behinderungen bei Bad Oeynhausen, eine „nicht medizinisch indizierte(n) Medikamentengabe", die der Ruhigstellung diente (Schmuhl/Winkler 2012, S. 522). Schmuhl und Winkler berichten, dass im Speisesaal des Gerahauses noch 1965 eine Flasche Truxal bereitgestanden habe, „um bei Tisch störenden Mädchen umgehend einen Löffel verabreichen und sie damit ruhigstellen zu können" (ebd., S. 520f.; Winkler 2011).

Im Wittekindshof finden sich auch zwei ungeklärte plötzliche Todesfälle nach Verabreichung hoher Dosen sedierender Medikamente.

So wurde im Jahre 1948 der damals zehnjährige Detlev*[89] in den Wittekindshof aufgenommen.[90] Die Diagnose lautete „Imbeziller Psychopath".[91] Im Februar 1949 wird über ihn notiert: „schwierig zu nehmen, reizbar, zerstörungssüchtig, kratzt, gemeingefährlich wenn er seinen Willen nicht bekommt."[92] Im Dezember desselben Jahres heißt es, dass er nur schwer zu fixieren sei. Immer wieder wird nun berichtet, dass er „mechanisch beschränkt"[93] werde. Im Februar 1954 wird über Detlev* (er ist jetzt knapp 16 Jahre alt) notiert: „Muss ständig unter Aufsicht gehalten werden, kollert häufig, schreit, beisst sich in die Hände, zeitweise schmust er gern und zeigt sich anhänglich. [...]. Wegen seiner Unruhe, besonders nachts erhält er abends 0,3 Luminal."[94] Die Dosierung entspricht hier

88 Archiv LWL, Best. 665, Nr. 1406, Nachtwachenbeobachtung 4./5.10.1967.

89 Pseudonym (Klarname liegt Sylvia Wagner vor). Pseudonyme werden im Folgenden mit * hinter dem Namen gekennzeichnet.

90 Archiv Wittekindshof; alle hier gemachten Angaben stammen aus der Akte des Patienten.

91 Zur Diagnose siehe auch Kapitel 7.1.5.

92 Archiv Wittekindshof, Bewohnerakte Detlev*. Eintrag vom 5.2.1949.

93 Archiv Wittekindshof, Bewohnerakte Detlev*. Z. B. Einträge vom 10.2.1949 und 17.10.1956.

94 Archiv Wittekindshof, Bewohnerakte Detlev*. Eintrag vom 2.2.1954. Luminal (Wirkstoff: Phenobarbital) ist ein Präparat gegen epileptische Anfälle, wirkt aber auch sedierend.

der 1977 als maximal empfohlenen Einzelgabe (Bundesverband der Pharmazeutischen Industrie 1977, Eintrag „Luminal").

Auch im September 1954 erhält er laut Akteneintrag „wegen der Unruhe täglich 0,3 Luminal."[95] Die Verabreichung von „Beruhigungsmitteln" wird in den folgenden Jahren fortgesetzt. Im Juni 1957, Detlev* ist inzwischen 19 Jahre alt, wird festgehalten: „Wegen der Unruhe bisherige Behandlung 3 × täglich 2 Tabletten Megaphen und 1 Tablette Luminal 0,1."[96] Die Dosierung des Megaphen liegt hier mit 125 mg[97] über der empfohlenen Tagesdosis für Erwachsene (100 mg) (Bundesverband der Pharmazeutischen Industrie 1977, Eintrag „Megaphen").

Ende 1959 (Detlev* ist jetzt 21 Jahre alt) wird über ihn notiert: „In letzter Zeit wieder sehr unruhig, schreit, besonders auch nachts. Beruhigungsmittel zeigen nur kurzdauernden Erfolg. Es wird begonnen mit einer Kur eines neuen Pheno-Thiazin [sic!] Präparates ‚Psyquil'".[98] Auch im März 1960 wird über die Verabreichung des neuen Phenothiazin-Präparates sowie Megaphen berichtet.

Im September 1960 wird über Detlev* notiert: „Häufig sehr unruhig, besonders nachts stört er die anderen durch sein Schreien. Erhält 3 × täglich 1 Megaphen schwach und dazu jedesmal 1 Luminal 0,1."[99] Im Oktober 1960 ist der Eintrag zu lesen: „Heute morgen plötzliches Kreislaufversagen bei dem Patienten. Am Abend war Pat. sehr unruhig und mußte noch einmal Paraldehyd erhalten. 1,10 Uhr plötzlicher Tod durch akutes Kreislaufversagen."[100]

Detlev* wurde 22 Jahre alt. Der Hinweis auf das am Abend verabreichte Paraldehyd erweckt den Eindruck, dass von Seiten der Einrichtung ein Zusammenhang des Kreislaufversagens mit diesem Präparat gesehen wird.

Im November 1950 wird die damals elfjährige Elisabeth*[101] in den Wittekindshof aufgenommen.[102] Die Diagnose lautete: Schwachsinn höheren Grades als Folgezustand einer Encephalitis mit Krampfanfällen und ständigen Kopfschmerzen. Im Oktober 1952 wird über sie berichtet, dass sie immer wieder Wäsche und Kleider zerreiße und mechanisch beruhigt werden müsse.

Im Juli 1953 heißt es über Elisabeth*:

95 Archiv Wittekindshof, Bewohnerakte Detlev*. Eintrag vom 14.9.1954.

96 Archiv Wittekindshof, Bewohnerakte Detlev*. Eintrag vom 19.6.1957.

97 Lt. Eintrag in der Roten Liste 1977/78 (Bundesverband der Pharmazeutischen Industrie 1977) enthält ein Dragee Megaphen 25 mg Chlorpromazin.

98 Archiv Wittekindshof, Bewohnerakte Detlev*. Eintrag vom 18.12.1959. Psyquil (Wirkstoff: Triflupromazin) ist ein Neuroleptikum.

99 Archiv Wittekindshof, Bewohnerakte Detlev*. Eintrag vom 7.9.1960.

100 Archiv Wittekindshof, Bewohnerakte Detlev*. Eintrag vom 23.10.1960.

101 Pseudonym (Klarname liegt Sylvia Wagner vor).

102 Archiv Wittekindshof; alle hier gemachten Angaben stammen aus der Akte der Patientin.

„Seit gestern ist Pat. [Patientin; Anm. d. Verf.] wieder sehr erregt. Heute griff sie wie ein wildes Tier die Abt.-Schwester [Abteilungs-Schwester; Anm. d. Verf.] an und zerriss ihr das Kleid und die Haube. Auch verletzte sie diese mehrfach. Vor dem hinzukommenden Arzt hat sie soviel Respekt, dass sie ihn nicht angreift, aber beschimpft ihn auch in übelster Weise. Sie musste in das E. Z. [Einzelzimmer; Anm. d. Verf.] gebracht werden, hier nässt und kotet sie absichtlich ein und schreit anhaltend, so dass sie Apomorphin[103] und Scophedal[104] im Wechsel erhalten muss."[105]

Im August 1953 erhält Elisabeth* „hohe Dosen Luminal"[106] zur Ruhigstellung. Sie ist zu diesem Zeitpunkt 14 Jahre alt. Im August und September 1953 erhält sie insgesamt acht Cardiazolschock-Behandlungen. Im April 1956 wird über tägliche Megaphengaben gegen ihre Unruhe berichtet. Im November 1956 erhält sie „Scophedal in erhöhtem Masse [sic!]"[107] und es soll eine Megaphenkur eingeleitet werden.

Im November 1960, Elisabeth* ist jetzt 22 Jahre alt, erhält sie „weiter Paraldehyd und wenn Not ist Scophedal forte"[108]. Im Februar 1961 wird wegen der Unruhe eine Taractan-Kur begonnen.[109] Jedoch sank nach Angaben in ihrer Akte ihr Blutdruck bereits nach zwei Tagen „besorgniserregend, sie war sehr schwach und erlitt als sie von der Abt-Schwester [Abteilungsschwester; Anm. d. Verf.] gewaschen werden sollte einen Kollaps-Zustand."[110] Taractan wurde sofort abgesetzt.

Mehrfach findet sich in der Akte der Hinweis, dass Elisabeth* aus der Einrichtung entlassen werden möchte. So ist im August 1961 festgehalten:

„Heute morgen kam Pat. wieder mit der täglich wiederholten Beschwerde, sie wäre es hier leid, sie wollte weg. Als sie von Ref. [sic!] keine Zusage bekam, fing sie plötzlich an zu toben, beschimpfte den Arzt und die Schwestern (und) [sic!] mit unflätigen Ausdrücken, so dass sie in ein E. Z. getan werden musste. Hier zertrümmerte sie durch Fusstritte Teile der Tür. Zu ihrer Beruhigung erhielt sie 1 Ampulle Scophedal forte."[111]

103 Apomorphin ist ein starkes Brechmittel und wird hier anscheinend als disziplinarisches Mittel verabreicht.
104 Das Präparat Scophedal enthielt Skopolamin, Eucodal und Ephetonin. Es wirkt stark beruhigend.
105 Archiv Wittekindshof, Bewohnerakte Elisabeth*. Eintrag vom 20.7.1953.
106 Archiv Wittekindshof, Bewohnerakte Elisabeth*. Eintrag vom 1.8.1953.
107 Archiv Wittekindshof, Bewohnerakte Elisabeth*. Eintrag vom 6.11.1956.
108 Archiv Wittekindshof, Bewohnerakte Elisabeth*. Eintrag vom 25.11.1960.
109 Taractan (Wirkstoff: Chlorprothixen) ist ein Neuroleptikum.
110 Archiv Wittekindshof, Bewohnerakte Elisabeth*. Eintrag vom 26.2.1961.
111 Archiv Wittekindshof, Bewohnerakte Elisabeth*. Eintrag vom 31.8.1961.

Im Dezember 1965, jetzt ist Elisabeth* 27 Jahre alt, wird festgehalten:

> „Erneuter schwerer Verwirrtheitszustand, die es erforderlich machen [sic!], dass das Mädchen in ihrem Bett gefesselt wird. Die Situation auf der Station erscheint bei mehrfachen Besuchen unahltbar [sic!]. In dem Einzelzimmer der Station befindet sich ebenfalls ein unruhiges und ständig laut schreiendes Mädchen, während Elisabeth* in dem 4-Bett-Zimmer angebunden liegt, laut schreit und versucht aus ihrer Befestigung herauszukommen. Die 3 anderen kräftigen Mädchen des 4-Betten-Zimmers sind kaum in der Lage das gefesselte Mädchen einigermassen [sic!] in Schach zu halten. Die verängstigten alten und kranken Schwestern der Station wagen kaum sich dem Mädchen zu nähern. Bei den Visiten, die in kurzen Abständen, auch in der Nacht vorgenommen wurden, weisen die Schwestern blaue Flecken und Verletzungen an ihrem Körper vor. In der Nacht wird 1 ccm Pantopon-Skopholamin[112] injiziert."[113]

Unmittelbar anschließend heißt es: „Am nächsten Tage zunehmende Verschlechterung des Kreislaufes und in der folgenden Nacht Exitus letalis."[114]

7.1.4 KJP Viersen-Süchteln

Zur Geschichte der Einrichtung kann gesagt werden, dass es bereits während und nach dem Zweiten Weltkrieg zunächst Kinderabteilungen in der Provinzial-Heil- und Pflegeanstalt Johannistal-Süchteln bzw. Landesheilanstalt oder Landeskrankenhaus (LKH) Johannistal-Süchteln gab (vgl. hierzu Sparing 2020, S. 18, Färber/Rotthaus 1980, Bosch 1998). 1961 wurde nach zweijähriger Bauzeit die jugendpsychiatrische Klinik am LKH-Süchteln neu errichtet (vgl. Topp 2017, S. 375; Sparing 2020, S. 18). Gerhard Bosch übernahm die Chefarztstelle, die er bis zu seiner Pensionierung im Jahr 1980 innehatte (vgl. Spitczok von Brisinski 2008). Bosch gehörte neben Werner Villinger (1887–1961) und Hermann Stutte (1909–1982)[115] zu den (Wieder-)Begründer:innen der Kinder- und Jugendpsychiatrie in der Bundesrepublik Deutschland (BRD) nach 1945 (Topp 2017, S. 299,

112 Pantopon ist ein Opium-Präparat, das auch gegen Spannungszustände eingesetzt wurde. Skopolamin wirkt sedierend. Pantopon-Skopolamin diente auch als Narkotikum.

113 Archiv Wittekindshof, Bewohnerakte Elisabeth*. Eintrag vom 9.12.1965.

114 Archiv Wittekindshof, Bewohnerakte Elisabeth*. Eintrag vom 10.12.1965.

115 Hermann Stutte war ab 1954 an der Universität Marburg der erste Extraordinarius für Kinder- und Jugendpsychiatrie in Deutschland (Rexroth et al. 2003, S. 17; Topp 2017; Roelcke 2017). Während der NS-Zeit war er Mitglied der Sturmabteilung (SA) und der Nationalsozialistischen Deutschen Arbeiterpartei (NSDAP) (Rexroth et al. 2003, S. 14f., Topp 2017, S. 329f.).

Bosch 1998a, b). Auch seine Frau, die Medizinerin Dr. Gertrud Bosch, war an der Einrichtung in Viersen-Süchteln tätig (Castell et al. 2003, S. 503).

Als Beispiel für den missbräuchlichen Einsatz von Medikamenten zur Sedierung ohne eine erkennbare medizinische Indikation sei hier zunächst der Fall eines Jungen erwähnt, der 1963 mit der Diagnose „Cerebrales Anfallsleiden, Schwachsinn, hirnorganische Wesensänderung [sic!], Zustand nach frühkindlicher Meningoencephalitis“[116] in die Einrichtung aufgenommen wurde. Im September 1964 wird über ihn notiert: „Ist nicht gemeinschaftsfähig. Treibt sich auf Station oder um das Haus herum und läßt sich nur wiederwillig [sic!] dirigieren. Auf jeden Druck erfolgt sofort eine massive Abwehrreaktion mit Schreien, Beißen und Umsichschlagen, so daß immer wieder zur Ruhigstellung Injektionen von Dominal 40 mg erforderlich sind.“[117]

Ein weiteres Beispiel findet sich in einer Akte eines damals 13-jährigen Mädchens. Das Mädchen wurde 1971 wegen gesteigerter Erregbarkeit, allgemeiner Unruhe und Aggressionen in die Einrichtung aufgenommen.[118] In einem Akteneintrag von Februar 1971 wird über sie notiert:

> „Nach anfänglicher Zurückhaltung hat sich […] Benehmen sehr geändert. Sie ist unruhig und läuft ziellos hin und her. Ihre Stimmung schwankt zwischen Albernheit und bockiger Verstimmung. Gegenüber den Schwestern ist sie frech und aufsässig und auch bei gutem Zureden nicht einsichtig. Gelegentlich entschuldigt sie sich für ihr Verhalten. Seit dem 11.2. Behandlung mit Haloperidol, beginnend mit 3 × 2 Tropfen und schrittweise Steigerung auf 3 × 5 Tropfen.“[119]

Knapp vier Wochen später heißt es zu dem Mädchen: „[…] bereitet zunehmend Schwierigkeiten. Sie ordnet sich in keiner Weise in die Gemeinschaft ein, Ermahnungen und Anordnungen der Schwester werden von ihr nicht beachtet. Schrittweise Erhöhung des Haloperidol auf 3 × 7 Tropfen.“[120]

Rheinisches Landesjugendheim Viersen-Süchteln

Ein Wandel im Umgang mit Medikationen lässt sich am Beispiel des ebenfalls in Viersen gelegenen Heilpädagogischen Rheinischen Landesjugendheims Viersen-Süchteln nachvollziehen, in dem ab 1971 unter dem (nebenamtlichen) Direktorat Karl J. Kluge (*1933) ein Reformmodell zur Verbesserung der Heimerziehung und ihrer Umstände durchgeführt wurde (Köhler-Saretzki 2009). Kluges Blick auf Medikation hatte sich insofern gewandelt, dass er

116 ALVR 77971, Schreiben an das Philippshospital Psychiatrisches Krankenhaus in Goddelau, vom 9.12.1975.

117 ALVR 77971, Eintrag vom 1.7.1964.

118 ALVR 77859, Jugendpsychiatrischer Bericht vom 6.10.1971.

119 ALVR 77859, Eintrag vom 15.2.1971.

120 ALVR 77859, Eintrag vom 10.3.1971.

dafür plädierte, die Vergabe psychotroper Substanzen zu reduzieren, um Emotionen nicht zu betäuben, sondern sie zum Ausgangspunkt für Lernprozesse zu machen:

> „Wenn notwendig konnte jeder Jugendliche psychotrope Medikamente auf Vorschrift oder mit Einwilligung des für ihn zuständigen Psychiaters erhalten. Jedoch war man hiermit sehr vorsichtig, da vor allem viele süchtige Teenager dazu neigten, Medizin als Ausweg aus der Therapie zu mißbrauchen, in dem sie z. B. sagten: ‚Ich kann heute nichts zur Gruppe beitragen, meine Medizin macht mich so schläfrig.' Oder: ‚Herr Doktor, ich bin so aufgeregt, bitte geben sie mir etwas!' In einer derartigen Situation eines Jugendlichen würde bei Verabreichung eines Medikamentes der Mediziner die psychische Lage und die Emotion mit Drogen betäuben, statt sie zum Ausgangspunkt für die living-learning-Situation zu machen."[121]

Kluge beschäftigte sich auch in einer Ausarbeitung für das Bundesgesundheits- und Familienministerium mit dem Problem sexualauffälliger Jugendlicher mit Behinderungen mit den ärztlichen Therapien dieser Zielgruppe. In dieser Schrift wurden verschiedene Ansätze und Erkenntnisse zeitgenössischer Expert:innen zu diesem Thema zusammengetragen. Das ist in mehrfacher Hinsicht interessant. Zum einen wurden die Jugendlichen, die sexuell übergriffig oder gewalttätig wurden, tatsächlich als therapierfähig angesehen. So wurden in einer Gruppe von 80 auffälligen Jugendlichen in Wunstorf nur drei als „rücksichtslose", „rohe" Sexualtäter:innen angesehen und bei ihnen wurde empfohlen, sie auf Dauer in ein Landeskrankenhaus einzuweisen „zu ihrem Schutz und zum Schutz der Öffentlichkeit" (Dames 1971, S. 143). Hier wurde aber auch deutlich kritisiert, dass diese drei „Sexualtäter" schwer krank wären und dennoch zu keinem Zeitpunkt einem Nervenarzt vorgestellt worden wären, bei dessen Untersuchung die schweren Störungen im EEG hätten auffallen müssen (ebd.).

Deutlich wird in diesen Gutachten aber auch, dass offenbar zahlreiche dieser Jugendlichen in der Regel auch mit „Tabletten" (wohl Hormone und Psychopharmaka) behandelt wurden, wobei ganz deutlich hervorgehoben wurde, dass eine ärztliche Aufklärungspflicht bestand. Dieses Beispiel kann anschaulich verdeutlichen, wie schwer ein ethisches Urteil in manchen Fällen zu treffen ist. Sicherlich war es ein gesellschaftliches Anliegen und auch im Interesse der Jugendlichen, dass sie behandelt wurden. Dennoch handelte es sich hier um eine soziale Indikation und die Medikamente wurden über viele Jahre durchgehend gegeben, wobei gerade Hormonpräparate noch nicht gut erforscht und noch recht neu auf dem

121 ALVR 14151: Vortrag Prof. Kluge, Konsequenzen für die Heimpraxis mit gefährdeten und geschädigten Minderjährigen aus pädagogischen Erkenntnissen. Unterpunkt „Das pädo-therapeutische Programm", die Akte stammt aus dem Jahr 1972; vgl. auch Kluge (1971).

Markt waren. Bei der Behandlung sind offensichtlich auch Probleme aufgetreten, die ein Arzt aus den Rotenburger Anstalten durchaus selbstkritisch beschrieb:

> „Die Psychopharmaca lindern […] die Aggressionen und Verhaltensauffälligkeiten und führen den Behinderten in Entspannung und Beruhigung ohne ihn einzuschläfern, um ihn für andere therapeutische und pädagogische Maßnahmen zugänglich zu machen. Wir sollten in der Anwendung derartiger Mittel kritisch sein und Wirkung und Ziel unserer Bemühungen gegeneinander abwägen, da wir häufig z. B. durch Psychopharmaca Antrieb und affektive Zugangsmöglichkeiten zu stark dämpfen können. Die immer wieder geäußerten Klagen, daß die ärztlich verordneten Psychopharmaca doch keine Hilfe bringen würden und sich ein im Anfang der Heilerziehung gelobtes Medikament nachteilig auswirkte, hat sehr häufig seine Erklärung, daß Arzt und Pädagoge nicht genügend zusammenarbeiten bzw. von den Möglichkeiten des anderen zu wenig wissen. Der Pädagoge hat unter gezielter medikamentöser Einstellung den Behinderten ‚in den Griff bekommen'. Mit zunehmendem pädagogischen Handeln ist aber vergessen worden, die anfängliche Dosierung entsprechend dem pädagogischen Fortschritt zu reduzieren. Der Behinderte kann sich aber unter nicht mehr vertretbarer medikamentöser Behandlung wie „eingemauert" fühlen, so daß er mit Verhaltensstörungen wie Gereiztheit und Aggressionen reagiert, Verhaltensstörungen, die vielleicht im Anfang des ärztlich-therapeutischen Geschehens gedämpft worden sind." (Stöckmann, 1971, S. 84.)

Können diese Behandlungen mit Antiandrogenen und mit Psychopharmaka, die offenbar zumindest kritisch und reflektiert durchgeführt wurden und bei denen auf Einwilligung und Aufklärung geachtet wurde, noch eingeschränkt als legitim argumentiert werden, so wurde in diesem Bericht auch der Fall eines 15-jährigen Mädchens angeführt, das geistig behindert war und offenbar von einem Landarbeiter vergewaltigt worden war. Vom jugendpsychiatrischen Gutachten und von der Mutter des Mädchens wurde davon ausgegangen, dass das Mädchen zu bestimmten Zeitpunkten ihres Zyklus' „aufsässig" würde und sich „hübsch" machen würde. Zu diesem Zeitpunkt habe auch die Vergewaltigung stattgefunden. Vor dem Hintergrund dieser Erklärung wurden dem Mädchen in den betreffenden Zyklustagen Medikamente gegeben, die dafür sorgen sollten, dass „Klagen der Eltern nicht mehr geäußert werden" (ebd., S. 93). Hier fand eine fragwürdige Pathologisierung und Medikation eines Mädchens statt, deren Behinderung für die Vergewaltigung verantwortlich gemacht wurde.

Die hier zitierten Vorgänge fanden nicht in NRW statt, die Zusammenstellung der Gutachten durch den Leiter des Heilpädagogischen Heimes in Viersen-Süchteln weist aber darauf hin, dass solche Maßnahmen und Erkenntnisse auch in Viersen akzeptiert und praktiziert wurden. Da diese therapeutischen sexualmedizinischen und -pädagogischen Behandlungsmodelle noch kaum in der Forschung berücksichtigt wurden, sind hier weitere Forschungen zu empfehlen.

7.1.5 Hephata Mönchengladbach

Die Evangelische Bildungs- und Pflegeanstalt Hephata (heute: Evangelische Stiftung Hephata) in Mönchengladbach (gegründet 1865) war eine evangelische Versorgungseinrichtung für Jungen/Männer, die eine heilpädagogische stationäre Versorgung benötigten (Winkler 2008; Schmuhl 2008; Wapler 2013; Evangelische Bildungs- und Pflegeanstalt Hephata 1984).[122] Sie gehörte zu den größten evangelischen heilpädagogischen Anstalten („Schwachsinnigenanstalt") des Rheinlands (Frommann 1962).[123] Die aktuelle Leitung der Hephata stellte dem Forschungsteam aus ihrem Archiv für eine explorative Sichtung Bewohnerakten aus den Jahren zwischen 1945 und 1980 zur Verfügung. Wir konnten in der zur Verfügung stehenden Zeit eine Stichprobe von 106 Bewohnerakten bearbeiten, die von der beauftragten Lagerfirma zufällig herausgesucht und von der Heimleitung an uns übergeben wurden. Von diesen 106 Akten passten etwa 80 Akten in den Bearbeitungszeitraum. Einige der hier dokumentierten Bewohner waren für eine Übernahme in unsere Untersuchung schon zu alt, wenn sie Ende der 1920er oder in den 1930er Jahren geboren waren und diese Akten konnten zum Teil nicht berücksichtigt werden, wenn die Dokumentation erst in den 1950er Jahren begann (als die Betroffenen schon weit über 20 Jahre alt waren); bei anderen Akten begann die Dokumentation erst zum Ende der 1970er Jahre und sie passten von daher nicht in das Setting. Neben den Unterschieden im Umfang der Akten fällt die differente Art der Aktenführung auf. Während in vielen Akten Kranken- und Verordnungsbögen enthalten sind, fehlen sie in anderen. Manche Akten scheinen insofern nicht vollständig geführt worden zu sein. In diesen Akten, die bisher der Forschung nicht zugänglich gemacht wurden, können – neben der Recherche nach Arzneimittelstudien – auch die alltäglichen Medikationspraktiken in einer sogenannten „Schwachsinnigenbildungsanstalt" bzw. in einem „heilpädagogischen Heim" exemplarisch untersucht werden.

Der unterschiedliche Umfang der Akten korreliert nicht immer mit der Aufenthaltslänge der Bewohner. Einige Jungen blieben bis zu ihrem Rentenalter bzw. bis zu ihrem Tod in der Einrichtung, andere konnten dort arbeiten oder eine berufliche Ausbildung absolvieren bzw. wurden als Hilfsarbeiter vermittelt.[124]

122 Vgl. auch das Themenheft des Hephata-Magazins zum 150-jährigen Jubiläum: https://hephata-mg.de/files/media/downloads/hephatamagazin/HephataMagazin20.pdf [Letzter Zugriff 1.3.2025].

123 Wir danken dem Vorstand der evangelischen Stiftung Hephata, dass er erstmals das Patientenarchiv für die Forschung geöffnet hat.

124 Die hier genannten Namen der Jungen und männlichen Jugendlichen wurden mit willkürlichen Namen pseudonymisiert. Pseudonyme sind mit * gekennzeichnet.

Die weit überwiegende Anzahl der dort untergebrachten Jungen war als „schwachsinnig“ diagnostiziert worden. Daneben gab es einige junge Menschen, die zusätzlich an Epilepsie erkrankt waren und ganz wenige, die als „schwererziehbar“ bezeichnet wurden. Auffällig ist im Vergleich mit anderen Einrichtungen, dass es kaum Psychopathie-Diagnosen gab, die ansonsten sehr häufig im Sinne einer Sammeldiagnose vergeben wurden (Rose et al. 2016).

Generell besteht nach dem explorativen Aktenstudium der Eindruck, dass die Beurteilung der Jungen in den ärztlichen Berichten der Hephata etwas weniger defizitär war als in anderen Einrichtungen. Besonders deutlich wird dies etwa am Beispiel von Ludwig Gärtner*, der aus dem Landeskinderkrankenhaus Bad Sachsa mit einem sehr negativ qualifizierenden Begleitschreiben eingewiesen wurde: „Das Kind befindet sich in dauernder motorischer Unruhe, hat Freude am Zerstören, schlägt die anderen Kinder, wirft nach diesen mit Steinen, will alles haben und will an allem beteiligt sein, ist eigensinnig und mißtrauisch.“[125] In der Hephata wurde Ludwig dann deutlich freundlicher beurteilt. Aber auch die Jungen, die aus der Gutachterklinik in Bonn eingewiesen wurden, wurden in den Berichten der Hephata deutlich milder betrachtet als in der überweisenden Klinik. In der Regel wurde sowohl von Seiten der Station als auch von Seiten der Schule versucht, auch immer etwas Positives über die Betreuten zu schreiben. Der Blick der Erzieher:innen (legt man die zeitgenössischen Verhältnisse zu Grunde) war durchaus nicht nur von Abwertung geprägt, sondern auch von Anerkennung und Verständnis.

Nichtsdestotrotz finden sich in den Akten Verweise auf Misshandlungen (z.B. 1970: 3 Stockschläge).[126] Und auch die Jungen selbst berichten aktenkundig bspw. von Anbinden an Bettpfosten[127], von „Misshandlungen“[128] und von sexualisierter Gewalt durch ältere Jungen.[129] Bei einem als sehr unruhig beschriebenen Jungen wurde im Stationsbericht beklagt: „Viele Strafen wirken nichts, da er in den vergangenen Jahren dauernd eingesperrt oder geschlagen worden ist.“[130] Aus dem Zusammenhang geht hervor, dass diese Gewalthandlungen in der Anstalt ausgeübt worden waren, da er sich schon seit 1964 in der Hephata befand. Die häufigen Hinweise auf die Ausreißversuche einzelner

---

125 Hephata-Archiv: Akte Ludwig Gärtner* Jg. 1945: Schreiben aus dem Niedersächsischen Landeskinderkrankenhaus Bad Sachsa vom 22.10.1950.

126 Hephata-Archiv: Akte Ludger Rosen* (Jg. 1954).

127 Hephata-Archiv: Akte Stefan Eycken* (Jg. 1961).

128 Schreiben des Stiefvaters von Anton Weiher* (Jg. 1952) aus dem Jahr 1965.

129 Hephata-Archiv: Akte Walter Friedel* Jg. 1947 (Beschwerde seiner Mutter, Walter* habe ihr das berichtet)

130 Stefan Hartmann* (Jg. 1955) Bericht der „Burschenstation“, Gruppe 3 1970/71.

Jungen deuten darauf hin, dass das Aufwachsen in der Hephata Stiftung keineswegs konfliktarm war.[131]

Zunächst ist zu konstatieren, dass keine Hinweise auf Arzneimittelstudien gefunden wurden. Bei einigen Jungen zeigen sich missbräuchliche Praktiken im Hinblick auf die Auswahl, Dosierung und Beachtung der Nebenwirkungen der Medikamente. Die Gabe von Medikamenten wurde nach Aktenlage nicht mit den Sorgeberechtigten besprochen und es finden sich in den bisher durchgeschauten Akten auch keine Einwilligungserklärungen von Sorgeberechtigten bei einer Medikamentengabe. Impfungen wurden dokumentiert, aber auch hier finden sich keine Einwilligungen von sorgeberechtigten Stellen oder Personen. Ähnlich wie in anderen untersuchten Institutionen lassen sich Einwilligungen der Eltern bzw. Sorgeberechtigten nur für Operationen finden.[132]

Die Medikationen selbst wurden höchst unterschiedlich gehandhabt. Während einige Jungen nur in Ausnahmefällen Sedativa oder Neuroleptika und dann auch offenbar eher vorsichtig erhalten haben, bekamen andere recht regelmäßig psychotrope Medikamente in verschiedenen Kombinationen, eine ungleiche Verteilung, die sich zumindest auf den ersten Blick nicht mit den Diagnosen erklären lässt. Diese ungleiche Verteilung lässt sich auch nicht auf unterschiedlich zuständige Ärzt:innen zurückführen. In vielen Fällen waren der zuständige Heimarzt und seine spätere Nachfolgerin (deutlich seltener) beteiligt. Ein Faktor, der die im Aktenbestand dokumentierte unterschiedliche quantitative Verteilung erklären kann, ist die zeitliche Dynamik: Während bis zum Ende der 1950er Jahre nur wenige psychotrope Medikamente gegeben wurden und sogar Medikamente abgesetzt worden sind, die in der Gutachterklinik in Bonn noch gegeben wurden, veränderte sich das Medikationsverhalten seit der Mitte der 1960er Jahre. Nun wurde die Gabe von psychotropen Medikamenten gebräuchlicher. Das kann ein Hinweis darauf sein, dass diese Medikamente Ende der 1950er Jahre noch nicht leicht erhältlich waren. Selbst das damals schon gebräuchliche Luminal wurde nur in vier Fällen dokumentiert.[133]

Seit Mitte der 1960er Jahre wurden die Medikamentengaben selbstverständlicher. Bevorzugt wurde zunächst häufiger Dominal zur Beruhigung eingesetzt (z. B. Norbert Uller* Jg. 1950 und Wolfgang Jachertz* Jg. 1954 u. v. m.) und zum Schlafen Doroma, ein Schlafmittel, das die Wirkstoffe Carbromal und Promethazin enthielt (Bundesverband der Pharmazeutischen Industrie 1965, S. 348, Eintrag Doroma). Doroma galt schon in den späten 1960er Jahren bei Langzeiteinnahme als schädlich, da es Brom enthielt, das bei längerer Einnahme oder

131 Allein Bodo Färber* (Jg. 1944) hat sieben mal versucht, zu „entweichen", den Grund dafür hat er den Erzieher:innen und Ärztinnen/Ärzten nicht angegeben. Hephata-Archiv: Akte Bodo Färber* (Jg. 1944): Stationsbericht vom 13.10.1956.

132 Einwilligung der Mutter vom Juni 1966, in: Hephata-Archiv: Akte Erwin Jäger* (Jg. 1949).

133 Hephata-Archiv: Akte Wolfgang Andernach* (Jg. 1937), Jürgen Kramer* (Jg. 1940) und Wolfgang Ehmer* (Jg. 1937), Akte Rolf Meiners* (Jg. 1937).

zu hoher Dosierung toxisch wirkte.[134] Neben Dominal wurde in den 1970er Jahren auch häufiger Atosil eingesetzt (z. B. Zacharias Albert, Jg. 1955) und in den späten 1970er Jahren dann auch das Neuroleptikum Haloperidol bzw. Haldol (z. B. Zacharias Jongen, Jg. 1948). Daneben wurden Truxal, Neurocil, Aolept (alles Neuroleptika) sowie Dibutil (Anti-Parkinsonmittel) und Calmonal (ein Antihistaminikum, das Schläfrigkeit und andere Nebenwirkungen bewirkt) eingesetzt und Medikamente für den akuten Krankheitsfall wie verschiedene Antibiotika und Schmerzmittel.

Bei einigen Jungen zeigen sich missbräuchliche Praktiken im Hinblick auf die Auswahl, Dosierung und Beachtung der Nebenwirkungen der Medikamente. Nebenwirkungen wie etwa Bewegungsstörungen, Schläfrigkeit und auch allergische Reaktionen wurden nicht mit den Medikamenten in Verbindung gebracht. In einem exemplarischen Fall betraf dies das Medikament Encephabol. Die Nebenwirkung von Encephabol waren Hautausschlag und Ekzeme. Diese Symptome traten bei Bernhard Kröger* auf.[135] Er bekam mit einem Gewicht von 35 kg abends eine Doroma und eine Dominal. Nachdem bei ihm eine „Schiefhaltung" als Nebenwirkung der Medikation vermutet wurde, was wiederum zeigt, dass auch die Gabe von Doroma oder Dominal allein keinesfalls als harmlos einzuschätzen gewesen ist, wechselte die Medikation auf dreieinhalb Tabletten Dibutil und drei Encephabol. Offenbar wurde ihm gegen Bewegungsstörungen wie die Schiefhaltung zusätzlich Akineton verabreicht. Dies wurde vom ärztlichen Bericht für Nebenwirkungen wie etwa Verwirrtheit und Desinteresse verantwortlich gemacht. In der Akte wurde mehrfach betont, dass Bernhard keine Psychopharmaka vertrüge, dennoch wurde ihm weiterhin Encephabol, Dibutil und Calmonal gegeben.[136] Diese Medikamente bewirkten am Ende als Nebenwirkungen Hautprobleme, was wiederum soziale Nachteile mit sich brachte. Bernhard bekam bspw. regelmäßig Hautausschlag um die Mundwinkel. Aus der Schule wurde im Januar 1969 dementsprechend berichtet: „Der ganze Junge wirkt ungepflegt und unsauber und hat ständig Ausschlag an Mund und Nase". Darüber hinaus machte die Medikation Bernhard* schläfrig, woraufhin ihm vorgeworfen wurde, phlegmatisch zu sein: „Dabei ist er kein schlechter Schüler, wenn er sein Phlegma überwindet …. Ständig muss er ermahnt werden, es sich beim Sitzen am Tisch nicht gar zu bequem zu machen." Und ein halbes Jahr später heißt es

134 Vgl. dazu Kraft auf Krücken, In: Der Spiegel 18/1968: https://www.spiegel.de/kultur/kraft-auf-kruecken-a-f7b18135-0002-0001-0000-000046050150. [Letzter Zugriff 25.2.2025]

135 Hephata-Archiv: Akte Bernhard Kröger* (Jg. 1958).

136 Encephabol wird zumindest heutzutage zur Gruppe der Psychopharmaka zugerechnet. https://www.springermedizin.de/emedpedia/detail/psychiatrie-psychosomatik-psychotherapie/psychopharmaka-uebersicht?epediaDoi=10.1007%2F978-3-642-45028-0_107. [Letzter Zugriff 27.10.2024]

dann: „Sein Gang ist ungeschickt und immer wie betrunken".[137] Unklar bleibt, ob sich die Dokumentation gegen Bernhard richtete oder ob die Lehrerin versuchte, auf die Nebenwirkungen hinzuweisen.

Mitte der 1970er Jahre scheint das Medikationspotenzial auf seinem Höhepunkt angekommen zu sein. So bekam Stefan Eycken*, der mit leichtem bis mittleren Schwachsinn diagnostiziert wurde, laut Patientenbogen 1975 mit 14 Jahren, folgende Medikation pro Tag: drei Tabletten Esucos, eine Akineton, drei Comital, eine Neurocil und 15 Tropfen Haloperidol und eine Ordinal retard. Im Stationsbericht stand, dass er während dieser Zeit an einem Tag „beinahe kollabiert" wäre und dass er sich morgens schwindelig fühlen würde und nicht aufstehen wollte. Nachdem er 1976 in die Landesklinik überwiesen wurde, wurde dort die gesamte antiepileptische Medikation abgesetzt, da „sich hier keine Hinweise auf ein Krampfleiden ergaben". So war er neben der zu umfangreichen Medikation auch offenbar noch falsch behandelt worden.

Bernd Hohenpfaff*, der mit der Diagnose des leichten Schwachsinns zur Hephata kam, bekam 1971 mit acht Jahren und 33 kg Körpergewicht: drei Tabletten Esucos (ein neuroleptisch wirkendes Antihistaminikum) am Tag und 15 Tropfen Neurocil am Abend. 1971 kam noch eine Valium 5 hinzu, drei Wochen später war er auf der Krankenstation, wo Esucos und Neurocil plötzlich abgesetzt und durch Ritalin und Doroma und durch pflanzliche Präparate (wobei die Hovaletten forte auch Phenobarbital enthalten, also den Wirkstoff, der auch für Luminal verwendet wurde) ersetzt wurden, ein halbes Jahr später teilt der Bericht nur mit, dass alle Medizin abgesetzt werde.

Ob die Medikation umgestellt und später abgesetzt wurde, weil Bernd unter einer allergischen Medikamentenreaktion litt oder die im Mai erfolgte Medikamentenumstellung nicht vertragen hat, ist nicht zu ermitteln. In den späteren Jahren bekam er dann Atosil und Effortil (Kreislaufmedikament).

Am 28.11.1976 findet sich im Bericht die Bemerkung: Da Bernd* „sehr aggressiv und ungeordnet erscheint, wird die Behandlung mit Normabrain abgebrochen."[138] Es war aber vorher nicht erwähnt worden, dass eine Behandlung mit Normabrain begonnen wurde bzw. dass Normabrain verordnet wurde. Dies ist ein Hinweis darauf, dass die Berichte nicht alle Medikamente dokumentierten, die vergeben wurden.

Auch in anderen der vorliegenden Akten wurde nicht dokumentiert, wann oder wie lange ein bestimmtes Medikament gegeben wurde, sondern die Information darüber wird nebenbei in einem anderen Zusammenhang gegeben (z. B. Melleril und Taxilan bei Zacharias Jongen*, Jg. 1948). Insbesondere für die 1950er und 1960er Jahre scheinen die Akten nicht in allen Fällen vollständig zu

137 Hephata-Archiv: Akte Bernhard Kröger* (Jg. 1958), Schulberichte vom Januar und Juli 1969.

138 Hephata-Archiv: Akte Bernd Hohenpfaff* (Jg. 1962).

sein (s. o.), was die Lücken in der Dokumentation erklären könnte. Andernfalls wurde die Dokumentation gegebenenfalls einfach unterlassen, was aus ärztlicher Sicht professionsethisch und berufsrechtlich problematisch gewesen wäre. Zumindest als „Gedächtnisstütze“ (nicht zum Patienten-/Patientinnenschutz) sollten Aufzeichnungen über Behandlungsmaßnahmen vorgenommen werden (Taupitz 1991, S. 308f., s. o.).

Fragwürdig bleibt auch eine Aktennotiz zu möglichen Thorotrast-Schäden bei Stefan Höller* (Jg. 1940): Der Heimarzt war 1976 vom Deutschen Krebsforschungszentrum angeschrieben und informiert worden, dass sie eine Thorotrast-Studie durchführen.[139] In den 1970er Jahren war erkannt worden, dass das Kontrastmittel Thorotrast erhebliche Spätschäden verursachte. Stefan Höller* habe das Mittel im Jahr 1946 bei einer Angiographie erhalten und ein Mitarbeiter des Krebsforschungszentrums fragte nach möglichen Neben- bzw. Spätwirkungen. Stefan Höller war aber schon im Jahr 1966 verstorben, so dass der Heimarzt keine Auskunft mehr geben konnte.

Mit Blick auf Überdosierungen von Medikamenten und fehlende Aufmerksamkeit für Nebenwirkungen fällt besonders der Fall von Ralf Meyer* (Jg. 1964) ins Auge.[140] Bei ihm wurde „mittelgradiger bis schwerer Schwachsinn (Idiotie)“ sowie Epilepsie diagnostiziert. Außerdem hatte er einen „Wasserkopf“ (Hydrocephalus internus) auf dem Boden einer frühkindlichen Hirnschädigung. Er wurde als schwer krank eingeschätzt.

Mit einem Gewicht von 25,2 kg erhielt er am 20.5.1975: drei halbe Tabletten Phenhydan, drei Cordalin Dragees, drei Encephabol Dragees, 10 Tropfen Truxal, 13 Tropfen Aolept und 10 Tropfen Neurocil. Hinzu kam am 12.9.1975 noch 1,25 Eßl. Normabrain Saft, der aber einen Monat später wieder abgesetzt wurde. Im Bericht wurde erwähnt, dass Ralf viel weine und sein Abdomen zeitweise angespannt sei. Er würde viel aufstoßen und schleimig-schaumige Massen hochwürgen. Unklares Erbrechen wurde im August 1974 und auch im August 1975 vermerkt. Seine Medikation wurde 1976 geändert, allerdings nicht reduziert. Er bekam nun drei Tabletten Taxilan, drei Tabletten Cordalin, 2,5 Tabletten Phenhydan (Anti-Epilepsiemittel), drei Tabletten Encephabol, zehn Tropfen Truxal und 16 Tropfen Aolept. Das Erbrechen wurde vom Krankenhaus Neuwerk, in dem er zeitweise behandelt wurde, als „Rumination“ (also als eine Störung der Darm-Hirn-Achse, die zum Aufstoßen führt) bei dem „schwerst cerebral geschädigten“ Kind eingeschätzt.[141] Die umfangreiche Medikation wurde an keiner Stelle als mögliche Ursache in Betracht gezogen. Am 14.11.1975 wurde er – vermutlich zur Ermittlung der Ursachen des Erbrechens – zum Röntgen des Oesophagus und

139 Hephata-Archiv: Akte Stefan Höller*: Schreiben des Deutschen Krebsforschungszentrum vom 19.7.1976. Vgl. dazu auch Becker et al. 2006.

140 Hephata-Archiv: Akte Ralf Meyer* (Jg. 1964).

141 Hephata-Archiv: Akte Ralf Meyer* (Jg. 1964): Schreiben des Krankenhauses Neuwerk „Maria von den Aposteln“ gGmbH vom 17.2.1976.

des Magens geschickt. Der Röntgenbefund zeigte keine Probleme des Verdauungstrakts und doch hielt das Erbrechen weiter an. Im September 1976 erhielt er an einem Tag auch noch zwei SEE-Injektionen (Skopolamin-Eukodal-Ephetonin) zusätzlich zu den sowieso schon verabreichten Medikamenten, obwohl diese Injektionen den Atem lähmen können.

Als letzter Eintrag am 01.4.1977 findet sich in der Patientenkartei des Heimes die folgende Beurteilung: „Allgemeinzustand ist wieder sehr verschlechtert. Isst kaum noch. Behält kaum Nahrung, ob in flüssiger oder fester Form, bei sich! Seit gestern Temp. um 39, gestern aus dem Bett gefallen, 2 x 5 ml Phenhydan i. m." Am 4. April 1977 verstarb Ralf* im Zuge eines 30-minütigen Herzkreislaufversagens.

Dieser Fall zeigt, wie schwierig die Beurteilung einer angemessenen Medikation ist. Die Dosierung der einzelnen Medikamente entsprach den Vorgaben der „Roten Liste", dennoch war die Gabe von drei Neuroleptika gleichzeitig eine erhebliche Dosis für ein verhältnismäßig kleines Kind, die zu Nebenwirkungen geführt haben könnte. Da sein Erbrechen nach dem Röntgenbefund auf keine körperliche Erkrankung zurückzuführen war, ist zumindest nicht auszuschließen, dass die erhebliche Medikamentengabe sich auch auf seinen Magen ausgewirkt hatte, was dann letztlich das ständige Erbrechen sehr begünstigt hat. Bekannt war als Nebenwirkung des übermäßigen Neuroleptika-Konsums auch das sog. neuroleptische Fieber. Ralf* hatte kurz vor seinem Tod 39 Grad Fieber.

Diese Vermutungen müssen aber letztlich Spekulation bleiben, da keine nachträglichen Diagnosen gestellt werden können. Der kritische Befund kann hier nur die Gabe dreier verschiedener Neuroleptika und anderer starker Medikamente gleichzeitig betreffen. Zu keinem Zeitpunkt wurde in den Arztberichten diese vielfache Medikamentengabe kritisiert oder in Frage gestellt.

In den Akten finden sich auch Hinweise auf Überdosierungen in anderen Einrichtungen als der Hephata. Viele Kinder durchliefen mehrere Einrichtungen in ihrem Leben (was selbst schon ein Problem für persönliche Bindungen im Lebensweg darstellt). In einem Begleit-/Überweisungsschreiben der Fürsorgeärztin aus Köln wird notiert, dass dem damals 10-jährigen Norbert Herrlich erhebliche Mengen Megaphen und Fusedon im Städtischen Kinderheim Köln-Sülz verabreicht worden seien.[142]

Schwer zu beurteilen ist auch der Fall von Rolf Meiners*. Er litt unter Epilepsie nach einer Encephalitis. Er bekam drei Tabletten Zentropil, eine Tablette Comital und sechs Luminaletten über den Tag verteilt. 1960 wird im Krankenbericht beschrieben: „Anfang Februar hatte er eine Serie von generalisierten Anfällen innerhalb von 2 Tagen. Er bekam Somnifen gespritzt. Er ist seither völlig apathisch und in sich versunken." Somnifen wurde zur Erzielung von mehrtägigen

---

142 Hephata-Archiv: Akte Norbert Herrlich*: Schreiben der Fürsorgeärztin Hammans vom 21.2.1957.

Schlafkuren eingesetzt, führte aber bei bis zu zehn Prozent der Behandelten zum Tod. Seit den 1950er Jahren wurde diese Therapie eigentlich schon nicht mehr eingesetzt, da sie als zu gefährlich galt (Balz 2010, S. 76). Im Mai desselben Jahres erhielt Rolf noch sechs Tabletten Bagrosin über den Tag verteilt. Nur wenige Monate später im September verstarb er „nach Epi-Status".[143]

Einige Kinder bekamen eine „Bettnässer-Kur", die nicht näher spezifiziert wurde.[144] Andere erhielten das Medikament OMCA.[145] OMCA ist ein Neuroleptikum mit dem Wirkstoff Fluphenazin (Sommer 1962). In Deutschland war es seit 1961 auf dem Markt und es war offenbar umstritten für den Einsatz in der öffentlichen Erziehung.[146] Zur Erprobung des Einsatzes in Einrichtungen der Fürsorgeerziehung und Jugendhilfe liegt ein verwaltungsinternes Schreiben der Regierungsrätin im Landesjugendamt Martha Beurmann (LVR) vom 29.9.1964 vor mit dem Betreff „Gesundheitliche Betreuung von Minderjährigen der öffentlichen Erziehungshilfe" vor. Darin schrieb sie:

> „Die Behandlung des Bettnässerleidens ist auch in Heimen der öffentlichen Erziehungshilfe ein besonderes Problem. Anläßlich eines Einzelfalls teilte mir ein Heim u. a. folgendes mit:
> ‚Was das Bettnässen angeht, so ist grundsätzlich zu sagen, daß sich erst in unseren Tagen ein ernsthafter Helferwille der Ärzte regt. Die Heimerzieher mußten bisher sehen, wie sie auf pädagogischem und pflegerischem Weg mit dem Problem fertig wurden, weil es medikamentös und psychotherapeutisch noch an den Mitteln und Wegen fehlte. Mittlerweile erleben wir aber eine entscheidende Wende. Wir wissen, daß es jetzt heilerzieherische Einrichtungen mit Therapiemöglichkeiten für bettnässende Kinder gibt. Wenn wir aber darauf jetzt nicht zurückgreifen wollen, so darum, weil unserem Heimarzt vor etwa ½ Jahr eine neuartige medikamentöse Behandlung bekanntgeworden ist. Zusammengehend mit einer Kräftigungskur auf Borkum (im Juni d. Js.) ist diese Behandlung – mit OMCA – in Anwendung gebracht worden und hat dahin geführt, daß Heinrich in den 3 Wochen an der Nordsee und seither sauber geblieben ist. Es scheint danach ein Weg zur Behebung des Übels gefunden zu sein. Im Übrigen hat man, wie wir erfahren haben, in Schwachsinnsfällen keine positiven Erfahrungen mit psychotherapeutischer Behandlung gemacht, weil die dazu gehörige psychische Aufgeschlossenheit nicht ausreichend aufgebracht wird.'

143 Hephata-Archiv: Akte Rolf Meiners* (Jg. 1937)

144 Z. B. Hephata-Archiv: Akte Helmut Gröger* (Jg. 1953) Krankenbericht vom Juli 1965.

145 Wie etwa Franz Fabel* (Jg. 1953) im Jahr 1963 (Hephata-Archiv).

146 S. Psychopharmaka-Zeittafel, verfügbar unter: http://www.epsy.de/psychopharmaka/zeittafel.htm [Letzter Zugriff 23.11.2024].

Ich wäre Ihnen dankbar für eine Mitteilung, ob Sie die vom Heim erwähnte neuartige medikamentöse Behandlung kennen und wie Sie sie beurteilen. Kann diese Behandlung – zunächst zur Erprobung – den Heimen empfohlen werden?"[147]

Handschriftlich ist unter diesem maschinengeschriebenen Brief notiert:

„Milieuwechsel und Suggestivwirkungen dürften auch hier das Entscheidende sein, OMCA hat keine spezifische Wirkung bei Enurethikern. Es ist z.Zt. vielerorts ‚in Mode' u. kann unangenehme Nebenwirkungen zeitigen. Von einer Empfehlung allgemeiner Anwendung bei Bettnässern ist abzuraten."[148]

Etwa viereinhalb Monate später, am 10.2.1965, wird diesbezüglich in einem ebenso internen Schreiben des LVR unter dem Betreff „Gesundheitliche Betreuung von Minderjährigen der öffentlichen Erziehungshilfe [...] Behandlung mit OMCA" reagiert. In dem Schreiben heißt es:

„Die Sache wurde inzwischen mit Frau LOVR Dr. Beurmann besprochen; es bestand Übereinstimmung, daß von einer generellen Mitteilung an die Heime abzusehen [...] ist. Die Behandlung mit diesem Medikament unterliegt der Entscheidung und Verantwortung des jeweiligen Heimarztes."[149]

Soziale Medikation

Stefan Hartmann* (Jg. 55) ist einer der wenigen Fälle in der Hephata, bei denen eine eindeutige soziale Indikation bei der Medikation sichtbar wird. Er wurde als „außergewöhnlich frech und aufsassig" beschrieben und erhielt 1967 und tagsüber insgesamt 15 Aolept-Tropfen und zwei Doroma-Tabletten abends, denn er schlief nach Angaben in der Akte auch schlecht ein. Der Junge wurde schließlich im Jahr 1972 in die geschlossene Anstalt in Viersen-Süchteln überwiesen.[150] Auch bei Ludger Rosen* wird die Gabe von Aolept ausdrücklich mit Dämpfung seiner Unruhe begründet.[151]

147 ALVR 38662, Schreiben Dr. Beurmann an „8" (anscheinend intern), Betr.: Gesundheitliche Betreuung von Minderjährigen der öffentlichen Erziehungshilfe. Köln, 29.9.1964.

148 Diese handschriftliche Notiz stammt offensichtlich vom Empfänger des Schreibens von Dr. Beurmann vom 29.9.1964. Die Unterschrift ist nicht leserlich. Handschriftlich ist das Datum vom 5.10.1964 notiert: ALVR 38662, handschriftliche Notiz vom 5.10.64 (Autor unbekannt) unter dem Schreiben Dr. Beurmann an „8" (anscheinend intern), Betr.: Gesundheitliche Betreuung von Minderjährigen der öffentlichen Erziehungshilfe. Köln, 29.9.1964. Herv. i. O.

149 ALVR 38662, offenbar internes Schreiben des LVR, Köln-Deutz, 10.2.1965.

150 Hephata-Archiv: Akte Stefan Hartmann* (Jg. 1955).

151 Hephata-Archiv: Akte Ludger Rosen* (Jg. 1966) Schreiben an das Jugendamt Düsseldorf im Jahr 1966.

Auf der anderen Seite gab es zahlreiche Kinder und Jugendliche, bei denen kaum Medikamente im Bericht verzeichnet wurden, sogar wenn sie als äußerst unruhig und schwierig beschrieben wurden, solche Fälle waren Udo Detmar* (Jg. 1950) („unruhig, zanksüchtig, zerstörungssüchtig, nicht fixierbar, kann sich allein nicht beschäftigen")[152] und Sigmund Schmitz* (Jg. 1938) sowie Norbert Krämer* (Jg. 1943), aber auch Bodo Fäber* (Jg. 1944). Nach dem Bericht und nach seiner Krankenakte erhielt Letzterer nur einmal 1962 für 14 Tage auf der Krankenstation eine Tablette Dominal, 1963 wurde er nach Bedburg-Hau verlegt.[153] In der Regel waren dies aber auch „frühe" Fälle, bei denen, wie oben schon erwähnt, deutlich weniger Medikamente verordnet wurden.

Doch auch bei Siegmund Deiters* (Jg. 1950), der in seiner Akte als „krankhaft unruhig" (1957), „bockig" (1961) und mit „zerstört Spielsachen" (1958) beschrieben wurde, wurde keine Medikamentengabe verzeichnet. Über ihn wurde schließlich in den 1970er Jahren in den Berichten kundgetan, dass er „zur Zeit" keine Medikamente benötigen würde. Dieser Fall zeigt, wie schwierig die Rekonstruktion aus den Akten sein kann: Es ist nicht möglich, genau zu beurteilen, ob er in den 1960er Jahren bereits Medikamente bekam, die dann in den 1970er Jahren abgesetzt wurden und die verordneten Medikamente nur in der Akte nicht verzeichnet waren, oder ob er tatsächlich als Kind trotz seiner Unruhe keine Arzneimittel bekam.

Dass im Untersuchungszeitraum nicht völlig unbedacht mit Medikamenten umgegangen werden musste bzw. dass grundsätzlich auch rückblickend auf die Lebensgeschichte der Bewohner eine Aufmerksamkeit für Nebenwirkungen bestand, zeigen Initiativen zur Absetzung von Medikamenten, die sich für einige Fälle dokumentieren lassen.[154] So wurde Valentin Hubers* (Jg. 1957) Blutbild zumindest im Jahr 1977 mit der Begründung kontrolliert, dass er über viele Jahre (zwischen 1966 und 1977 möglicherweise mit Unterbrechungen) das Neuroleptikum Atosil erhalten hat.[155]

Das Bild ist also nach der explorativen Sichtung tatsächlich vielfältig. Dabei muss immer berücksichtigt werden, dass die Forscher*innen die Akten aufgrund der professionellen Unterbringung in einem Speicherlager nicht selbst nach einem repräsentativen Setting aussuchen konnten und nur eine verhältnismäßig kleine Stichprobe eingesehen haben. Im Rahmen des zeitgenössischen Umgangs fügt sich die Hephata im Hinblick auf den Umgang mit Medikamenten in das sich auch für andere Einrichtungen abzuzeichnende Bild ein.

Das bestätigen auch Austauschgespräche mit der 1. Heimkinder-Community NRW e.V., in denen über sehr regelmäßige Medikamentengaben in den

152 Udo Detmar*, Bericht des Gesundheitsamts Köln 1953.

153 Hephata-Archiv: Akte Bodo Färber* (Jg. 1944).

154 Z.B. Hephata-Archiv: Akte Norbert Herrlich* (Jg. 1948).

155 Hephata-Archiv: Akte Valentin Huber* (Jg. 1957).

Hephata-Einrichtungen und damit verbundene Gewalt berichtet wurde. Die Betroffenen vermuten ein Netzwerk aus Anstaltsarzt, lokaler Apotheke, Hephata-Einrichtung und St. Josephshaus, die an der Medikamentenverschreibung gemeinsam verdienten oder verdienen wollten. Der Heimarzt habe es zum Teil den Erzieher:innen überlassen, die Dosierung weiter zu erhöhen, wenn ein Kind als rebellisch oder renitent gesehen wurde. Dieser Vermutung konnte im Rahmen der aktuellen Untersuchung noch nicht auf den Grund gegangen werden.

Die Akten spiegeln immer nur das wider, was auch dort eingetragen bzw. aufbewahrt wurde, und sind insofern nur ein Ausschnitt der tatsächlichen Ereignisse. Deutlich wird aber auch hier, dass der Heimarzt oder die Heimärztin eine zentrale Figur in diesem Prozess war, er:sie verordnete den Medikamenteneinsatz auf den Stationen, er:sie ließ sich darüber berichten bzw. berichtete selbst darüber. Er:Sie war dafür zuständig, diese Gaben zu kontrollieren. Während zu den meist verbeamteten in Anstalten fest tätigen Anstaltsärzten/-ärztinnen zumindest für die Zeit zwischen 1900 und 1945 eine umfassende Analyse vorliegt (Kersting 1998), so sind in Bezug auf die Funktion und Arbeit der nicht fest angestellten Heimärzt:innen sowie Apotheker:innen weitere Forschungen vonnöten.

7.2 Medikamententestungen in der KJP Gütersloh, KJP Hamm und in der KJP Viersen-Süchteln

Wie eingangs geschildert, fallen unter den missbräuchlichen Arzneimitteleinsatz auch Erprobungen an Kindern und Jugendlichen, deren Sorgeberechtigte diesen Versuchen nicht zugestimmt haben, nicht zustimmen konnten oder deren soziale und gesundheitliche Lage ausgenutzt wurde, um sie für Studien heranzuziehen. Hinweise auf verschiedene Arten von Erprobungen und Heilversuchen konnten auch in den hier untersuchten Akten gefunden werden. Hinweise auf eine Information und Einwilligung der Eltern bzw. gesetzlichen Vertreter:innen der Kinder und Jugendlichen zu dem Einsatz der Prüfpräparate konnten für die geschilderten Fälle nicht gefunden werden. Da es für die Durchführungen von Enzephalographien oder anderen Verfahren solche Hinweise jedoch in einzelnen Akten gibt, ist in Bezug auf die Prüfpräparate zu vermuten, dass keine Einwilligungen eingeholt worden sind. Exemplarisch werden im Folgenden die zentralen Befunde zusammengefasst.

7.2.1 KJP Gütersloh

In einer Publikation über die Entwicklung der psychopharmakologischen Behandlung in den kinder- und jugendpsychiatrischen Kliniken Weissenau und Gütersloh aus dem Jahr 2019 wird aufgeführt, dass in der KJP Gütersloh im

Jahr 1957 in vier Fällen das „Arzneimittel F156“ an Patient:innen verabreicht worden sei (Kaufung et al. 2019, S. 7).[156] Bei dem Präparat F156 handelt es sich um ein Hexobarbital (Stille 1956, vgl. Hähner-Rombach/Hartig 2019, S. 34). Das Barbiturat hat Suchtpotenzial, es kann zu Atemdepression und Herzstillstand führen. In der NS-Zeit sind Kinder und Jugendliche mit Phenobarbital getötet worden.

In der Akte zu einem der vier Fälle, der eines 17-jährigen Mädchens, heißt es im Dezember 1957: „Das Hexamid wird abgesetzt und dafür F 156 gegeben.“[157] Elf Tage später wird über sie berichtet: „F 156 ist seit etwa 10 Tagen abgesetzt worden, weil das Mädchen bemerkte, daß sie danach direkt kribbelig würde.“[158] Die Dosierung des Präparates ist nicht ersichtlich. Im jugendpsychiatrischen Befundbericht ist für das Mädchens als Diagnose angegeben: „Schwachbegabte, stimmungslabile Psychopathin“.[159] Unterzeichnet ist der Bericht von Helmut Hünnekens. Unter den Eintragungen mit dem Präparat F 156 findet sich Hünnekens‘ Namenskürzel (Hü)[160].

In den anderen drei Fällen der Verabreichung von F 156 finden sich keine näheren Aussagen dazu. In einem Fall handelte es sich um einen achtjährigen Jungen, der das Präparat im April 1957 erhalten hat.[161] Es ist nicht genau ersichtlich, an wie vielen Tagen er das Präparat erhalten hat. Die Dosierung geht aus dem Eintrag „2 × ½ F 156“ hervor. Die Diagnose des Jungen lautete: „Encephalopathie mit starken Anpassungsschwierigkeiten.“[162] Bei den Eintragungen und dem Bericht in seiner Akte findet sich das Namenskürzel und die Unterschrift von Elisabeth Hecker, der Leiterin der KJP Gütersloh seit 1952 (s. o.).

Bei einem weiteren Fall handelt es sich um einen siebenjährigen Jungen, der das Präparat anscheinend vom 10.4.1957 bis zum 3.5.1957 erhielt.[163] Auch hier war die Dosierung mit 2 × ½ angegeben. Die Diagnose dieses Jungen lautete:

---

156 Leider sind in der Arbeit keine Signaturen der Fälle angegeben. Auch in der 2020 erschienen Dissertation der Co-Autorin der Publikation, Carolin Kaufung, die inzwischen Carolin Bücken heißt, waren diese vier Fälle erwähnt (Bücken 2020, S. 37). Hier war für einen Fall eine Signatur angegeben: „LWL/665/2630“. Hierbei handelt es sich um ein inzwischen altes Aktenzeichen. Die heutige Archivsignatur für diese Akte ist Best. 665, Nr. 1639. Die drei anderen Fälle tragen die Signaturen Best. 665, Nr. 297, Best. 665, Nr. 1640 und Best. 665, Nr. 1641. Freundlicherweise hat Prof. Renate Schepker, die die Dissertation von Frau Bücken betreut hat, die Signaturen der vier Fälle mitgeteilt.

157 Archiv LWL, Best. 665, Nr. 1639, Eintrag vom 20.12.1957.

158 Archiv LWL, Best. 665, Nr. 1639, Eintrag vom 31.12.1957. Vgl. auch Kaufung et al. (2019), S. 7.

159 Archiv LWL, Best. 665, Nr. 1639, Jugendpsychiatrischer Befundbericht vom 11.2.1958, siehe zur Diagnose auch Kapitel 7.1.5.

160 Dass „Hü“ das Namenskürzel von Hünnekens war, wird in Eintragungen in seiner Personalakte (Archiv LWL, Best. 132/1955/1956) deutlich.

161 Archiv LWL, Best. 665, Nr. 297, Eintrag in „Fiebertafel“, 1957.

162 Archiv LWL, Best. 665, Nr. 297, Jugendpsychiatrischer Befundbericht vom 4.6.1957.

163 Archiv LWL, Best. 665, Nr. 1640, Eintrag in „Fiebertafel“, 1957.

„Neurotische Fehlhaltung eines unvital beanlagten Charakters.“[164] Auch in dieser Akte findet sich das Namenskürzel und die Unterschrift von Elisabeth Hecker.

Bei dem vierten Fall handelt es sich um einen 12-jährigen Jungen. Er hat das Präparat anscheinend Anfang Juni in einer Dosierung von 3 × 1 erhalten.[165] Als Diagnose war für ihn angegeben: „Debilitas, Neigung zu Primitivmechanismen aus Geltungsbedürfnis.“[166] In seiner Akte finden sich Kürzel und Unterschriften von Hünnekens und Hecker.

Ein Hinweis auf den Einsatz eines weiteren Prüfpräparats findet sich in der Akte eines siebenjährigen Jungen. Demnach hat er im Jahr 1959 ein Präparat mit der Bezeichnung „T. P.21“ erhalten.[167] Der Eintrag ist auf einer „Fiebertafel“ vermerkt. Demnach hat der Junge das Präparat vermutlich vom 17. bis zum 20. eines Monats erhalten. Es ist jedoch nicht erkennbar, um welchen Monat es sich handelt. Da der Junge aber vom 9.4.1959 bis zum 30.6.1959 in der Einrichtung war[168], muss es einer dieser Monate gewesen sein. Der jugendpsychiatrische Befundbericht des Jungen ist unterzeichnet von Hünnekens.[169] Bei dem Präparat T. P.21 hat es sich wahrscheinlich um den Wirkstoff Thioridazin gehandelt (Forrest et al. 1960). Thioridazin ist ein Neuroleptikum, das 1959 unter dem Namen Melleril von dem Unternehmen Sandoz auf den Markt gebracht wurde (Riederer et al. 1992, S. 63: hier findet sich eine von O. K. Linde zusammengestellte und von Hans Bangen ergänzte Liste der „Ausbietungsdaten synthetischer Psychopharmaka auf dem deutschen Markt“).

Neben diesen Hinweisen auf den Einsatz von Prüfpräparaten in Patient:innenakten gibt es weitere Hinweise auf Prüfpräparate in einer Verwaltungsakte über Bestellungen und den Bezug von Medikamenten. Offensichtlich bezog die KJP Gütersloh Arzneimittel gemeinsam mit der Heil- und Krankenanstalt Gütersloh. Mit dieser hatte die KJP zwar nach Angaben von Hecker „nichts zu tun, als daß sie ihr Essen, ihr Licht und ihre Wäsche von ihr bezieht.“[170] Dem vorliegenden Schriftverkehr ist aber zu entnehmen, dass die KJP auch ihre Arzneimittel über die Heil- und Krankenanstalt Gütersloh bezog. So finden sich auf mehreren Briefen die Unterschrift des Landesamtmanns P., der Mitarbeiter der Landesheilanstalt war.[171] Bspw. bestellte er bei der „Krankenhausapotheke

164 Archiv LWL, Best. 665, Nr. 1640, Jugendpsychiatrischer Befundbericht vom 10.5.1957.

165 Archiv LWL, Best. 665, Nr. 1641, Eintrag in „Fiebertafel“, 1957.

166 Archiv LWL, Best. 665, Nr. 1641, Jugendpsychiatrischer Befundbericht vom 15.7.1957.

167 Archiv LWL, Best. 665, Nr. 383, Eintrag in „Fiebertafel“, 1959.

168 Archiv LWL, Best. 665, Nr. 383, Jugendpsychiatrischer Befundbericht vom 13.6.1959.

169 Archiv LWL, Best. 665, Nr. 383, Jugendpsychiatrischer Befundbericht vom 13.6.1959.

170 Archiv LWL, Best. 665, Nr. 99, Brief von Hecker „An das Versicherungsamt des Stadtkreises Castrop-Rauxel“ vom 18.3.1953.

171 Dies geht aus der Anschrift eines Briefes des Pächters der Dalke-Apotheke in Gütersloh, Franz Koch, „An die Landesheilanstalt Herrn Landesamtmann P.“, vom 10.7.1958, hervor. Archiv LWL, Best. 661, Nr. 323.

der Heilstätte Stillenberg in Warstein / Sauerland" am 1.8.1957 für die „hies. Heil- und Krankenanstalt" 10.000 Stück Megaphen-Dragees und 3.000 Stück Megaphen-Tabletten.[172] Auch bestellte P. für die „hiesige Westfälische Klinik für Jugendpsychiatrie" am 12.11.1957 bei derselben Krankenhausapotheke 5.000 Dragees Megaphen.[173]

In einem Schreiben an die „Firma K. Thomae Biberach a. d. Riss" vom 16.9.1958 wird dem Unternehmen „für die freundliche Überlassung von Versuchsmustern Ihres Mittels Tufranyl [sic!] (G 22355)" gedankt.[174] Die Unterschrift ist nicht zu entziffern. Einen offiziellen Briefkopf gibt es nicht. Es sind aber die Kürzel „Dr. Ie/Hü." auf dem Schreiben vermerkt. „Hü" ist, wie bereits erwähnt, Hünnekens zuzuordnen. Bei „Tufranyl (G 22355)" handelte es sich sicherlich um den Wirkstoff Imipramin, der im März 1958 vom Pharmakonzern Geigy (heute Novartis) zunächst in der Schweiz auf den Markt gebracht wurde (Meier et al. 2019, S. 74). Ende 1958 kam es in Deutschland auf den Markt (ebd.) und wurde hier von der Karl Thomae GmbH vertrieben. Die Hauptindikation des Präparates ist die Depression. Bei Kindern und Jugendlichen wurde es aber auch gegen Bettnässen eingesetzt. Aufgrund der Namen der Ärztinnen/Ärzte und der Indikation ist davon auszugehen, dass in diesem Fall die Versuchsmuster tatsächlich für die KJP Gütersloh bestimmt waren. Mit dem Datum des Schreibens vom 16.9.1958 wird der „Firma K. Thomae" für die Überlassung von Versuchsmustern gedankt. Dies bedeutet, dass das Präparat bereits vor diesem Datum eingesetzt wurde. Ob es aber vor Markteinführung in Deutschland oder sogar vor Markteinführung in der Schweiz eingesetzt wurde, kann hier nicht gesagt werden. Die Angabe der Bezeichnung „G 22355" und die Benennung als „Versuchsmuster" zeigt jedoch, dass es sich bei dem Einsatz noch um einen Versuchscharakter gehandelt haben dürfte. Auch dürfte das Präparat zu diesem Zeitpunkt noch nicht für die Indikation „Bettnässen" etabliert gewesen sein. Dafür spricht auch, dass Tofranil offensichtlich erst im Jahr 1961 von Geigy für den Einsatz bei Kindern und Jugendlichen empfohlen wurde.[175] Der Eindruck eines Versuchscharakters wird weiter verstärkt durch ein weiteres Schreiben an die Thomae GmbH. Das Schreiben ist datiert auf den 5.8.1959, also ein knappes Jahr nach dem oben genannten Schreiben. Unterzeichnet ist der Brief von „Prof. Dr. W. Schulte Landesmedizinaldirektor".[176] Walter Schulte (1910–1972) leitete von 1954 bis 1960 die Heil- und Krankenanstalt

---

172 Archiv LWL, Best. 661, Nr. 323, Brief von Landesamtmann P. an die Krankenhausapotheke der Heilstätte Stillenberg in Warstein / Sauerland vom 1.8.1957.

173 Archiv LWL, Best. 661, Nr. 323, Brief von Landesamtmann P. an die Krankenhausapotheke der Heilstätte Stillenberg in Warstein / Sauerland vom 12.11.1957.

174 Archiv LWL, Best. 661, Nr. 323, Brief an „Firma K. Thomae" vom 16.9.1958.

175 Vgl. Jahresbericht der Medizinischen Abteilung Geigy Basel 1961, S. 25, Box 82, 14/24, Klinisches Archiv Novartis Pharma; nach Hartig (2020), S. 59.

176 Archiv LWL, Best. 661, Nr. 323, Brief von Prof. Dr. Schulte an die Firma Thomae GmbH vom 5.8.1959.

Gütersloh. Auf dem Brief finden sich ebenso die Kürzel von Irle und Hünnekens. Schulte erläutert in dem Schreiben an Thomae, dass „wir“ im Oktober auf einem Symposium über Tofranil berichten sollen. Dafür bittet er noch einmal um „Versuchsmuster“. Hier kann nur spekuliert werden, inwieweit über Erfahrungen mit dem Präparat für die Diagnose Bettnässen referiert werden sollte. Jedoch unterstreichen der geplante Symposiumsbeitrag und die Bitte um weitere Muster den Versuchscharakter.

In einem Schreiben von Klinikleiter Schulte an die „Firma Deutsche Hoffmann-La Roche-A. G.“ in Grenzach/Baden vom 10.8.1959 dankt Schulte dem Unternehmen „für Ihr Schreiben vom 24.7.59 und Ihr freundliches Anerbieten, weitere Versuchsmengen des Psychosedativums Ro 1-9569 zu übersenden“, wovon er gern Gebrauch mache.[177] Auf dem Brief findet sich zugleich das Kürzel von Hünnekens, sodass davon auszugehen ist, dass das Präparat auch für die KJP bestimmt war. Bei dem Psychosedativum Ro 1-9569 handelt es sich um den Wirkstoff Tetrabenazin.

Die Bestellungen der „Versuchsmuster“ bei den Pharmaunternehmen lassen vermuten, dass mehr Versuchspräparate in der KJP Gütersloh eingesetzt wurden, als in den Fallakten gefunden wurden. Aber auch die Nachweise über die Bestellungen sind offensichtlich nicht lückenlos. Dies geht daraus hervor, dass in Briefen auf andere Schreiben verwiesen wird, die nicht mehr vorhanden sind. So kann über den Umfang des Einsatzes von Prüfpräparaten in der KJP Gütersloh keine konkrete Angabe gemacht werden. Die Funde zeigen lediglich, dass Prüfpräparate eingesetzt worden sind.

Einen besonderen Fall stellt der individuelle Einsatz eines Prüfpräparats bei einem Jungen dar, der hier abschließend geschildert werden soll. Der damals 11-jährige Junge ist im Oktober 1963 in die KJP aufgenommen worden.[178] Grund für die Einweisung waren vor allem anfallsartige Bewusstseinsstörungen, Bewegungsstörungen mit einem starken Tremor, Koordinationsstörungen sowie psychische Veränderungen. Gebracht wurde der Junge von seinen Eltern und einem seiner Brüder. Der Vater war ein promovierter Stadtschulrat, der anscheinend mit Helmut Hünnekens, der inzwischen Direktor der KJP Gütersloh war, privat befreundet war.[179] Nach gründlichen Untersuchungen wurde der Junge 11 Tage nach seiner Aufnahme in die Nervenklinik Göttingen verlegt. Dem dortigen Arzt schrieb Hünnekens einen fünfseitigen Brief. In dem Brief schilderte Hünnekens die Anamnese, Symptomatik und Diagnostik.[180] Aus dem Schreiben

177 Archiv LWL, Best. 661, Nr. 323; Brief von Prof. Dr. Schulte an die Firma Deutsche Hoffmann-La Roche-A. G. vom 10.8.1959.

178 Archiv LWL, Best. 665, Nr. 606. Auch alle weiteren Angaben zu dem Fall aus dieser Akte.

179 Archiv LWL, Best. 665, Nr. 606; s. Briefwechsel zwischen Hünnekens und dem Vater des Jungen.

180 Archiv LWL, Best. 665, Nr. 606, Schreiben von Hünnekens an Prof. Bauer, Universitäts-Nervenklinik Göttingen vom 15.10.63.

geht hervor, dass mehrere Professor:innen verschiedener Institute in dem Fall konsultiert wurden, so z. B. der renommierte Neurologe Heinrich Pette in Hamburg, da eine viral bedingte Encephalitis erwogen wurde. Abschließend weist Hünnekens in dem Schreiben darauf hin, „dass die Firma Grünenthal ein neues Präparat gegen Viren hergestellt hat, das noch nicht im Handel ist."[181] Als „P. S." fügt er schließlich hinzu: „Inzwischen hat die Firma Grünenthal als Eilpäckchen das neue Medikament und Literaturunterlagen übersandt, die ich an Sie weiterreiche, weil sie für diesen Patienten gedacht waren."[182] Auch das Begleitschreiben der Firma Grünenthal in Stolberg liegt in der Akte vor. Es trägt das gleiche Datum wie der Brief von Hünnekens an die Universitäts-Nervenklinik Göttingen (15.10.1963).[183]

Verfasst ist der Brief des Stolberger Unternehmens von Dr. Heinrich Mückter, dem wissenschaftlichen Direktor des Unternehmens. Unter Mückters Leitung war in dem Unternehmen das Schlaf- und Beruhigungsmittel Contergan entwickelt worden, das in zahlreichen Fällen zur Schädigung von Föten geführt hatte, 1961 wurde das Präparat deshalb vom Markt genommen. Der hiesige Briefwechsel findet also etwa zwei Jahre nach dem „Contergan-Skandal" statt. Mückter schreibt an Hünnekens:

> „Auf Veranlassung von Herrn Dr. […] übersende ich Ihnen mit separater Post per Eilboten einige Muster GG 662 – Dragees für die Behandlung des Kindes mit Encephalitis. Damit Sie sich über Eigenschaften und Möglichkeiten von GG 662 etwas näher informieren können, darf ich Ihnen in der Anlage unser Exposé über GG 662 beifügen. Aus diesen Unterlagen ersehen Sie, dass eine therapeutische Wirkung nur bei bestimmten Virus-Infektionen zu erwarten ist."[184]

Mückter gibt schließlich noch eine Dosierungsempfehlung und bittet um eine gelegentliche Unterrichtung über den Verlauf der Erkrankung. Trotz aller Bemühungen verstarb der Junge im Januar 1964. Die abschließende Diagnose lautete Panenzephalitis hämorrhagica. Es ist davon auszugehen, dass die Eltern des Jungen über den Einsatz des Versuchspräparats informiert waren. Inwieweit sie jedoch über die Risiken und Nebenwirkungen unterrichtet waren, ist nicht bekannt. Eine schriftliche Einwilligung zur Verabreichung des Versuchspräparats liegt in der Akte nicht vor. In diesem Fall überwog das Heilinteresse das Erkenntnisinteresse. Es handelte sich also zum einen um einen Heilversuch und nicht um ein Experiment. Zum anderen verdeutlicht der Fall, wie bemüht der Direktor der

181 Ebd.
182 Ebd.
183 Ebd.
184 Ebd.

KJP sein konnte, wenn ein Kind ihm näher bekannt war und aus dem gleichen Milieu stammte wie er selbst.[185]

7.2.2 KJP Hamm

Auch in der KJP Hamm kann für einen Fall der Einsatz eines Prüfpräparats aufgezeigt werden. In diesem Fall handelt es sich um ein Mädchen, das Anfang 1959 geboren ist. Sie wurde einmal Anfang 1966 und ein zweites Mal im Oktober 1967 in die KJP Hamm aufgenommen.[186] Bei ihr handele es sich „um ein Kind mit frühkindlich erworbenem hirnorganischem Schaden (extrapyramidales Syndrom) […]“ und „Intelligenzrückstand“.[187] Der Vater sei Diplomingenieur, die Mutter habe mittlere Reife.[188] Im ersten Aufenthalt machte das Mädchen eine „schwere Masernerkrankung“ durch und fieberte sehr lange.[189] Vermutlich wurden deshalb bei der Entlassung „Aminophenazon und Aristozillinsaft [sic!]“ mitgegeben.[190] Aminophenazon wirkt u. a. fiebersenkend, Aristocillin ist ein Antibiotikum. Weiter wird in dem Bericht mitgeteilt: „Außerdem erhielt […] bei uns drei mal täglich 1 Dragee eines hochkonzentrierten Baldrianpräparates zur leichten Sedierung. Es handelt sich dabei um das Präparat T K 1, von der Firma Kali-Chemie AG, Hannover, das noch nicht im Handel ist. Man könnte es eventuell als Muster von dort für das Kind anfordern.“[191] Unterzeichnet ist der Bericht von Hünnekens und der Landesmedizinalrätin Lehmann. Auch bei ihrem zweiten Aufenthalt Ende des Jahres 1967 erhielt sie das Präparat, wie in einem epikritischen Bericht zu lesen ist: „An sedierenden Medikamenten erhielt […] während ihres Hierseins ein konzentriertes Baldrianpräparat TK 1 (3 × 1 Drg.).“[192] Dieser Bericht ist von Lehmann unterzeichnet.

Eine Einwilligung zur Verabreichung des Präparats findet sich in der Akte nicht.

Das Herstellerunternehmen, die Kali-Chemie AG, wurde 2011 aufgelöst. Dokumente des Unternehmens aus den 1960er Jahren konnten nicht gefunden werden.

---

185 Eine ähnliche Geschichte ist auch für die KJP Bonn überliefert, vgl. Fehlemann/Sparing (2017, S. 98f.)

186 Archiv LWL, Best. 665, Nr. 1388.

187 Archiv LWL, Best. 665, Nr. 1388, Jugendpsychiatrischer Befundbericht vom 27.4.1966.

188 Ebd.

189 Ebd.

190 Ebd.

191 Ebd.

192 Archiv LWL, Best. 665, Nr. 1388, Epikritischer Bericht vom 6.2.1968.

7.2.3 KJP Viersen-Süchteln

Dipiperon

Neben medikamentösen Ruhigstellungen ist in der KJP Viersen-Süchteln auch eine Arzneimittelstudie zu Dipiperon an Heranwachsenden durchgeführt worden, über die bereits berichtet worden war (Auhagen/Breede 1972, vgl. Wagner 2019, S. 61–64; Sparing 2020). Bei Dipiperon (Wirkstoff Pipamperon) handelt es sich um ein schwaches bis mittelstarkes Neuroleptikum aus der Gruppe der Butyrophenone. Neben der neuroleptischen und sedierenden Wirkung besitzt es auch eine schlafinduzierende Potenz (Benkert/Hippius 1986, S. 199f.). Es ist seit 1961 in Deutschland auf dem Markt (Bachmann et al. 2014, S. 26). In dem vorliegenden Projekt konnten neue Erkenntnisse zu diesen Erprobungen gewonnen werden.

Die Ergebnisse der Studie wurden 1972 in der Zeitschrift „Acta Psychiatrica Scandinavica" publiziert. Der Titel des Beitrags lautete „Dipiperon bei kindlichen Verhaltensstörungen" (Auhagen/Breede 1972). Die beiden Autor:innen der Veröffentlichung waren Dr. med. Ute Auhagen (Neurologische Universitätsklinik Düsseldorf) und Dipl. Psychologe Georg Breede (Rheinische Landesklinik für Kinder- und Jugendpsychiatrie).[193] Laut Publikation gingen die Autor:innen davon aus, „daß die Leistungsfähigkeit eines Kindes durch eine Minderung der psychomotorischen Unruhe und affektiven Labilität erhöht wird" (ebd., S. 515f.). Zur Überprüfung der Hypothese seien in der Dipiperon-Prüfung verschiedene psychologische Testverfahren angewandt worden. Zur Verhaltensbeobachtung habe man wöchentlich Fragebögen an das Pflegepersonal, im Kindergarten, im Werkunterricht und in der Sonderschule ausgeteilt. Zur Erfassung von Nebenwirkungen seien mehrfach der Blutdruck, der Kreislauf und das Körpergewicht überprüft sowie Blut und Urin untersucht worden (ebd., S. 515). Aus der Publikation geht weiter hervor, dass in die Prüfung 30 junge Menschen (vier von ihnen schieden während der Prüfphase aus unterschiedlichen Gründen aus) im Alter von 12 bis knapp 14 Jahren einbezogen wurden. Zudem seien circa zwei Drittel der Versuchsteilnehmer:innen Jungen, ein Drittel Mädchen. Wie aus dem Titel der Publikation hervorgeht, erhoffte man sich von der Dipiperon-Gabe eine „Besserung des Verhaltens" (ebd.).

Für die Untersuchung wurde Dipiperon als Saft verabreicht (ebd., S. 512). In einer ersten, sechswöchigen Phase erhielten alle jungen Menschen Dipiperon in individuell ermittelter Dosierung. In der zweiten, fünfwöchigen Phase wurden die Kinder und Jugendlichen laut Publikation „in 2 randomisierte Teilgruppen unterteilt, von denen die eine Gruppe weiter das Medikament, die andere Placebo erhielt (Doppelblindversuch)" (ebd., S. 530). Die Durchschnittsdosierung

193 Zu diesen beiden Autor:innen konnten bisher keine weiteren biografischen Daten ermittelt werden.

betrug 72 mg/Tag, die Maximaldosis 180 mg/Tag. Die Publikation hält fest, dass bei allen Kindern und Jugendlichen, die zuvor noch nicht mit Neuroleptika behandelt worden waren, bei Therapiebeginn ein vorübergehender neuroleptischer Effekt aufgetreten sei, der sich in Inaktivität und einer Tendenz zum Schlafen und Dösen manifestiert habe. Die jungen Menschen hätten während des gesamten Versuchs keine subjektiven Beschwerden wie unangenehme Empfindungen oder Schlappheit geäußert (ebd., S. 512). Im Allgemeinen sei Dipiperon gut verträglich gewesen.

Schließlich resümieren die Autor:innen, dass „vor allem auf eine dämpfende und aggressionsmindernde Wirkung von Dipiperon geschlossen werden" (ebd., S. 531) könne, mit einer Abnahme der unmittelbaren Reaktionsbereitschaft, Gefühlserregbarkeit und Impulsivität (ebd.). Die vor Versuchsbeginn erwartete „Besserung des Verhaltens" konnte laut Untersuchung bestätigt werden, da die jungen Menschen sich nach den Angaben der Autor:innen weniger beeinträchtigt fühlten, eine geringere Neigung zu aggressiver Abwehr zeigten und insgesamt ruhiger, verträglicher, zurückhaltender und besonnener agierten (ebd.).

Aus der Publikation geht nicht hervor, ob die Kinder und Jugendlichen über die Prüfung unterrichtet wurden. Weiter gibt es keine Hinweise auf eine Information oder Einwilligung der Eltern, der gesetzlichen Vertreter:innen oder des Landesjugendamts. Am Ende der Publikation wird „der Fa. Jansen für die freundliche Überlassung des Dipiperonsaftes sowie für die Mithilfe bei den statistischen Untersuchungen" (ebd., S. 531) gedankt.

Für seine Untersuchung zur Medikamentenvergabe und Medikamentenerprobung in kinder- und jugendpsychiatrischen Einrichtungen des LVR konnte Frank Sparing auch 141 Patient:innenakten der KJP Süchteln auswerten (s. o.) (Sparing 2020, S. 13). In acht dieser Fallakten konnte er „Anhaltspunkte für eine Einbeziehung in den Dipiperon-Versuch" (ebd., S. 15) ausmachen. Er erklärt dazu:

> „Die Hinweise sind hinsichtlich der Versuchsdurchführung allerdings nur eingeschränkt aussagekräftig, da es sich in der Regel nur um Notizen in den ‚Schwesternberichten' handelt, die etwa vermerken, dass ein Kind am Versuch teilnahm, welche Dosierung gegeben wurde und wie sich die Medikamentengabe auswirkte bzw. ob Kinder der ‚Placebo-Gruppe' angehörten […]. Einwilligungen von Erziehungsberechtigten zur Teilnahme an der Dipiperon-Testung oder weitergehende Betreffe zu Versuchsanordnung und Durchführung sind in den Patientenakten nicht enthalten." (ebd., S. 15).

Sparing ging davon aus, „dass der Dipiperon-Versuch in gesonderter Aktenführung" dokumentiert wurde (ebd., S. 15). Eine solche Akte sei jedoch nicht archivalisch überliefert und sei auch sonst nicht auffindbar gewesen. Als das Forschungsteam den Bestand ansehen konnte, war dieser inzwischen schon umfangreicher erschlossen worden, sodass deutlich mehr Fallakten zur Verfügung standen als zum Zeitpunkt von Sparings Untersuchung (s. o.).

Zunächst sind die ersten 350 Akten (Nummer 77600 bis 77950) komplett durchgesehen worden (die Akten sind nicht chronologisch oder alphabetisch sortiert). In diesen Akten konnte in sechs Fällen die Teilnahme an dem erwähnten Dipiperon-Versuch erkannt werden. Es zeigte sich, dass der Zeitraum der Untersuchung von Dezember 1969 bis mindestens März 1970 betrug. Der Versuch startete nicht für alle Kinder und Jugendlichen zur selben Zeit, dauerte aber in der Regel für alle 11 Wochen (ebd., S. 511). Die Studie wurde etwa zwei Jahre später publiziert. Nach dem Fund der sechs Fälle wurden die übrigen Fallakten nur näher untersucht, wenn sich die jungen Menschen in dem Zeitraum der Untersuchung in der Einrichtung befanden. So konnten in insgesamt 28 Fallakten Hinweise auf die Teilnahme an dem Versuch ausgemacht werden.[194] Dabei handelte es sich um 21 Jungen und sieben Mädchen.

Hier wird nur auf einzelne Hinweise aus den Akten eingegangen, wenn sie über die bislang bekannten Erkenntnisse (Wagner 2019, S. 61–64; Sparing 2020, S. 101–110) hinaus neue Befunde liefern.

Dem oben angeführten Urteil der Studienleiter:innen, „dass Dipiperon keine nachteiligen körperlichen Wirkungen hatte", im „allgemeinen gut verträglich" war und keinen Leistungsabfall bewirkte, „der evtl. auf Ermüdung oder inadäquate Gleichgültigkeit zurückgeführt werden könnte" (Auhagen/Breede 1972, S. 530), widerspricht folgendes Beispiel eines 14-jährigen Jungen. Dieser war seit dem 1.12.1969 in die Dipiperon-Versuchsreihe einbezogen. Bei ihm lautete die Diagnose: „Verhaltensstörungen bei Debilität".[195] Handschriftlich ist in seiner Akte am 8.12.1969 vermerkt:

> „[…] bekommt seit dem 1.12.69 Dipiperon, seitdem ist der Junge ganz verändert. […] ist hilfsbereit, freundlich und verhält sich unauffällig. Er hilft bei anfallenden Arbeiten auf der Station mit ohne ihn aufzufordern. Im Augenblick ist […] sehr ordentlich und gut zu leiten."[196]

---

194 Es sind dies die Akten mit den folgenden Nummern: 77623, 77865, 77800, 77870, 77873, 77905, 77944, 77949, 79174, 79233, 81725, 81976, 82494, 82496, 82645, 82653, 82753, 82862, 82896, 82952, 83129, 83161, 83270, 83387, 83389, 83458, 100494, 100937. In einigen dieser Fälle gibt es nur einen Hinweis auf die Teilnahme an dem Versuch durch einen Eintrag über die Verabreichung von Dipiperon-Saft in der Liste der „Langzeitbehandlung" in dem entsprechenden Zeitraum (bei anderen gibt es definitive Hinweise durch Beschreibungen in „Schwesternberichten" wie „hat am Dipiperon-Versuch teilgenommen"). Trotzdem wird hier auch bei alleinigen Hinweisen in den „Langzeitberichten" von einer Teilnahme an dem Versuch ausgegangen. Auch die Zahl der 28 gefundenen Fälle spricht dafür, bei 30 in der Publikation genannten Proband:innen. Alleinige Hinweise durch Einträge in den „Langzeitbehandlungen" fanden sich in folgenden Akten: 77800, 81976, 82645, 82753, 82862, 82952, 83129, 100937.

195 ALVR 77905, Schreiben Dr. von Mutius, Landesobermedizinalrätin an das Kreisjugendamt Dinslaken, vom 30.9.1968.

196 ALVR 77905, Eintrag vom 8.12.1969.

Am 23.1.1970 heißt es über ihn:

> „[…] ist in den letzten Tagen auffallend müde. Er ist morgens schlecht zu wecken. Aus der Schule wurde er nach Hause geschickt, weil er in der Schule einschlief. Im Bus hat er dann wieder geschlafen. Er bekommt 3 mal ein [sic!] Teelöffel Dipiperon. Morgens soll das Medikament versuchsweise abgesetzt werden. Ansonsten ist […] sehr angepaßt. […].“[197]

Ein weiteres Beispiel liefert die Geschichte eines zu der Zeit ebenfalls 14-jährigen Jungen. Dieser war mit der Diagnose spastische Parese[198] in die Einrichtung aufgenommen worden. Am 1.12.1969 startete bei ihm die Dipiperon-Untersuchung.[199]

Am 7.1.1970 wird über ihn notiert: „Seit dem Janssen-Test ist […] sehr verändert. Wie er vom Weihnachtsurlaub zurück kam, fing er sofort an zu weinen. […] ist sehr still geworden. Am liebsten würde er den ganzen Tag im Bett bleiben und schlafen. Er spricht kaum ein Wort.“[200]

Neben der Veränderung des Jungen wird hier deutlich, dass er auch während des „Weihnachtsurlaubs“ das Versuchspräparat erhalten haben muss. Solch ein Hinweis ist auch in Akten anderer Betroffener gefunden worden, die die Weihnachtsfeiertage bei den Eltern verbracht hatten.[201] Hier kann nur vermutet werden, dass den Eltern das Präparat mit der Dosierungsanleitung mitgegeben worden war. Ein Hinweis, dass sie über das Präparat im Rahmen einer Versuchsreihe informiert waren und darin eingewilligt hätten, wurde nicht gefunden. Inwieweit diese Medikamentengabe als konkludente Einwilligung gelesen werden kann, ist fraglich, da den Kindern und Jugendlichen ein registriertes Präparat mitgegeben wurde, das für andere Einsatzzwecke als die vorgesehenen ausprobiert wurde. Es kann aber aus den Akten nicht rekonstruiert werden, wie detailliert die Eltern oder andere gesetzliche Vertreter:innen dazu informiert wurden.

Ein weiterer Eintrag in der Akte des Jungen vom 7.1.1970 hält fest: „[…] hat heute an der Polio-Schluckimpfung teilgenommen.“[202] Auch andere junge Menschen erhielten während ihrer Teilnahme an dem Dipiperon-Versuch eine Polio-Schluckimpfung.[203] Laut Publikation sind zwar während der 14-tägigen Vorbereitungsphase bei allen Kindern und Jugendlichen eventuell vorher erhaltene Mittel abgesetzt worden, um die Erhaltung einer vergleichbaren, von Medikamenteneffekten unbeeinflussten Ausgangsbasis gewährleisten zu können (Auhagen/

197 ALVR 77905, Eintrag vom 23.1.1970.

198 ALVR 77870, Nervenärztliche Bescheinigung vom 6.7.1970.

199 ALVR 77870, Eintrag vom 1.12.1969.

200 ALVR.77870, Eintrag Schwesternberichte vom 7.1.1970.

201 Z.B. ALVR 82653.

202 ALVR.77870, Eintrag Schwesternberichte vom 7.1.1970.

203 Z.B. ALVR 83387.

Breede 1972, S. 511). Mit der Impfung während der Versuchsphase haben die Studienleiter:innen aber die Möglichkeit der unbeeinflussten Vergleichbarkeit im weiteren Verlauf der Studie nicht eingehalten. Mit der gleichzeitigen Impfung ist zudem die Gefahr erhöhter Neben- und Wechselwirkungen in Kauf genommen worden.

Am 24.2.1970 wird in der Fallakte des Jungen vermerkt, dass der „Janssen-Test“ bei ihm noch nicht beendet sei.[204] Das ist insofern bemerkenswert, als dieser Hinweis 12 Wochen nach Versuchsbeginn bei diesem Jungen gegeben wird. In der Publikation war hingegen berichtet worden, dass der Versuch bei den Kindern und Jugendlichen „insgesamt 11 Wochen“ (ebd.) dauerte. Im Dezember 1970 heißt es in der Akte des Jungen: „Während des im Sommer laufenden Dipiperon-Versuches wurde auch eine Kontroll-Testuntersuchung nach HAWIK[205] bei ihm durchgeführt.“[206] Demnach hätte bei ihm der Versuch über ein halbes Jahr gedauert.

Auch ein weiterer Eintrag in der Akte des Jungen ist aufschlussreich. So gibt es eine Notiz mit dem Kürzel „Dr. G. bo/M-“; also anscheinend direkt von Gerhard oder Gertrud Bosch vom 18.2.1970:

> „Seit Dezember befindet sich der Junge in einem Medikamentenversuch und zwar mit dem Neuroleptika [sic!]: Dipiperon. Psychische Auswirkung zeigte sich durch das Medikament nicht, außer einer sehr starken Müdigkeit am Anfang, die die Herabsetzung der Dosierung notwendig machte. Anfangs erhielt er 3 × 1 Teel. Dipiperon, dieses wird vermindert auf 1 × 1 Teel. Da er sonst keine Medikamente erhielt, weiß der Junge Bescheid. Er beobachtete sich, wie er es ja auch sonst tut, sehr genau und klagte anfangs sehr heftig über seine Müdigkeit, benutzte es auch in seiner bewährten Art, damit das Mitleid der andern zu erregen. Immerhin war die Müdigkeit tatsächlich vorhanden. Er wollte mittags schlafen, schlief dann auch fest, wollte dann nicht wieder aufstehen. Seitdem er nunmehr abends einen Teel. Dipiperon erhält, keine Ermüdungserscheinungen mehr. Er verhält sich in Schule und auf der Station wie sonst auch. Nach wie vor Forderungen gegenüber ausreichend. Körperlich zeigen sich die Kreislaufverhältnisse ziemlich gleichbleibend. Bei einer Gewichtskontrolle erhebliche Gewichtszunahme (3 kg).“[207]

Der Hinweis, warum der Junge „Bescheid“ wisse, deutet darauf hin, dass er zuvor nicht über den Versuch, das Präparat und dessen Wirkung informiert worden war. Dass er „anfangs sehr heftig über seine Müdigkeit“ klagte, widerspricht zudem der Aussage in der Publikation, die Kinder und Jugendlichen hätten

204 ALVR 77870, Eintrag Schwesternberichte vom 24.2.1970.
205 HAWIK: Hamburg-Wechsler-Intelligenztest für Kinder.
206 ALVR 77870, Eintrag vom 11.12.1970, Dr. G. bo. (sic!).
207 ALVR 77870, Eintrag vom 18.2.1970, Dr. G. bo/M-.

während des gesamten Versuchs keine subjektiven Beschwerden wie unangenehme Empfindungen oder Schlappheit geäußert (Auhagen/Breede 1972, S. 512). Auch die Gewichtszunahme ist ein weiterer Hinweis, dass es durch das Präparat Nebenwirkungen gegeben haben könnte. Dass hier von einer „erheblichen Gewichtszunahme" gesprochen wird, lässt vermuten, dass in diesem Fall nicht von einer physiologischen Gewichtszunahme während der Pubertät ausgegangen wurde. Dies lässt zudem die Angabe in der Publikation der Studie fraglich erscheinen, dass es im somatischen Bereich „keine wesentlichen Veränderungen im Laufe der Untersuchungszeit und auch keine größeren Unterschiede zwischen den beiden Untersuchungsgruppen im Doppelblindversuch" (ebd., S. 530) wie Körpergewicht gegeben habe (ebd.).

Ein anderer Aspekt der Studie kann im Folgenden aufgezeigt werden. Ein 15-jähriger Junge mit der Diagnose „Schwachsinn leichten Grades"[208] war seit Dezember 1969 in die Prüfung einbezogen.[209] In der Akte findet sich auch eine fünfseitige „Beobachtungsskala – modifiziert nach Pritchard" der Firma Janssen Pharmaceutica[210], des Herstellers von Dipiperon. Handschriftlich sind auf dem ersten Blatt der Name und das Geburtsdatum des Jungen eingetragen. Gefragt wird in dem Bogen bspw. nach „Häufigkeit der sprachlichen Äußerung", „Grad der motorischen Aktivität", „Beziehung zur Umgebung", „Stimmungslabilität", „Vorherrschende Stimmung", „Manifeste Angst", „Soziale Beziehung zu anderen Kindern", „Soziale Beziehung zu Erwachsenen", „Verhalten bei Aufgaben und Anforderungen" und „Manifeste Aggressivität", „Ärger und Wut". Angekreuzt werden kann der Grad jeweils auf einer Skala von –3 bis +3 in ganzen Zahlen. Auf diesem Bogen ist jedoch nichts angekreuzt.

Auch in einer weiteren Akte eines 14-jährigen Jungen findet sich eine „Beobachtungsskala – modifiziert nach Pritchard" der Firma Janssen Pharmaceutica. In diesem Fall sind die entsprechenden Skalenwerte angekreuzt.[211] Die Diagnose des Jungen lautete „Schwachsinn leichten Grades mit psychopathischen Verhaltensstörungen nach Frühhospitalismus und Milieuschädigung".[212] Diese Beobachtungsskalen zeigen, dass es sich bei der Dipiperon-Studie nicht nur um eine Studie der Einrichtung in Viersen-Süchteln handelte, sondern zugleich auch um eine Studie des herstellenden Unternehmens Janssen Pharmaceutica.

Bei dem zweiten Jungen mit der „Beobachtungsskala" sind in dessen Akte zudem Verhaltensänderungen notiert. So ist am 10.12.1969 handschriftlich notiert: „[…] ist seit der Dipiperoneinstellung sehr ruhig geworden. Er ist umgänglich

---

208 ALVR 77944, Jugendpsychiatrischer Bericht vom 23.2.1970.

209 ALVR 77944, Eintrag vom 2.10.1969 und Jugendpsychiatrischer Bericht vom 23.2.1970.

210 Diese Skala wird auch in der Publikation erwähnt (vgl. Auhagen/Breede 1972, S. 521).

211 ALVR 77949.

212 ALVR 77949, Jugendpsychiatrischer Bericht vom 19.12.1969, siehe zur Diagnose auch Kapitel 7.1.5.

und hält oft stundenlang seinen Mund. Zu Arbeiten auf der Station ist er häufig bereit. [...].[213] Weiter heißt es am 15. Januar 1970:

> „[...] gibt seit kurzer Zeit immer Widerworte, er schrie die Schwestern an und wollte an seine Mutter schreiben, das [sic!] er hier gefoltert würde! [...] bekam eine Strafe, durfte nicht fernsehen, der Junge gehorchte nicht, stellt sich in den Flur und schwätzte mit den anderen Kindern im Spätdienst."[214]

Dass mit der Studie auch vermeidbare Risiken eingegangen wurden, wird deutlich bei der Einbeziehung eines damals 13-jährigen Jungen mit der Diagnose „zentrales Anfallsleiden, starke Verhaltensstörungen"[215]. Der Junge wurde erst am 3.12.1969 in die Einrichtung aufgenommen. Wann genau die Prüfung bei ihm begann, geht aus seiner Akte nicht hervor. Für Januar 1970 findet sich der Eintrag: „Dipiperon-Versuch 3 × 1 Teel."[216]

Am 10.1.1970 wird über ihn berichtet: „[...] hatte heute morgen mehrere Anfälle. Die Anfälle folgten aufeinander mit Pausen von ca. 2–4 Minuten. [...]. Nach etwa 4 Stunden stieg die Temperatur auf 38,5 °. Er bekam zur Fiebersenkung 0,2 Pyramidon und aufgrund der gesteigerten Anfallsbereitschaft 2 Luminaletten."[217] Der Hinweis auf die „gesteigerte Anfallsbereitschaft" deutet darauf hin, dass der Junge in der Regel nicht so häufige Anfälle hatte. Auch am darauffolgenden Tag hatte er wieder zwei kleine Anfälle[218] und in der darauffolgenden Nacht offenbar wieder einen Anfall[219].

Nun kann nicht gesagt werden, ob das Versuchspräparat zum Zeitpunkt der Akteneinträge über die gehäuften Anfälle schon verabreicht wurde. Erkennbar ist aber, dass hier mindestens ein Kind mit der Diagnose „zentrales Anfallsleiden" in die Studie mit einem zentral wirksamen Arzneimittel einbezogen war. Auch wenn dies nicht als Kontraindikation für das bereits auf dem Markt befindliche Medikament angegeben war, so hätte diese Diagnose doch zu einer vorsichtigen Abwägung führen müssen, ob ein solches Kind in die Studie einbezogen werden könne. Eine solche Abwägung ist in der Akte nicht erkennbar. Ebenso ist ein damals 13-jähriges Mädchen mit Vorerkrankung in die Versuchsreihe aufgenommen worden.[220] Sie war 1956 mit der Diagnose Spina bifida („offener Rücken") zur Welt gekommen. Nach einer entsprechenden Operation bestanden bei ihr

213 ALVR 77949, Eintrag vom 10.12.1969.
214 ALVR 77949, Eintrag vom 15.1.1970.
215 ALVR 81725.
216 ALVR 81725, Eintrag „Langzeitbehandlung", Januar 1970.
217 ALVR 81725, Eintrag vom 10.1.1970. Schwesternberichte.
218 ALVR 81725, Eintrag vom 11.1.1970. Schwesternberichte.
219 ALVR 81725, Eintrag vom 11.-12.1.1970. Schwesternberichte.
220 ALVR 82496.

eine ausgedehnte Lähmung der Beine und Inkontinenz.[221] Trotz ihrer Krankheit und regelmäßiger Klagen über Bauchschmerzen und andere Schmerzen und Medikation dagegen[222] wurde das Mädchen in den Versuch einbezogen. Schließlich sei noch der Fall eines zu der Zeit ebenfalls 13-jährigen Mädchens erwähnt, das auch in den Dipiperon-Versuch aufgenommen war.[223] Am 17.2.1970 wird im Schwesternbericht über sie festgehalten: „Zum Testen zu Herrn Breede geschickt, war sie irgendwo im Gelände untergetaucht, durfte anschließend ins Bett gehen!"[224] Diese Aussage könnte als ironischer, zynischer Kommentar verstanden werden, und das zu Bettgehen als Strafe.

Zuletzt soll auf den Fall eines damals neunjährigen Mädchens eingegangen werden, der bemerkenswert ist, weil er zeigt, wie Aufnahmedauer und Studie miteinander zusammen hingen und dass das Landesjugendamt über die Studie informiert war, aber sie in keiner Weise kommentierte.[225] Im Oktober 1969 wurde das besagte Mädchen mit der Diagnose „Fehlentwicklung" (danach findet sich noch ein unleserliches, handschriftliches Wort) in die Einrichtung aufgenommen. In den Schwesternberichten wurde am 16.1.1970 notiert: „wegen Dipiperon-Test zu Herrn Breede."[226] Am folgenden Tag lautete die Eintragung: „wegen Dipiperon-Test zu Herrn Breede und Fr. Dr. Auhagen."[227]

In einem Schreiben vom 14.1.1970 erkundigte sich das Landjugendamt nach dem Mädchen:

> „Betr.: Fürsorgeerziehung [Name und Geburtsdatum des Mädchens]
> Ich wäre dankbar für die Erstattung eines kurzen Zwischenberichtes und Ihre Mitteilung, wann ggfs. mit einer Beendigung der Beobachtungszeit der Minderjährigen gerechnet werden kann."[228]

Handschriftlich findet sich unter dem Schreiben die Notiz: „Erst Dipiperonversuch abschließen, dann müßte Frl. […] noch mal psychol. Bericht abfassen."[229] Diese Notiz ist offensichtlich von einer Mitarbeiterin oder einem Mitarbeiter der KJP verfasst worden.

---

221 ALVR 82496, Ärztliches Gutachten, o. D.

222 ALVR 82496, z. B. Schwesternberichte Eintragungen vom 20.–21.9.1969, 17.10.1970 (vermutlich Fehler im handschriftlichen Eintrag, eher 1969), 20.12.1969 und 23.1.1970.

223 ALVR 100494.

224 ALVR 100494, Eintrag Schwesternbericht vom 17.2.1970.

225 Die Informationen hierzu stammen aus der Akte ALVR 77623.

226 ALVR 77623, Eintragung in „Schwesternberichte" vom 16.1.1970.

227 ALVR 77623, Eintragung in „Schwesternberichte" vom 17.2.1970.

228 ALVR 77623, Schreiben Direktor des LVR, Landesjugendamt an die Rheinische Landesklinik für Jugendpsychiatrie Süchteln, vom 14.1.1970.

229 ALVR 77623, Schreiben Direktor des LVR, Landesjugendamt an die Rheinische Landesklinik für Jugendpsychiatrie Süchteln, vom 14.1.1970.

Anscheinend hat die KJP Viersen-Süchteln zunächst nicht auf das Schreiben reagiert. Denn über einen Monat später, am 23. Februar 1970, erkundigt sich das Landesjugendamt erneut nach dem Mädchen:

> „Betr.: Fürsorgeerziehung [Name und Geburtsdatum des Mädchens]
> Bezug: Mein Schreiben vom 14.1.1970
> Darf ich nochmals um einen Zwischenbericht und Ihre Mitteilung bitten, wann die Beobachtungszeit des Mädchens beendet sein wird?“[230]

Mit „Beobachtungzeit“ war nicht die Zeit im Medikamententest gemeint, sondern die diagnostische Beobachtung in der Klinik, das wird im Antwortschreiben deutlich. Am 2.3.1970 antwortet Prof. Bosch persönlich auf das Schreiben des Landesjugendamts:

> „Es wird hierdurch mitgeteilt, daß im Augenblick noch nicht zu übersehen ist, wann die Beobachtungszeit obengenannten Mädchens beendet sein wird. Das Kind wurde hier in eine medikamentöse Versuchsreihe aufgenommen, deren Auswertung noch nicht beendet ist. Im Anschluss an diesen Medikationsversuch muß noch ein psychologischer Projektionstest erfolgen, und erst dann können wir weitere Entscheidungen bezüglich der Dauer der Beobachtungszeit treffen. Nach Abschluß der Untersuchungsreihe wird sofort ein Bericht erstellt. “[231]

Ein Schreiben mit ähnlichem Inhalt, ebenso von Bosch an das Landesjugendamt, ist zwei Tage später (4.3.1970) datiert:

> „Auf Ihre Anfrage wird mitgeteilt, daß bei dem Mädchen im Augenblick ein Behandlungsversuch läuft, dessen Ergebnisse noch nicht ganz zu übersehen sind. Wir haben vor, nach diesem Behandlungsversuch die Testuntersuchungen noch einmal zu wiederholen und dann den Abschlußbericht zu erstellen. Soweit jetzt zu übersehen ist, wird das bis Ende März der Fall sein. Es läuft zudem noch eine Blasenbehandlung durch den Urologen, die noch nicht abgeschlossen ist. Wir werden uns bemühen, nach Abschluß der Testuntersuchungen den Bericht schnellstmöglich zu erstellen.“[232]

Das bezeichnete Mädchen blieb letztendlich bis Ende 1974 in der Viersener Einrichtung.

---

230 ALVR 77623, Schreiben Direktor des LVR, Landesjugendamt an die Rheinische Landesklinik für Jugendpsychiatrie Süchteln, vom 23.2.1970.

231 ALVR 77623, Schreiben von Prof. Dr. Bosch an den Direktor des LVR, Landesjugendamt, Köln vom 2.3.1970.

232 ALVR 77623, Schreiben von Prof. Dr. Bosch an den Direktor des LVR, Landesjugendamt, Köln vom 4.3.1970.

Der Schriftwechsel zeigt, dass das Landesjugendamt spätestens mit dem Schreiben vom 2.3.1970 darüber unterrichtet war, dass in der KJP Viersen-Süchteln eine „medikamentöse Versuchsreihe“ an Kindern und Jugendlichen lief. Die Verwendung des unbestimmten Artikels in dem Schreiben von Bosch („eine medikamentöse Versuchsreihe“) kann als Hinweis gesehen werden, dass das Landesjugendamt bis dahin nicht darüber informiert war, dass in der KJP eine Arzneimittelstudie lief. Zudem wusste das Landesjugendamt bis zu dem Schreiben offensichtlich ebenso wenig, dass das konkrete Mädchen in eine Versuchsreihe einbezogen war und hatte entsprechend keine Einwilligung erteilt. In der gesamten Akte findet sich jedoch kein Nachweis, dass das Landesjugendamt auf diesen Hinweis reagiert hätte. Das ist insofern irritierend, als es zu der 1966 im Heim Neu-Düsselthal durchgeführten Chlorprothixen-Studie im Vorfeld Diskussionen um eine solche Versuchsreihe gegeben hatte und zu vermuten gewesen wäre, dass auch in diesem Fall das Landesjugendamt in eine Diskussion einsteigt (vgl. hierzu Kaminsky 2011; siehe dazu Kap. 3.2.7).

Es gab aber weder eine ethische Debatte um die Durchführung der Studie, noch scheint eine Einwilligung bzw. Information des Landesjugendamts vorgelegen zu haben. Auch gab es ganz offensichtlich im Landesjugendamt keine Liste der in die Studie einbezogenen jungen Menschen, denn sonst hätten sie von der Beteiligung des neunjährigen Mädchens gewusst. Ebenso wenig sind Hinweise auf Einwilligungen von Eltern (oder anderen gesetzlichen Vertreter:innen) in den Akten vorhanden, während jedoch Einwilligungen von Eltern zu Impfungen, Lumbalpunktionen und notwendigen medizinischen Maßnahmen in den Akten zu finden sind.[233]

In Bezug auf Einwilligungen kann an dieser Stelle noch gesagt werden, dass sich die Verantwortungsträger der Einrichtung der Bedeutsamkeit von Zustimmungen bewusst gewesen sein müssen. Zumindest gibt es zwei Beispiele, in denen sie über die allgemeinen Einwilligungen zu medizinischen Maßnahmen hinaus Wert auf eine spezifische Einwilligung von Eltern gelegt haben. So existiert ein Schreiben von Prof. Bosch aus dem Jahr 1963 an die Eltern mit Bitte um Einwilligung, dass der WDR Filmausschnitte zeigen darf, in denen evtl. ihr Kind zu sehen ist.[234] Ein weiteres Beispiel ist das Schreiben aus dem Jahr 1977 von Frau Bosch an einen niedergelassenen Arzt. Hierin berichtet sie über die Androcur-Behandlung[235] eines Jungen in der Einrichtung mit „pathologischen, sehr aggressiven sexuellen Verhaltensauffälligkeiten“[236] In dem Schreiben erwähnt sie explizit, dass die Eltern über die Art der Behandlung aufgeklärt worden seien und sich auch schriftlich damit einverstanden erklärt hätten.[237]

233 Z. B. ALVR 77655.

234 ALVR 77870, Schreiben von Bosch (leitender Arzt) an die Eltern, vom 28.10.1963.

235 Androcur ist ein triebhemmendes Präparat mit dem Wirkstoff Cyproteronacetat.

236 ALVR 83241, Schreiben Frau Dr. Bosch an einen niedergelassenen Arzt, 18.7.1977.

237 Ebd.

Ro5-4023/B-6 (Clonazepam)
In den ersten 350 Fallakten der KJP Viersen-Süchteln (Nummer 77600 bis 77950), die für diese Arbeit komplett eingesehen wurden (siehe vorherigen Abschnitt zur Dipiperon-Studie), kann neben Hinweisen zur Dipiperon-Studie auch der Einsatz eines weiteren Prüfpräparats belegt werden. Es handelt sich dabei um den Wirkstoff Clonazepam, der später unter dem Namen Rivotril vermarktet wurde. Herstellendes Unternehmen war die Roche AG in Basel. Clonazepam gehört zur Gruppe der Benzodiazepine, die u. a. zur Behandlung epileptischer Anfälle eingesetzt werden. In der Schweiz wurde das Präparat am 27.6.1973 zugelassen, in der BRD kam es am 19.12.1975 auf den Markt.[238]

Dokumentiert ist der Einsatz des Präparats bspw. in der Akte eines 10-jährigen Mädchens, das im Februar 1974 in die KJP Viersen-Süchteln aufgenommen wurde.[239] Sie blieb etwa dreieinhalb Monate, bis Ende Mai 1974, in der Einrichtung. Die Diagnose lautete „links betonte, deutliche cerebrale Bewegungsstörung, Residualepilepsie".[240]

Prof. Bosch, der Direktor der KJP Viersen-Süchteln, adressierte im Juli 1974 einen Brief an einen vermutlich niedergelassenen Internisten, wahrscheinlich den behandelnden Arzt im Heimatort des Mädchens. Hierin erläuterte Bosch die medikamentöse Einstellung des Mädchens:

> „Therapeutisch haben wir erst einmal die tägliche Mylepsingabe auf 3 × 1 Tablette erhöht, ohne darunter eine überzeugende Besserung zu sehen. Auf den Einsatz weiterer Medikamente haben wir wegen der Gefahr hämotoxischer Nebenwirkungen verzichtet. Es hat sich jedoch bewährt, ihr an den sich scheinbar ankündigenden Tagen der Anfallshäufung zusätzlich ein-zwei Tabletten Rivotril (Versuchspräparat von Roche: Ro5-4023/B-6) zu geben."[241]

Wie oben bereits dargestellt, war zu diesem Zeitpunkt (1974) das Präparat in der Schweiz bereits auf dem Markt, nicht jedoch in der BRD. Bosch selbst bezeichnete es als „Versuchspräparat". Es kann hier jedoch bereits gesagt werden, dass in dieser oder anderen Viersener Fallakten kein Hinweis gefunden wurde, dass mit diesem Präparat, ähnlich wie mit Dipiperon, eine Art klinische Studie wie etwa ein Doppelblindversuch durchgeführt worden wäre. Vielmehr scheint es sich hier um individuelle therapeutische Heilversuche mit einem noch nicht auf dem deutschen Markt verfügbaren Präparat gehandelt zu haben. Ein weiteres Mädchen

238 Freundliche Auskunft per E-Mail von Alexander Bieri von F. Hoffmann-La Roche Ltd an Sylvia Wagner vom 23.1.2024.

239 ALVR 77618.

240 Ebd.

241 ALVR 77618, Schreiben von Prof. Dr. Bosch (Direktor der KJP) und Dr. Landsberg an Dr. med. Eberhard Diestelkamp, Facharzt für Innere Krankheiten, Recklinghausen, 9.7.1974.

mit einer Epilepsie-Diagnose, geboren Anfang 1956, erhielt „Ro 5-4023" laut Akteneintrag zwischen Juli 1973 und Januar 1974.[242] Demnach hat sie es bereits kurz nach Markteinführung in der Schweiz erhalten.

Nach Lenhard-Schramm et al. (2022) lassen sich solche Vorgehensweisen auch häufig in der Anti-Epilepsie-Behandlung finden. Sie bezeichnen das als Einsatz von „Non-BRD"-Medikamenten (Medikamente, die im Ausland, meist im westlichen Ausland bereits zugelassen waren, wurden als Heilversuche bzw. als preiswertere Alternative in deutschen Kliniken angewendet). Dabei kann ihrer Ansicht nach davon ausgegangen werden, dass die Zulassungsbedingungen im westlichen Ausland strenger waren als in der BRD.[243]

Etwas mehr Informationen zu dem Einsatz des Präparats in der KJP Viersen-Süchteln finden sich in der Akte eines im August 1973 aufgenommenen Mädchens.[244] Bei dem damals sechsjährigen Mädchen konnte keine eindeutige Diagnose gestellt werden.[245] Aus einem Bericht geht jedoch hervor, dass sich das Mädchen nach Angaben der Mutter bis zum vierten Lebensjahr normal entwickelt habe. „Die Sprache sei bis dahin unauffällig gewesen, dann sei aber zunehmend eine Sprachverschlechterung eingetreten, die schließlich zur Stummheit geführt habe. [...]."[246] Eine EEG-Ableitung brachte den Verdacht auf einen Petit-Mal-Status.[247] Bosch führte dazu im Februar 1974 in einem ärztlichen Schreiben weiter aus: „Unter iv. Gabe [sic!] von 0,3 mg Rivotril waren über längere Abschnitte keine hypersynchronen Potentiale mehr zu sehen. Nach Einstellung auf Rivotril normalisierte sich das EEG, es zeigte sich nur eine deutliche Beta-Aktivität."[248] Handschriftliche Einträge in der Akte belegen den Einsatz von „Ro 5" von mindestens August 1973 bis Februar 1974.[249] Bei „Ro 5" dürfte es sich um Clonazepam handeln. Auch in diesem Fall wurde das Präparat bereits kurz nach Marktzulassung in der Schweiz eingesetzt und auch hier handelte es sich offensichtlich um einen individuellen Heilversuch.

Weiter heißt es in dem Schreiben von Bosch: „Medikamentös ist sie [das Kind] auf Rivotril, 2 × ½ Tbl. täglich eingestellt. Da das Mittel noch nicht im Handel ist, geben wir der Mutter Tabletten mit und werden sie auch weiter damit

---

242 ALVR 77649, Langzeitbehandlung, Eintragungen zwischen Juli 1973 und Januar 1974.

243 Vgl. hierzu Lenhard-Schramm et al. 2022, S. 205–218.

244 ALVR 77689

245 ALVR 77689, Schreiben Dr. Rotthaus an Prof. Dr. med. K. Harzer, Institut für Hirnforschung, Universität Tübingen, vom 16.4.1987.

246 ALVR 77689, Schreiben Dr. Helff, KJP Viersen-Süchteln, an Dr. Beginen, Facharzt für Hals-, Nasen- und Ohrenkrankheiten in Viersen, vom 14.8.1973.

247 ALVR 77689, Schreiben Prof. Dr. Bosch (Direktor der KJP) und Dr. Gertrud Bosch an Dr. F. J. Neumann in Waldbreitbach/Krs. Neuwied, vom 27.2.1974, S. 4.

248 Ebd.

249 ALVR 77689, „Langzeitbehandlung", Einträge von August 1973 bis Februar 1974.

versorgen, falls es nicht demnächst rezeptiert werden kann. [...].“[250] Dies zeigt, dass der Mutter zwar nach Entlassung des Kindes aus der Einrichtung klar sein musste, dass ihr Kind ein Präparat erhält, das noch nicht auf dem Markt verfügbar war. Unklar bleibt jedoch, ob die Mutter auch schon über den Einsatz des Prüfpräparats unterrichtet war, als das Kind noch in der Einrichtung war und ob die Mutter dem Einsatz zugestimmt hatte.

Unter den Unterschriften des Schreibens ist notiert: „An den Herrn Direktor des Landschaftsverbandes Rheinl. Abteilung 8, 5 Köln 21, Kennedy-Ufer 2“. So ist davon auszugehen, dass ein Durchschlag des Schreibens auch an den LVR ging und dieser somit über den Einsatz des Präparats, das in Deutschland noch nicht auf dem Markt war, unterrichtet war. Eine Nachfrage des LVR bezüglich des Präparats scheint es jedoch nicht gegeben zu haben. Dass das Kind das Präparat nach der Entlassung im Februar 1974 auch noch längerfristig über die Einrichtung erhielt, wird aus einem Brief von Dr. Gertrud Bosch von der KJP Viersen-Süchteln an die Mutter des Mädchens vom 15.5.1974 deutlich. Darin schrieb Frau Bosch: „Ich schicke Ihnen noch einmal 100 Tbl. von dem Präparat Ro 5. Es wird im Handel Rivotril heißen, ist aber zur Zeit noch nicht erhältlich. Bevor die Tbl. zu Ende gehen, wenden Sie sich doch bitte wieder an mich.“[251] Auch ein „Packschein“ des herstellenden Unternehmens an Gertrud Bosch, KJP Viersen ohne Datum findet sich in der Akte des Mädchens. In dem „Packschein“ ist aufgeführt: „Inhalt: 500 T Ro 5-4023/B-6 (Rivotril) zu je 2 mg gem. Ihrem [sic!] Schreiben bzw. unseren telef. Nachfrage zur Weiterbehandlung eingestellter Patienten. Wann das Präparat im Handel erhältlich sein wird, vermögen wir leider zum jetzigen Zeitpunkt noch nicht zu sagen. Anlage: Exposé.“[252]

Die Pluralform der „Patienten“ und die Menge lassen darauf schließen, dass das Präparat für mehrere Patient:innen in der Einrichtung bestimmt war. In dem beigefügten Exposé der Firma Hoffmann-La Roche über das Präparat Ro 5-4023 heißt es: „In den letzten 2 Jahren wurde Ro 5-4023 an zahlreichen Kliniken bei insgesamt rund 1500 epileptischen Patienten angewendet. In dieser Kasuistik sind Patienten aller Altersstufen und alle klinisch relevanten Anfallsformen der Epilepsie vertreten.“[253] Auch Dosierungsangaben für Säuglinge, Kleinkinder und Kinder im Schulalter sind in dem Exposé vorhanden.[254]

---

250 ALVR 77689, Schreiben Prof. Dr. Bosch (Direktor der KJP) und Dr. Gertrud Bosch an Dr. F. J. Neumann in Waldbreitbach/Krs. Neuwied, vom 27.2.1974, S. 5.

251 ALVR 77689, Schreiben von Dr. Gertrud Bosch an [Name der Mutter des Kindes], vom 15.5.1974.

252 ALVR 77689, „Packschein“ der Firma Hoffmann-La Roche AG an Dr. Gertrud Bosch, KJP Viersen-Süchteln., o. D. Herv. i. O.

253 ALVR 77689, Exposé der Fima Hoffmann-La Roche AG, „Präparat Ro 5-4023“, o. D., S. 9.

254 ALVR 77689, Exposé der Fima Hoffmann-La Roche AG, „Präparat Ro 5-4023“, o. D., S. 11.

Und schließlich gibt es einen Hinweis auf einen Fragebogen des herstellenden Unternehmens zu dem Präparat:

> „Für die Registrierung der Befunde wurden Fragebogen für die orale Behandlung der Epilepsien sowie für die parenterale Behandlung des Status epilepticus ausgearbeitet. Um eine einheitliche, statistische Auswertung der Therapieergebnisse und der Verträglichkeit zu ermöglichen, werden die Prüfer gebeten, alle erhobenen Befunde in diese Formulare einzutragen, und die Prüfungsberichte in Form der ausgefüllten Fragebogen zu übermitteln.“[255]

Hier wird noch einmal der Prüfstatus des Präparats deutlich. In diesen Fällen gehen wir aber davon aus, dass bei diesen Erprobungen ein Einverständnis der Eltern bzw. der gesetzlichen Vertreter:innen durch konkludentes Handeln vorlag.

7.3 Impfstofferprobungen an Kindern und Jugendlichen (am Beispiel der Landesimpfanstalt Düsseldorf)

Das Impfwesen war von zahlreichen Besonderheiten geprägt. Zu Recht weist z. B. Lenhard-Schramm (2017, S. 48) darauf hin, dass es sich bei Impfstoffen nicht um Wirkstoffe handelt, die auf Erziehung und Disziplinierung ausgerichtet werden können. Ebenso zielt ihre Wirkung nicht auf die Heilung einer Krankheit oder eines vermeintlich pathologischen Verhaltens, sondern auf Vorsorge. Zudem haben Impfungen zusätzlich zum individuellen einen kollektiven Schutzaspekt, insbesondere bei engen Wohnverhältnissen bzw. dem Zusammensein vieler Menschen. Auch in NRW wurden in Heimen Impfstoffe getestet, so z. B. Impfstoffe gegen Poliomyelitis (Kinderlähmung) in einem Säuglingsheim in Krefeld. Ob Einwilligungen vorlagen, bleibt ebenso unklar, wie deutlich den Beteiligten die Risiken waren (Wagner 2016; Wensierski 2016).

Bei der Entwicklung und Erprobung von Impfstoffen bestand historisch eine längere Praxis, zumeist kontrollierbare und ggf. unterprivilegierte Bevölkerungsgruppen sowohl für die Prüfung des Impfverfahrens als auch für die Prüfung der Unbedenklichkeit jeder einzelnen „Charge“ heranzuziehen (Osten 2021).

Ab 1953 wurde in der BRD ein „Aufopferungsanspruch bei Impfschäden“ anerkannt. Hieraus ergab sich ein Entschädigungsanspruch möglicher Geschädigter an den Staat. Dieser war im Land NRW bereits kurz zuvor gesetzlich festgeschrieben worden für staatlich vorgeschriebene Pflichtimpfungen wie etwa die nach 1945 noch bestehende Impfpflicht gegen Pocken, die erst 1976 maßgeblich

255 ALVR 77689, Exposé der Fima Hoffmann-La Roche AG, „Präparat Ro 5-4023“, o. D., S. 12.

gelockert (Gesetz über die Pockenschutzimpfung vom 18.5.1976) und in die Länderhoheit übergeben, 1982 gänzlich abgeschafft wurde (Gesetz zur Aufhebung des Gesetzes über die Pockenschutzimpfung vom 24.11.1982). Laut dem Gesetz reichte für einen Anspruch auf Entschädigung der Nachweis einer „Wahrscheinlichkeit eines Impfschadens“ aus (Lenhard-Schramm 2017, S. 50).

Der Erforschung, Entwicklung und Produktion des Pockenimpfstoffs dienten die bereits im Kaiserreich ab 1874 gegründeten Landesimpfanstalten (Thießen 2017, S. 96f., 260, 266). Bereits bestehende Impfinstitute, die sich zum Teil in städtischem Besitz befanden, wurden von den Landesregierungen übernommen (Henig/Krafft 1999). Die Düsseldorfer Impfanstalt ist aus dem im Jahr 1803 gegründeten Kölner „Impfinstitut für die Armen“ hervorgegangen (Pilaski 1978, S. 20f.). Mitte 1961 übernahm Karl Heinz Richter „die Dienstgeschäfte eines Assistenten“ (ebd., S. 73) der Landesimpfanstalt Düsseldorf, 1963 wurde er Leiter der Anstalt (ebd.). 1966 gab es in der BRD noch vier der Landesimpfanstalten und zwar in Berlin, Düsseldorf, Hamburg und München (Thießen 2017, S. 260, FN 321).

Auch Anfang der 1960er Jahre oblag die Produktion des Pockenimpfstoffes weiterhin den Impfanstalten, während private Unternehmen, vor allem die Behringwerke in Marburg, die Erforschung und Produktion von Impfstoffen gegen andere Krankheiten übernommen hatten (ebd., S. 266). Das Paul-Ehrlich-Institut sollte die Kontrolle von Impfstoffen der Pharmaindustrie übernehmen (ebd., S. 266; Henig/Krafft 1999). Jede einzelne Charge eines Impfstoffs aus der Produktion der pharmazeutischen Industrie musste durch das Paul-Ehrlich-Institut auf Qualität, Wirksamkeit und Unbedenklichkeit geprüft und freigegeben werden. Für die Pockenimpfstoffe, die in den Landesimpfanstalten hergestellt wurden, galt diese Regelung jedoch zunächst nicht (Henig/Krafft 1999). Das änderte sich erst ab 1972 mit der Entwicklung eines neuen Herstellungsverfahrens für den Impfstoff. Bis dahin war der Impfstoff in der Regel aus Tier- oder auch Dermolymphe gewonnen worden, die auf Kälberhaut gezüchtet worden war. Ursprünglich wurde der so produzierte Impfstoff direkt verimpft. Später wurde dieser sog. Rohimpfstoff bei -20 °C aufbewahrt und erst nach entsprechendem Bedarf zu Dauerlymphe oder zu Stamm- und Gebrauchslymphe oder zur Versendung verdünnt. Zunächst gab es lediglich organoleptische Prüfungen und „Probeimpfungen“ am Menschen, um die Qualität des Impfstoffs zu beurteilen. Da bei der Züchtung eines Virus auf der Haut lebender Tiere auch mit bakterieller Verunreinigung gerechnet werden musste, trat 1925 eine „Richtlinie für die bakteriologischen Untersuchungen des fertigen Pockenimpfstoffs“ in Kraft.

Die im Jahr 1960 für die BRD erlassenen Richtlinien bestimmten, dass zwischen jedem der drei Verarbeitungsschritte von Rohimpfstoff, Stammlymphe und Gebrauchs- oder Versandlymphe auf Bakterienfreiheit und Virulenz zu prüfen sei (ebd.).

Trotz der gesetzlichen Regelungen hatten die Leiter:innen der Impfanstalten einigen Spielraum, sodass Pockenimpfstoffe in Deutschland über Jahrzehnte uneinheitlich produziert wurden. Henig und Krafft halten hierzu 1999 fest: „Erst als sich in den 1960er Jahren abzeichnete, dass Pockenimpfstoffe an Wirksamkeit und Reinheit anderen Impfstoffen, an die bereits hohe Anforderungen gestellt wurden, entsprechen müssen, wurde ein moderner Zellkultur-Impfstoff hohen Reinheitsgrades entwickelt und 1973 eingeführt." (ebd., S. 11). Impfstoffe, die durch Züchtung auf Kälberhaut gewonnen wurden, konnten eine entsprechende Qualität nicht erreichen.

Bei dem modernen Zellkultur-Impfstoff handelte es sich um einen sog. attenuierten (abgeschwächten) Pockenimpfstoff. Mit diesem Impfstoff konnte die Nebenwirkungsrate der bisherigen Pockenimpfstoffe gesenkt werden. Im Juli 1972 wurde mit dem „Gesetz über die Errichtung eines Bundesamtes für Sera und Impfstoffe" das Paul-Ehrlich-Institut zur selbstständigen Bundesoberbehörde. Damit musste die Zulassung neuer Pockenimpfstoffe beim Paul-Ehrlich-Institut beantragt werden (ebd.).

Auch wenn nur zwei Jahresberichte der Landesimpfanstalt Düsseldorf vorliegen und in diesen von „Probeimpfungen" in Kinderheimen berichtet wird, so kann doch davon ausgegangen werden, dass auch in anderen Jahren und Regionen „Probeimpfungen" an jungen Menschen in Heimeinrichtungen stattfanden. Dafür sprechen auch folgende Funde:

In der „Niederschrift über die Tagung der Kommission für Fragen der Pockenschutzimpfung am Freitag, dem 5. Februar 1954 und am Samstag, dem 6. Februar 1954 im Bundesgesundheitsamt Koblenz" heißt es:

> „Vor der Abgabe der Lymphen an die öffentlichen Impftermine sind Kinderarm-Probe-Impfungen erforderlich, die nach Auskunft von Kunert für jeden von je einem Kalb gewonnenen Rohstoff getrennt durchgeführt werden. Dadurch würden bei einer Zentralisierung der Impfstoffherstellung an einer Stelle und der Notwendigkeit, etwa 50 Rohstoff-Proben im Jahr auszuwerten, u. U. Schwierigkeiten in der Beschaffung der erforderlichen Zahl von Probanden entstehen können."[256]
> „Der Unterausschuss ist nicht dafür, die einzelnen Lymphen jetzt schon durch eine zentrale Stelle prüfen und bewerten zu lassen. Es wird empfohlen, die Prüfung in der Hand der einzelnen Lymphanstaltsleiter zu belassen, wobei die im Laufe des nächsten Jahres zu erarbeitenden Erfahrungen [...] in möglichst grossem Umfang zur Anwendung kommen sollten."[257]

256 BArch B 142/46, Niederschrift über die Tagung der Kommission für Fragen der Pockenschutzimpfung am Freitag, dem 5. Februar 1954 und am Samstag, dem 6. Februar 1954 im Bundesgesundheitsamt Koblenz, S. 12, Bl. 46 v.

257 BArch B 142/46: Kommission für Fragen der Pockenschutzimpfung beim Bundesgesundheitsamt 1953–1956, Niederschrift über die Tagung der Kommission für Fragen der Pockenschutzimpfung am Freitag, dem 5. Februar 1954 und am Samstag, dem 6.

In verschiedenen Quellen finden sich Nachweise, dass die Landesimpfanstalt Düsseldorf in Prüfungen von Impfstoffen an Kindern und Jugendlichen aus Heimeinrichtungen involviert war oder diese sogar initiiert hat. In den Jahren 1961 und 1962 kam es zu Pockenausbrüchen in NRW (Lindner 2016, S. 1). Der Leiter der Impfanstalt untersuchte die Erkrankten und Verdachtsfälle und entnahm Untersuchungsmaterial.[258] Zugleich hat die Landesimpfanstalt in dieser Zeit vermehrt Pockenimpfstoff hergestellt, um die Bevölkerung zu immunisieren.[259] So wurden laut Jahresbericht 1963 „773.753 Portionen Lymphe zusätzlich abgegeben".[260] Das Virus ist in Tieren gezüchtet worden.[261] Aus dem so gewonnenen „Rohimpfstoff" (Henig/Krafft 1999) müssen die Impfstoffe „sorgsam aufgearbeitet und geprüft werden" (Pilaski 1978, S. 77). Das gilt für jede einzelne Charge. Die Prüfungen erstreckten sich auf Wirksamkeit, bakterielle Verunreinigung, Vorhandensein von Fremdviren, sowie Unschädlichkeit (ebd.). Die Überprüfung der Wirksamkeit der Impfstoffe erfolgte in der Landesimpfanstalt vor allem an Bruteiern und an Kaninchen.[262] Laut Jahresbericht von 1963 diene das Kaninchen „zugleich der Qualitätsbewertung der Impfstoffe".[263] Die „Qualitätsbewertung" wird nicht näher definiert. Vermutet werden kann jedoch, dass hier vor allem die Unbedenklichkeit in Bezug auf Keimfreiheit gemeint ist.

Probeimpfungen, bei denen auch geprüft werden sollte, ob die Punkt- oder Schnittimpfung effektiver wäre, sollten dann, das wird aus einer Besprechung der Pockenschutzkommission im Bundesgesundheitsministerium deutlich, bevorzugt an jungen Menschen in Kinderheimen oder Kinderkliniken durchgeführt werden.[264] Für dieses Vorgehen sprachen aus der Sicht der Versuchsleiter:innen zwei Argumente: Zum einen konnte man die Kohorte weitgehend lückenlos überwachen und regelmäßige Kontroll- und Nachsorgetermine durchführen, zum anderen – und das wird eher zwischen den Zeilen deutlich – war man nicht auf die Kooperation von Eltern angewiesen. So hatten die Verantwortlichen die Erfahrung gemacht, dass Eltern sich häufig dagegen verwahrten, dass ihr Kind

---

Februar 1954 im Bundesgesundheitsamt Koblenz, S. 14, Bl. 47 v. Der Begriff „Lymphanstalt" war die Bezeichnung für die Vorgänger der Impfanstalten, dort wurde tierische Pockenschutzlymphe gewonnen.

258 LAV NRW R, NW 328-103, Jahresbericht der Landesimpfanstalt Düsseldorf für das Jahr 1962 vom 30.1.1963, S. 2.

259 Ebd., S. 2-5.

260 Ebd., S. 8.

261 Ebd., S. 5-6.

262 Vgl. LAV NRW R, NW 328-104, Jahresbericht der Landesimpfanstalt Düsseldorf für das Jahr 1963, S. 9.

263 Ebd.

264 BArch B 142/46 Kommission für Fragen der Pockenschutzimpfung beim Bundesgesundheitsamt 1953–1956: Niederschrift über die Tagung der Kommission für Fragen der Pockenschutzimpfung am Freitag, dem 5. Februar 1954 und am Samstag, dem 6. Februar 1954 im Bundesgesundheitsamt Koblenz, S. 8/9, Bl. 44 v.

im Falle einer tödlichen Enzephalitis, einer schweren Nebenwirkung der Pockenschutzimpfung, obduziert würde. Die Enzephalitis war nur durch Obduktion zweifelsfrei feststellbar.[265]

Probeimpfungen wurden auch in NRW offenbar an „Heimkindern" durchgeführt. So heißt es im Jahresbericht von 1962, dass die Impfstoffe von Obermedizinalrat Dr. Sauer[266] und Dr. Richter in ersten „Probeimpfungen" in „Kinderheimen in Düsseldorf, Duisburg und Wuppertal" an 106 Kinder und Jugendliche verabreicht worden seien.[267] Dass es sich bei den „Probeimpfungen" um Impfungen mit Versuchscharakter handelte, wird aus der zeitgenössischen Verwendung dieses Begriffs deutlich. So erläutern Henig und Krafft (1999) in ihrer Übersicht zur Geschichte der Pockenimpfstoffe über die Herstellung in Tieren: „Anfänglich schienen organoleptische Prüfung und Probeimpfung am Menschen für das nachträgliche Urteil über den Impfstoff und seine weitere Verwendung auszureichen." Auch im Tätigkeitsbericht der Deutschen Vereinigung zur Bekämpfung der Kinderlähmung für das Jahr 1958 wurde nach einer Berichterstattung über „Probeimpfungen an kleinen Gruppen und innerhalb geschlossener Gemeinschaften" in Holland, der Schweiz, England und Afrika mitgeteilt: „Unsere Wissenschaftler haben bisher gezögert, an diesen Versuchen an Menschen mitzuarbeiten, weil auch die Verfütterung von abgeschwächten nicht krankmachenden Viren ihre Gefahrenmomente hat."[268] Hier handelte es sich um den sog. Lebendimpfstoff gegen Poliomyelitis.

Im Jahr 1963 sind laut dem Jahresbericht der Landesimpfanstalt Düsseldorf dann „Probeimpfungen" an 200 jungen Menschen durchgeführt worden. In dem Bericht heißt es weiter:

> „Die Impfungen wurden von Herrn Reg. Med. Rat. Dr. Richter in Kinderheimen in Düsseldorf und von Frau Dr. G[…] im Dorotheenheim Düsseldorf durchgeführt. […] Bei den seitens der Impfanstalt erfolgten Impfungen wurden, soweit es sich mit den

265 BArch B 142/46 Kommission für Fragen der Pockenschutzimpfung beim Bundesgesundheitsamt 1953–1956: Niederschrift über die Tagung der Kommission für Fragen der Pockenschutzimpfung am Freitag, dem 5. Februar 1954 und am Samstag, dem 6. Februar 1954 im Bundesgesundheitsamt Koblenz, S. 26/27, Bl. 53 v.

266 Obermedizinalrat Dr. Sauer war bis zum 7.5.1963 Leiter der Landesimpfanstalt Düsseldorf (LAV NRW R, NW 328-104, Jahresbericht der Landesimpfanstalt Düsseldorf für das Jahr 1963, S. 2).

267 Vgl. LAV NRW R, NW 328-103, Jahresbericht der Landesimpfanstalt Düsseldorf für das Jahr 1962 vom 30.1.1963, S. 9.

268 Tätigkeitsbericht der Deutschen Vereinigung zur Bekämpfung der Kinderlähmung für das Geschäftsjahr 1958, S. 12. NLA HA, Nds. 300, Acc. 50/78 Nr. 169. zit. nach Hähner-Rombach/Hartig (2019), S. 118.

Heimen vereinbaren ließ, idR wenigstens zweimal eine Nachschau etwa am 7. und 10. Tag durchgeführt."[269]

Zudem wird in dem Jahresbericht von 1963 geschildert, dass „31 Seren von Impflingen und 6 von Kaninchen" wissenschaftlich untersucht und zwei Seren von Impflingen auf neutralisierende Antikörper untersucht worden seien.[270] Hier kann nur vermutet werden, dass diese Untersuchungen an Minderjährigen aus Heimeinrichtungen, die eine „Probeimpfung" erhalten hatten, durchgeführt wurden.

Auch bei einer weiteren Prüfung eines Pockenimpfstoffs war offensichtlich die Landesimpfanstalt, ebenso wie direkt das Land NRW, involviert. Zu der Prüfung gibt es eine im Jahr 1957 veröffentlichte Publikation aus der „Kinder- und Infektionsklinik der Medizinischen Akademie Düsseldorf" mit dem Titel „Untersuchungen über die örtliche und allgemeine Reaktion nach Pockenschutz-Erstimpfung, besonders im Hinblick auf die Veränderungen im Blut und Knochenmark" (Hansen/Müller-Rentzsch 1957; vgl. Wagner 2016, S. 86f.). Autoren der Studie waren Fritz Hansen und Wolfgang Müller-Rentzsch. Die Untersuchung fand statt im „Auftrag des Bundesgesundheitsamtes mit materieller Unterstützung durch das Ministerium für Arbeit, Soziales und Wiederaufbau des Landes NRW". Im Text wird erläutert, dass wegen der „erforderlichen, täglichen Untersuchungen [...] Kinder eines Waisenhauses geimpft" worden seien (Hansen/Müller-Rentzsch 1957, S. 190). Um Nebenwirkungen der Impfung beurteilen zu können, wurden bei sieben der Kinder mehrfach Knochenmarkpunktionen durchgeführt und bei allen eine schwere Schädigung desselben festgestellt (vgl. ebd.).[271] Die Kinder waren unter zwei Jahre alt.

Auch im Bundesarchiv Koblenz finden sich Dokumente zu dieser Prüfung. Demnach wurde auf einer Tagung im Februar 1954 im Bundesgesundheitsamt unter der Leitung des damaligen Präsidenten Franz Redeker die Durchführung der Untersuchung beschlossen. Weiter heißt es: „Die Arbeiten werden durchgeführt von Herrn Hansen, der auch die Ausnahmegenehmigung für diese Impfung von der zuständigen Landesregierung einholt".[272] Die Impfung fand im Juni 1954

269 LAV NRW R, NW 328-104, Jahresbericht der Landesimpfanstalt Düsseldorf für das Jahr 1963, S. 10.

270 Ebd., S. 19.

271 Die Autoren der Studie gingen davon aus, dass sich das Knochenmark wieder regenerieren würde.

272 BArch B 142/46, Niederschrift über die Tagung der Kommission für Fragen der Pockenschutzimpfung am Freitag, dem 5. Februar 1954 und am Samstag, dem 6. Februar 1954 im Bundesgesundheitsamt Koblenz, S. 11, Bl. 46 r.

statt. Im März 1955 wurde im Bundesgesundheitsamt ein Bericht Hansens über die Impfung verlesen.[273]

Fritz Hansen war später der Betreuer der Promotion von Ute Widok-Koenig (1977). Laut Angaben in der Dissertation wurden am 13.5.1969 im Dorotheenheim in Düsseldorf Pockenschutzerstimpfungen an zehn Kindern durchgeführt. Die im Rahmen dieser Dissertation untersuchten Kinder sind sicherlich im Rahmen der damaligen Impfpflicht immunisiert worden. Doch die Untersuchungen gehen über die Impfpflicht hinaus und stellen einen wissenschaftlichen Versuch dar. Es sollte untersucht werden, inwieweit durch die Impfung Veränderungen im Rachenraum und an den Tonsillen (Mandeln) verursacht werden. Zudem sollte der Mechanismus der Ausbildung einer Mandelentzündung durch die Impfung geklärt werden.

Die für die Promotion untersuchten Kleinkinder waren im Alter von 4–16 Monaten. Die geimpften Kinder lagen in drei verschiedenen Zimmern des Heims mit ungeimpften Kindern zusammen. „Das Impfmaterial", so heißt es im Text, „war ein flüssiger Pockenschutzimpfstoff der Charge 248, Stamm Elstree, von der Landesimpfanstalt in Düsseldorf." „Vor der Impfung und dann täglich zwei Wochen lang wurden Rachenabstriche entnommen." Thematisiert wird in dieser Arbeit auch, dass diese eventuell unproblematisch erscheinenden Untersuchungen für die Kinder belastend sein können. So schreibt die Autorin: „Die Kinder widersetzten sich der Einführung sowohl der Kunststoffspatel als auch der Stieltupfer aus ihrem Unverständnis und aus ihrer natürlichen Abwehrreaktion. Sie schrieen [sic!], sie waren sehr unruhig, erbrachen zum Teil und bissen auf die Instrumente. (…) Während der Untersuchungszeit entnahmen wir täglich mit sterilen Kunststoffspateln von jedem Kind zwei Rachenabstriche" (Widok-Koenig 1977, S. 16f.).

Die Untersuchungen der Rachenabstriche wurden von der Düsseldorfer Landesimpfanstalt übernommen. Gedankt wird „dem Leiter der Impfanstalt, Herrn Regierungsmedizinaldirektor Dr. Richter, sowie Frau Dr. H[…] und ihren technischen Mitarbeiterinnen". Die Landesimpfanstalt war somit direkt an dem Versuch beteiligt. Die Temperaturmessungen wurden von den diensthabenden Schwestern vorgenommen. Daraus kann geschlossen werden, dass auch sie zumindest von dem Versuch unterrichtet waren. Die Rachenabstriche dienten der Untersuchung möglicher zytologischer Veränderungen im Rachenraum durch die Impfung. Mit den Abstrichen wurden zudem Hühnereier bebrütet. So sollten im Abstrich eventuell vorhandene Impfviren gezüchtet und nachgewiesen werden. Dieses Verfahren sollte die zytologischen Ergebnisse ergänzen.

273 BArch B 142/46, Niederschrift über die Arbeitstagung von Ausschüssen der Kommission für Fragen der Pockenschutzimpfung am Montag, dem 7. März 1955 und am Dienstag, dem 8. März 1955 im Bundesgesundheitsamt Koblenz, vom 28. März 1955, S. 11, Bl. 312 r.

Die Impfungen im Rahmen der Promotion von Widok-Koenig waren durch die Impfpflicht begründet legal, mehr noch, gefordert. Ob aber die Versuchsreihe auch legitim war, ist zu bezweifeln. Genauso wie bei den Probeimpfungen wurde hier immerhin ein ganz bestimmtes Kollektiv („Heimkinder“) zum Wohle der Allgemeinheit zum einen zu Untersuchungen (Rachenabstrichen) herangezogen, zum anderen über die Proben auch einem besonderen Risiko ausgesetzt, das andere Gruppen nicht tragen mussten. Vor allem drohte die Gefahr einer postvaccinalen Encephalitis.[274] Als Ursache einer solchen Erkrankung wurde eine Virusverunreinigung des Impfstoffs vermutet,[275] was wiederum durch die Probeimpfungen ausgeschlossen werden sollte. Da die Pocken Ende 1953 in Deutschland schon als ausgerottet galten,[276] muss davon ausgegangen werden, dass junge Menschen aus Heimeinrichtungen so einem höheren Risiko ausgesetzt waren als die übrige Bevölkerung.

Auch wenn zuzugestehen ist, dass Nebenwirkungen von Impfungen – wie Lenhard-Schramm es ausdrückte – „ein gesamtgesellschaftliches Phänomen“ (Lenhard-Schramm 2017, S. 51) waren, so konnten Eltern die Impfpflicht für ihre Kinder, wenn sie ihr skeptisch gegenüberstanden, doch eher umgehen (durch Verweis auf gesundheitliche Risiken, z. B. Allergie o. Ä.) als junge Menschen aus Heimeinrichtungen ohne persönliche Fürsprecher:innen. Dass von dieser Möglichkeit reichlich Gebrauch gemacht wurde, ist bspw. daran zu sehen, dass in NRW in den 1950er Jahren weniger als die Hälfte aller Erstimpflinge gegen Pocken immunisiert wurden (Wohlrab 1958; vgl. Thießen 2017, S. 287). Diese Impfentziehungen stellten (unter Ausnahme tatsächlich medizinisch begründeter Fälle) eigentlich einen Gesetzesverstoß dar. Trotzdem sind, so Thießen (2017, S. 287), strafrechtliche Verfolgungen die Ausnahme geblieben. Kinder und Jugendliche aus Heimeinrichtungen hatten dagegen kaum die Möglichkeit, sich der Impfpflicht zu entziehen.

Dadurch, dass die Landesregierung NRW Dienstherr der Landesimpfanstalt Düsseldorf war, bestand eine direkte Verantwortung für die Probeimpfungen an den Minderjährigen. Wenn es auch erst ab 1972 explizite rechtliche Bestimmungen zur Prüfung von Pockenimpfstoffen und deren Chargen gab, so muss hier doch festgestellt werden, dass die Probeimpfungen an den Kindern und

274 Vgl. Thießen (2017, S. 228f.) und BArch B 142/46, Niederschrift über die Arbeitstagung von Ausschüssen der Kommission für Fragen der Pockenschutzimpfung am Montag, dem 7. März 1955 und am Dienstag, dem 8. März 1955 im Bundesgesundheitsamt Koblenz, vom 28. März 1955, S. 20–29, Bl. 321–330 und BArch B 142/44, Tagung der Leiter der Impfanstalten der westdeutschen Länder vom 1./2. Okt. 1953 in München: Vortrag A. Herrlich, Bl. 141.

275 Ebd., Bl. 142f.

276 BArch B 142/44, Bl. 138 r. Tagung der Leiter der Impfanstalten der westdeutschen Länder am 1./2. Oktober 1953 in München. (Anfang der 1960er Jahren kam es erneut zu vereinzelten Ausbrüchen).

Jugendlichen in dieser exponierten sozialen Lage zumindest ethisch als fragwürdig einzustufen sind.

7.4 Erprobungen und Missbrauch von Medikamenten in Kinderheilstätten und Kurheimen (am Beispiel der Kinderheilstätte Aprath, der Kinderkurklinik Bad Oeynhausen und Godeshöhe und Bad Waldliesborn)

7.4.1 Medikamentenerprobungen in der Kinderheilstätte Aprath

Die Lungenheilstätte Aprath wurde 1910 eröffnet und war seit 1923 Kinderheilstätte für lungenkranke Kinder und Jugendliche (vgl. Wehner 2019). Das Gelände gehört zum Stadtgebiet von Wülfrath im Kreis Mettmann und liegt einige Kilometer westlich von Wuppertal. In den 1960er Jahren wurde nur wenige Kilometer entfernt das Forschungs- und Entwicklungszentrum der Bayer-Werke eröffnet.[277]

Von ehemaligen Patient:innen wird die Heilstätte Aprath als traumatisierende Institution beschrieben, in der Gewalt, Lieblosigkeit, schlechte Versorgung an der Tagesordnung waren, dabei wird auch über sexuelle Gewalt berichtet.[278] In vielen Betroffenen- und Zeitzeug:innenberichten ist zudem die Rede von regelmäßigen Spritzen, Medikamentengaben und medizinischen Untersuchungen. Diese medizinischen Praktiken wären einerseits für eine Lungenheilstätte, in der Tuberkulostatika zur Behandlung der Tuberkulose (TBC) gegeben wurden, zunächst nicht ungewöhnlich. Andererseits ergeben sich bei näherem Hinschauen zahlreiche weitere Hinweise auf angstbesetzte Erinnerungen und darauf, dass die Kinder und Jugendlichen nicht wussten, was mit ihnen passierte. Auch finden sich Hinweise auf ausgiebige Medikamententestungen, die nicht vorranging dem individuellen Wohl der jungen Menschen dienten.

Die Arbeit an Anti-Tuberkulosemitteln war von erheblicher Bedeutung. So wurden nicht nur Robert Koch im Jahr 1905, sondern auch der bei der Bayer AG forschende Pathologe Gerhard Domagk 1939 für die Bekämpfung der

277 Wir danken Carmen Behrendt sehr für die Überlassung der Jahresberichte der Lungenheilstätte aus dem Stadtarchiv Solingen und für die Berichte von Zeitzeug:innen und Betroffenen. Inzwischen ist auch ihr Forschungsbericht erschienen (Behrendt 2024, https://kinderverschickungen-nrw.de/wp-content/uploads/2024/01/240123-Carmen-Behrendt-Bericht Verschickungsheime-Wuppertal.pdf [Letzter Zugriff 23.3.2025]). Außerdem danken wir dem Firmenarchiv von Bayer für die kooperative Zusammenarbeit und den offenen Umgang mit den Unterlagen. Das ist keinesfalls selbstverständlich für die beteiligten Pharmaunternehmen.

278 Vgl. die Berichte auf: https://kinderverschickungen-nrw.de/42327-aprath-1963 und auch auf https://www.gutefrage.net/frage/lungenheilstaetten-in-den-50er60er-jahren-zb-aprath-beelitz [Letzter Zugriff 02.03.2025].

TBC bzw. für die Arbeit mit Sulfonamiden mit dem Nobelpreis ausgezeichnet. Die Forschungen an Tuberkulostatika und anderen Mitteln versprachen also neben einem großen Arzneimittelmarkt auch großes akademisches Prestige (Gerst 2000). Schließlich gehörte die Tuberkulose in den Nachkriegsjahren immer noch zu den gefährlichsten Volkskrankheiten, sodass viele Ärzt:innen neuen Medikamenten mit großer Hoffnung entgegen sahen und auf diese warteten. Diesen Wünschen entsprechend finden sich im Bayer-Archiv Bittschriften von Ärzten/Ärztinnen, die eindringlich um die Abgabe von Versuchsmustern baten.[279] Gerhard Domagk und sein Team entwickelten bei Bayer in den 1940er Jahre vielversprechende Thiosemicarbazon-Medikamente zur Bekämpfung der Tuberkulose, insbesondere vom Wirkstoff TB I 698 (Conteben) erhofften sich viele, dass er die TBC wirksam zurückdrängen könnte.

Vor diesem Hintergrund kam es in den Nachkriegsjahren zu einem aufsehenerregenden Vorfall um den Kinderarzt Werner Catel, der im Lungensanatorium Mammolshöhe (Kronberg, Hessen) seit dem Frühjahr 1947 den Bayer-Wirkstoff TB I 698 (Conteben) getestet hatte. Ihm drohte wegen mehrerer offenbar vermeidbarer Todesfälle unter den Proband:innen im Kindesalter nach zwei Beschwerden des Ehemanns der ehemaligen Oberärztin Catels, Erwin Santo, im Spätsommer 1947 ein ärztliches Ehrengerichtsverfahren. Erwin Santo hatte die Leiche eines der Kinder obduziert und kritisiert, dass Catel Kinder behandelt habe, die eine gute Heilungschance durch eine konventionelle Therapie gehabt hätten. Auch habe er nicht um die Einwilligung von Eltern oder anderen Sorgeberechtigten gebeten. Letztlich hatte das Verfahren für Catel keine Konsequenzen, u. a. auch weil der bestellte Gutachter Franz Volhard, ein Mentor und Förderer Catels, klar parteilich für ihn argumentiert hatte. Auch die Kritik Santos, die sich auf die Frage der elterlichen Zustimmung bezog, wurde im Gutachten nicht berücksichtigt (Gerst 2000, S. 105–109; Beddies 2016; Schmuhl/Wilke 2025, S. 89–121). Nach Volhards Gutachten und der Entgegnung Santos, in der zentrale Fragen der ärztlichen Ethik bei medizinischen Versuchen angesprochen wurden, verfolgten im Frühjahr 1948 jedoch weder die Frankfurter Ärztekammer noch das hessische Innenministerium den Fall weiter. Werner Catel hatte keine weiteren Konsequenzen zu befürchten (ebd.). Es ist davon auszugehen, dass der Fall in der Ärzteschaft und zumindest unter den Leiter:innen von Kinder-Lungenheilstätten bekannt wurde. Insofern sind die folgenden Ausführungen auch vor dem Hintergrund dieser Vorgeschichte zu betrachten.

In den Nachkriegsjahren wirkte der Lungenfacharzt Prof. Dr. Georg Simon als Klinikleiter in Aprath.[280] Die Elberfelder „Farbenfabriken A. G.“ (eine der

279 Bayer AG, Bayer Archives Leverkusen (BAL) Akte Nr. 316-3.23: Bspw. das Schreiben der Heimstätte Bad Elster/Sachsen vom 23.6.1949.

280 Bayer AG, Bayer Archives Leverkusen (BAL) Akte Nr. 316-3.23: Bericht der Bayer Werke vom 16.11.1948.

Vorgängerfirmen der Bayer AG) war schon seit langen Jahren einer der sog. Stifter des „Vereins Bergische Heilstätten für lungenkranke Kinder e. V." in Wuppertal-Elberfeld, d. h. die Lungenheilstätte bekam regelmäßig großzügig Geld von der Farbenfabrik.[281] Es war nichts Ungewöhnliches, dass ortansässige Fabrikanten oder auch Firmen als Stifter für Wohltätigkeitsinstitutionen oder Fördervereine fungierten, vor dem Hintergrund der ausgedehnten Versuchsarbeit in den bergischen Lungenheilstätten Aprath und auch Wuppertal-Ronsdorf ist es jedoch hier anzugeben.

Für das Jahr 1947 wird im Jahresbericht der Klinik in Aprath entsprechend Folgendes berichtet:

> „Auch beim Menschen sind mit den neuen Mittel der IG. (i. e. Bayer) Einwirkungen beobachtet worden. [...]. Die Anwendung scheint nicht ganz ohne Gefahren zu sein, wenigstens nicht im Kindesalter. Wir selbst haben die Tuberkulosepräparate der IG. nicht verwendet, dagegen eine Versuchsreihe mit Eleudron, der Mutter- und Ausgangssubstanz dieser Mittel durchgeführt."

Anschließend wurde beschrieben, dass die Dosis in Absprache mit Gerhard Domagk immer etwas weiter gesteigert wurde. Das Mittel sei gut vertragen worden, nur bei einem Mädchen sei es zu Eiweißausschüttungen im Urin gekommen, woraufhin der Versuch bei ihr abgebrochen worden sei.[282] Der Verweis, dass die Tuberkulose-Präparate der IG. nicht „ganz ohne Gefahren" wären, deutet darauf hin, dass man um die Catel-Versuche und die dortigen Nebenwirkungen der Testpräparate wusste. Für das Jahr 1948 sind Versuche in Aprath dokumentiert, bei denen die Anwendung des Prüfpräparats TB IV, einem „Abkömmling der Sulfonamidreihe", an 37 Kindern und Jugendlichen zwischen sechs und 18 Jahren geprüft wurde. Hier kam es in zahlreichen Fällen zu Verschlechterungen des Krankheitsbildes und zu neuen Schüben. In der Summe kam Chefarzt Georg Simon schließlich zu dem Schluss, dass die Behandlung mit TB IV nicht zu empfehlen sei.[283] Festzuhalten ist hier, dass sich die gesundheitliche Lage vieler Patient:innen unter diesen Versuchen verschlechtert hatte. An keiner Stelle – weder in der Korrespondenz mit Bayer bzw. Gerhard Domagk noch in den Jahresberichten – wird erwähnt, ob die jungen Menschen, ihre Eltern bzw. Familie über Risiken und möglichen Nutzen der Präparate informiert worden wären oder ob sie in die Versuche eingewilligt hätten. Versuche mit TB I 698, also dem späteren Conteben, wurden

281 Stadtarchiv Solingen SG 9206, Mitgliederverzeichnis in den Jahresberichten des Bergischen Vereins.

282 Stadtarchiv Solingen SG 9207, Jahresbericht Aprath 1947.

283 Bayer AG, Bayer Archives Leverkusen (BAL): Akte Nr. 316-3.23: Bericht der Bayer Werke vom 16.11.1948.

tatsächlich, wie im Jahresbericht für 1948 erwähnt, erst im Spätsommer 1948 begonnen, nachdem die „Causa Catel" schon im Sande verlaufen war:[284]

> „Im August wurde von den Bayer Werken das TB I/698 zur Verfügung gestellt. Es wurde aber allergrößte Vorsicht bei Kindern anempfohlen und daher das Mittel nur bei einigen Erwachsenen und älteren Jugendlichen versucht. Da die ersten Erfahrungen dann ziemlich günstig ausfielen, wurde das Mittel dann umfangreicher angewandt, zumal einige in den Wuppertaler Krankenanstalten vorbehandelte und dann zum Heilverfahren eingewiesene Kinder augenscheinlich gute Erfolge aufwiesen."[285]

Hier wird an dem Verweis auf die „allergrößte Vorsicht" und die schon in Wuppertal vorbehandelten Kinder und Jugendlichen deutlich, dass man um die Brisanz dieser Versuche wusste. Obwohl die Frage der Einwilligung und Information der Familien bei den Vorwürfen gegen Catel eine Rolle gespielt hatte, wurde weder hier noch in der Korrespondenz mit dem Leiter der pharmawissenschaftlichen Abteilung bei Bayer, Gerhard Domagk, dieses Thema adressiert. Ebenso wurde im Jahresbericht deutlich herausgestellt, dass man erst im August das Mittel bekommen hätte (Anm. der Verfasser: als Catel schon entlastet war). Wie Lenhard-Schramm et al. (2022, S. 205) deutlich machen, wurde TB I/698 zunächst 1949/50 unter dem Markennamen Conteben auf den Markt gebracht. Bei den Kindern und Jugendlichen, an denen das Conteben ausprobiert wurde, handelte es sich am Ende um 20 junge Menschen über zehn Jahre.[286]

Im Jahr 1953 übernahm der Sohn Kurt Simon vom Vater Georg Simon die Klinikleitung und auch er setzte die Zusammenarbeit mit Bayer fort. Kurt Simon blieb bis 1988 im Amt, auch nachdem das Haus Ende der 1970er Jahre in eine Senior:innenklinik umgewandelt worden war.[287] Für Vater und Sohn Simon war offenbar die Beteiligung an den Versuchen von Bayer von erheblicher Bedeutung. Die Vertreter der Firma Bayer fanden bei Besuchen in der Klinik, dass Kurt Simon auf sie einen sehr „aufgeschlossenen Eindruck" machte und er bereitwillig Auskunft geben würde.[288]

---

284 Ebd.

285 Stadtarchiv Solingen SG 9207, Jahresbericht 1948.

286 Bayer AG, Bayer Archives Leverkusen (BAL): Akte Nr. 316-3.23: Bericht der Bayer Werke vom 16.11.1948.8

287 Kurt Simon hat auch 1967 einen Lehrauftrag an der Uniklinik Düsseldorf erhalten https://rp-online.de/nrw/staedte/mettmann/35-jahre-klinik-aprath-geleitet_aid-13594627 [Letzter Zugriff 25.07.2025].

288 Bayer AG, Bayer Archives Leverkusen (BAL): Akte Nr. 367-639 Präparate in der Prüfung III: Aktennotiz der Pharma med. wiss. Abteilung (Dr. Weuta): Bayer AG, Bayer Archives Leverkusen (BAL): Akte Nr. 5229 A/ Besuch bei Dr. Simon/Aprath am 17.4.?? (vermutlich aus den Jahren 1955–1957)

Offenbar wurde nun – wie sich anhand der keinesfalls vollständig überlieferten Quellen im Archiv des Bayer-Werks zeigen lässt – über die nächsten Jahre in Wülfrath-Aprath insbesondere die Wirkung von Isonicotinsäurehydrazid (INH) und verschiedener Derivate intensiv getestet: Die Entwicklung dieser Stoffe wie etwa Neoteben, Leukoteben oder Heteroteben stand in den 1950er Jahren in einer internationalen Konkurrenz und fand unter großem Druck und öffentlicher Beobachtung statt. Der Spiegel etwa berichtete 1952 und warnte „Wettläufe der Herstellerfirmen um die Priorität haben den Patienten noch nie genützt. Wenn die Mittel in den Handel kommen, ehe ihre Dosierung genauestens erprobt ist, können sie Unheil anrichten.“[289] In Aprath wurde vor allem an der Kombinationstherapie von INH, also Neoteben, mit Streptomycin geforscht. 1953 heißt es im Jahresbericht von Aprath:

> „Eine größere Versuchsreihe befaßte sich mit der Wirkung des Versuchspräparats SN3, einer Streptomycin-INH-Verbindung. 52 Mal wurde das Mittel bei Lungentuberkulosen, dreimal bei Nierentuberkulosen angewandt. Die Verträglichkeit war bei Jugendlichen mit entsprechend exakter Dosierung bei parenteraler Applikation gut, jedoch wurde bei Kleinkindern häufiger eine Unverträglichkeit festgestellt. Die Dosierung erfolgte wie auch beim Streptomycin mit 20 mg/kg. Nach Reduzierung des INH-Anteils auf die Hälfte, also etwa 3 mg/kg und Tag, war die Verträglichkeit gut. Der therapeutische Erfolg liegt nach unseren Erfahrungen nicht wesentlich über den Erfolgen bei getrennter Applikation von Streptomycin parenteral und INH oral.“[290]

Auf einer Konferenz im Jahr 1955 berichtete Kurt Simon über weitere Testungen, die er nun selbst durchgeführt hatte. So dokumentierte er etwa die Testung einer Streptomycin-Pantothensäure-Verbindung (Didrothenat) an 88 Kindern und Jugendlichen in der Lungenheilstätte Aprath (Simon 1955; vgl. Wagner/Wiebel 2020, S. 25). Archivalisch nachgelassen ist zudem ein Versuch an 100 Kindern und Jugendlichen mit einem Neoteben-Kombinationspräparat Bayer 5229 A. Einwilligungen oder Informationsmaterial für betroffene Familien finden sich in diesen Akten auch in diesem Fall nicht. Als Nebenwirkungen bei 5229 A wird hier vor allem Eosinophilie genannt, die wohl die Hälfte der Fälle betraf.[291] Diese Störung bezeichnet eine Vermehrung bestimmter weißer

---

289 Diskretion Ehrensache? Der Spiegel 18/29.4.1952.

290 Stadtarchiv Solingen SG 9207: Jahresbericht 1953, S. 10.

291 „Dr. Simon hat ca. 100 Patienten mit dem Präparat in Behandlung. Die Prüfung läuft zwischen 3 und 6 Monaten. Es wurden zuerst Jugendliche, dann Schulkinder und schliesslich Kleinkinder bis zum Alter von 3 Jahren in die Prüfung einbezogen.“ Bayer AG, Bayer Archives Leverkusen (BAL): Nr. 367-639 Tuberkulose-Präparate: Aktennotiz der Pharma med. wiss. Abteilung (Dr. Weuta): Bayer AG, Bayer Archives Leverkusen (BAL): Bayer 5229 A/ Besuch bei Dr. Simon/Aprath am 17.4.?? (vermutlich aus den Jahren 1953–1955)

Blutkörperchen (Eosinophile Granulozyten) und kann auf Dauer zu Organ- und Nervenschäden führen sowie u. a. Müdigkeit, Schwäche, Fieber und Verwirrtheit hervorrufen (Liesveld 2024).

In den 1960er Jahren wurde schließlich auch ein Mittel gegen Wurmbefall (Oxyuren) mit der Bezeichnung Bayer 2497 (Sü 222 b) in Aprath getestet.[292] Hier bat Kurt Simon das toxikologische Institut der Bayerwerke in Wuppertal Elberfeld, vorab an Tieren zu prüfen, ob die toxikologische Wirkung von Neoteben durch das Wurmmittel verstärkt würde. Das toxikologische Institut von Bayer befand sich damals in Wuppertal-Elberfeld. Dagegen liegt das heutige Forschungs- und Entwicklungszentrum von Bayer nur wenige Kilometer von der ehemaligen Klinik Aprath entfernt, es wurde 1964 eröffnet.[293] Schon seit mindestens 1953 gab es in der Aprather Klinik selbst Gebäude mit Ställen und Laboren[294] und es ist nicht auszuschließen, dass die Versuche in der Klinik Aprath und die Zusammenarbeit von Domagk und Georg bzw. dann Kurt Simon sowie die zahlreichen Erprobungen in der Heilstätte Bergisch Land in Wuppertal Ronsdorf[295] auch ein Motiv für die Auswahl des Bayer-Forschungs-Standorts in Aprath lieferten. Die Untersuchung dieser These muss aber weiteren Forschungen vorbehalten bleiben.

Aber nicht nur die Produkte von Bayer, sondern auch andere pharmakologische Substanzen wurden in Aprath getestet. So wurde an TBC-erkrankten Kindern und Jugendlichen erprobt, ob sie die Schluckimpfung gegen Poliomyelitis vertrugen oder ob sich ihre Symptome verschlechterten, was in einigen Fällen auch zutraf (vgl. dazu Simon 1963). Ebenso gab es auch mit der Firma Grünenthal Kooperationen, darauf haben schon andere Studien hingewiesen: Im Jahr 1956 wurde von Dr. Kurt Simon Contergan bzw. dessen Wirkstoff Thalidomid auch

292 Bayer AG, Bayer Archives Leverkusen (BAL): Nr. 367/624 Präparate in der Prüfung III: Aktennotiz Dr. Karl König (Pharma WME 2 vom 6.7.1965.

293 https://www.bayer.com/de/de/wuppertal-standort [Letzter Zugriff 25.07.2025].

294 Eine Betroffene berichtete von garagenähnlichen Untersuchungsräumen, in die sie zur Untersuchung gebracht wurde. Vgl. dazu Auskunft Carmen Berendt am 12.12.2023 und den Jahresbericht von 1953, S. 14: „Durch die ständige Zunahme der Chemotherapie werden an die klinischen und experimentellen Laboratorien der Heilstätten und Krankenhäuser laufend größere Anforderungen gestellt. Wir sahen uns daher gezwungen, unser Laboratorium zu erweitern. In dem neuerstellten Wohnhaus der Heilstätte wurden neben Garage und Werkstätte ein Tierlaboratorium eingerichtet, um laufende toxikologische Überprüfung [sic!] neu aufgenommener Medikamente oder von Medikamentenkombinationen durchführen zu können. Für die klinische Diagnostik wurden […] neben kulturellen Methoden Meerschweinchen eingesetzt. Bei der Neueinrichtung eines bakteriologischen Laboratoriums für Resistenzbestimmung und experimentelle bakteriologische Untersuchungen wurden wir in dankenswerter Weise von der Deutschen Forschungsgemeinschaft unterstützt."

295 Diese Versuche sind dokumentiert in: Bayer-Archiv: Nr. 367/639 Tuberkulose-Präparate.

in der dortigen Einrichtung an keuchhustenkranken jungen Menschen getestet, etwa ein Jahr vor Markteinführung.[296]

In der Summe bleibt festzuhalten, dass es in Wuppertal-Aprath (durchaus in Kooperation mit anderen bergischen Heilstätten und Kliniken) ausgiebige Testungen von Medikamenten, vor allem von der Firma Bayer, gegeben hat. Dabei ist es auch zu zahlreichen dokumentierten Nebenwirkungen gekommen.

Von Zustimmungen der Familien bzw. anderen Sorgeberechtigten oder von einer Korrespondenz mit Jugendämtern oder Vormünder:innen ist weder in den Akten im Firmenarchiv der Bayer AG noch in den Jahresberichten der Heilstätte Aprath selbst etwas zu finden. Das ist insofern ungewöhnlich, weil es zumindest bei der Frage der Auswahl der Kinder und Jugendlichen zu erwarten gewesen wäre, dass diese einbezogen werden. Die Befunde lassen die Vermutung zu, dass Zustimmungsfragen bei den Versuchen nur eine geringe Rolle gespielt haben. Das drohende Ehrengerichtsverfahren gegen Werner Catel (in Hessen) zeigt aber auch, dass zumindest einzelne Ärzt:innen wie etwa das Ehepaar Santo durchaus der Ansicht waren, dass Zustimmungen der Patient:innen bzw. ihrer Familien oder gesetzlichen Vertreter:innen grundlegende Voraussetzung für solche Arzneimitteltestungen gewesen wären (und dass diese Fragen innerhalb der Ärzteschaft auch diskutiert wurden). Die vielgehörte Einlassung, es wäre damals nicht üblich gewesen, Einwilligungen einzuholen, galt somit keinesfalls für alle ärztlichen Vertreter:innen.

Insofern stellt sich die ethische Beurteilung der Versuche in der Aprather Klinik als komplex dar. Es zeigt sich auf der einen Seite ein schwieriges Konglomerat aus einem ökonomischen Wettbewerb und einem Wissenswettlauf bei der unter großem internationalen Druck stattfindenden TBC-Medikamentenentwicklung. Auf der anderen Seite stand auch das Bestreben, teilweise schwer erkrankten Kindern und Jugendlichen zu helfen und die bedrohliche Volkskrankheit Tuberkulose zurückzudrängen. Die Frage der Information und Einwilligung der betroffenen Familien spielte, das zeigen die Auseinandersetzungen um den Fall Werner Catel an der Mammolshöhe, in der organisierten Ärzteschaft eine ziemlich unbedeutende Rolle. Im Falle der TBC-Medikamenten-Tests galt offenbar die Devise, dass der Zweck die Mittel heiligte. Ob die Erprobungen illegal waren, muss dahingestellt bleiben, sie sind ein gutes Beispiel für die eingangs erwähnte Grauzone der Beurteilungen. Insgesamt ist auffällig, in welchem Umfang an der Kinderheilstätte Aprath Arzneimittel verschiedenster Art getestet wurden und die Berichte der Betroffenen und Zeitzeug:innen weisen darauf hin, dass die Testungen mit einer nachlässigen Behandlung von Patient:innenteilhabe und einer lieblosen, zum Teil übergriffigen und gewalttätigen Versorgung

296 Kurt Simon, Schreiben von Dr. Simon, Kinderheilstätte Aprath, an Dr. Mückter, Grünenthal GmbH, vom 7.6.1956. Landesarchiv NRW R, Gerichte Rep. 139, Nr. 9(b), Bl. 9203. Vgl. auch Lenhard-Schramm (2017, S. 45) und Wagner/Wiebel (2020, S. 25).

der jungen Menschen bei ihrem monatelangen Aufenthalt in Aprath verbunden waren. Diese Begleitfaktoren lassen die TBC-Arzneimittelentwicklung in dieser Form mit Blick auf das Wohl der Kinder und Jugendlichen und ihrer Würde als fragwürdig erscheinen. Dabei muss berücksichtigt werden, dass viele junge Menschen einfach nicht wussten, was mit ihnen geschah und dass sie bis heute unter nachhaltigen Folgen ihres Aufenthalts in Aprath leiden.

7.4.2 Kurklinik für Kinder und Jugendliche Bad Oeynhausen

Die Kurklinik für Kinder und Jugendliche in Bad Oeynhausen war eine Kureinrichtung, in die auswärtige Kinder und Jugendliche im Durchschnitt für sechs Wochen zur Erholung kamen.

In einem Brief des „Dr. med. habil. U. Grüninger", Chefarzt der Kurklinik für Kinder und Jugendliche in Bad Oeynhausen E. V., an das pharmazeutische Unternehmen Merck vom 10.2.1958 schreibt Grüninger: „Ich bitte höflichst um weitere Versuchsmengen Decentan in Tablettenform[.] Der bisherige Eindruck von dem Präparat ist ein günstiger."[297]

Am 14.2.1958 antwortet ein Mitarbeiter von Merck:

> „Sehr geehrter Herr Chefarzt! Mit Ihrem Schreiben vom 10. d. M. baten Sie um weitere Versuchsmengen von Decentan in Tablettenform. Da Sie offenbar vorwiegend Kinder und Jugendliche behandeln, möchten wir Ihnen statt dessen [sic!] Dragees zu 4 mg (25 × 20) und Tropfen zu 4 mg: 1 ccm (30 × 10 ccm) schicken, um Überdosierungserscheinungen zu vermeiden. Auch Dragees zu 2 mg (50 × 20) fügen wir der Sendung bei, da bei kleineren Kindern eine Einzeldosis von 2 mg nicht überschritten werden sollte. Wir machen im einzelnen auf die Dosierungsempfehlung des beiliegenden Prospektes nebst Einlageblatt aufmerksam. Es hat uns sehr gefreut, dass Sie mit Decentan bereits einen guten Eindruck gewonnen haben, und wir wären sehr dankbar, wenn Sie uns über die weitere Prüfung auf dem laufenden halten könnten."[298]

In einem offenbar firmeninternen Schreiben von Merck von demselben Tag heißt es dazu:

---

297 MA, L10/162, Schreiben Dr. Grüninger an Merck, Darmstadt, vom 10.2.1958, ohne Betreff. Hier zit. nach Hüntelmann/Kaminsky (2022).

298 MA, L10/162, Schreiben von Merck, Hannover, an Dr. Grüninger vom 14.2.1958. Hier zit. nach Hüntelmann/Kaminsky (2022). Auch eine Karteikarte im Unternehmensarchiv bestätigt die Lieferung von Decentan Tropfen an Grüninger am 14.2.1958 (MA, L10/162).

„Wie Sie aus der beiliegenden Kopie ersehen, besteht bei Dr. Grüninger offenbar lebhaftes Interesse für Decentan. Er wird als Prüfer bei uns bisher nicht geführt. Wir wären Ihnen deshalb sehr dankbar, wenn Sie ihn gelegentlich aufsuchen würden, weil uns sehr an Erfahrungen über Decentan bei Kindern und Jugendlichen gelegen ist. Die Ergebnisse, die uns von anderer Seite vorliegen, sind noch recht widersprechend, sie lassen bisher lediglich erkennen, dass für Kinder Dosen von 3 × 8 mg zu hoch sind und sehr rasch zu parkinsonoiden Reaktionen führen. Wir haben deshalb auch Dr. Grüninger keine Tabletten zu 8 mg mehr geschickt. Im übrigen sollten wir uns ihn im Hinblick auf eine mögliche Publikation vielleicht warm halten.“[299]

Am 5.3.1958 heißt es in einem weiteren internen Schreiben von Merck:

„Aufgrund Ihres oben angeführten Schreibens besuchten wir Herrn Dr. Grüninger und sprachen mit ihm über die Möglichkeit, weitere Erfahrungen mit Decentan bei Kindern und Jugendlichen zu erwerben. Dr. G. erklärte sich hierzu gern bereit, glaubte jedoch nicht, daß das ihm zugängliche Material ausreichen würde, um daraus ggf. später eine Publikation zu machen. Es besteht jedoch nach wie vor an dem Präparat Decentan bei ihm großes Interesse und er ist gern bereit, uns bei der Ermittlung von Dosierungsvorschriften für Kinder und Jugendliche zu unterstützen.“[300]

Das Präparat Decentan (Wirkstoff Perphenazin) war bekanntlich ein Neuroleptikum. Neuroleptika sind Psychopharmaka, die für eine akute psychotische Symptomatik eingesetzt werden können. Bei Kindern und Jugendlichen tritt eine solche Symptomatik in der Regel jedoch nicht auf. Neuroleptika wirken jedoch auch sedierend, eine Eigenschaft, die wie beschrieben in zahlreichen Einrichtungen der Fürsorgeerziehung vor allem der 1950er bis 1970er Jahre genutzt wurde (Wagner 2020; Dose 1997).

Decentan wurde von dem Unternehmen Merck am 1.12.1957 auf den Markt gebracht (Wagner 2020, S. 91). Wann die Prüfung in der Kurklinik für Kinder und Jugendliche in Bad Oeynhausen genau begann, ob vor oder nach Markteinführung, geht aus dem Schriftwechsel nicht hervor. Trotzdem ist hier von einer Prüfung des Präparats auszugehen. Dafür spricht bspw., dass auch Merck von einer „Prüfung“ spricht und Grüninger von „Versuchsmengen“ (s. o.). Zudem geht aus den Briefen hervor, dass offensichtlich die optimale Dosierung für Kinder und Jugendliche ausgetestet werden sollte (s. o.).

299 MA, L 10/160, internes Schreiben Merck vom 14.2.1958, Hannover: Decentan / Dr. med. habil. U. Grüninger, Badearzt u. Kinderarzt Chefarzt der Kurklinik für Kinder und Jugendliche Bad – Oeynhausen. Hier zit. nach Hüntelmann/Kaminsky (2022).

300 MA, L 10/160, internes Schreiben Merck vom 5.3.1958, WA Inland, Hannover nach Darmstadt, Betr.: Decentan / Dr. med. habil. U. Grüninger, Badearzt und Kinderarzt Chefarzt der Kurklinik für Kinder und Jugendliche Bad Oeynhausen. Hier zit. nach Hüntelmann/Kaminsky (2022).

Da Kinder und Jugendliche in Kurkliniken der 1950er bis 1990er Jahre in der Regel für sechs Wochen blieben und es bereits Hinweise auf medikamentöse Sedierungen in den Einrichtungen gibt (siehe z. B. oben), kann auch hier davon ausgegangen werden, dass das Präparat Decentan zur Sedierung eingesetzt wurde (Wagner/Wiebel 2020). Dass das Präparat in der Einrichtung aber auch für weitere Indikationen und von weiteren Ärzt:innen getestet wurde, belegt ein weiteres internes Schreiben von Merck etwa ein Jahr später nach den ersten Briefwechseln:

> „Frau Dr. A. hatte zu Beginn der Decentan-Prüfung gute Erfolge bei Stotterern gesehen. Diese konnten in der Folgezeit leider nicht bestätigt werden, so dass Decentan hierbei genauso versagt wie andere Präparate auch. Auch die Motorik der Kinder konnte nicht beeinflusst werden, vielleicht weil zu niedrig dosiert wurde. Genauere Angaben konnte sie uns nicht machen, da seit längerem kein Decentan mehr verwendet wird. Die Abteilung für sprachgestörte Kinder wird ausserdem Ende des Monats aufgelöst. Da Frau Dr. A. sich in Kürze niederlassen wird, lehnte sie eine Prüfung von Hexobion 300 mg ab. [...]“[301]

Das Präparat Decentan wurde vermutlich schon vor seiner Registrierung in Bad Oeynhausen für Erprobungen eingesetzt und auch danach wurde geprüft, in welcher Dosierung es eingesetzt werden könnte. Außerdem wurden möglicherweise auch neue Einsatzgebiete für das Medikament geprüft. Einwilligungen wurde nicht gefunden, aber es lagen auch nur die Dokumente des herstellenden Pharmaunternehmens vor. Diese Akten belegen, dass Arzneimittel mit nur fraglicher Zustimmung der Betroffenen oder ihrer Vertreter:innen auch an „Kur-“, bzw. „Verschickungskindern“ in Bad Oeynhausen erprobt wurden.

7.4.3 Medikamente/Tuberkulostatika in der Kinderheilstätte Godeshöhe

In mehreren Dokumenten aus dem Bayer-Archiv aus den Jahren 1960 bis 1964 wird die Prüfung von Tuberkulosepräparaten in der „Kinderheilstätte Godeshöhe, Bad Godesberg“[302] bei Bonn thematisiert. Bei der Einrichtung handelte

---

301 MA, L 10/160, internes Schreiben Merck, MPA-Medizin, 25.03.1959, Betr.: Besuch bei Dr. Auer, Kurklinik für Kinder und Jugendliche, Bad Oeynhausen, gemeinsam mit Apoth. Beck am 19.03.1959. Hier zit. nach Hüntelmann/Kaminsky (2022).

302 Bayer AG, Bayer Archives Leverkusen (BAL) 367-637. Interne Notiz. Betr.: Bayer 5488. Leverkusen, den 23.7.64 und 367-326. Aktennotiz. Betr.: Besuch Dr. Querfeld am 17.7.1961 in der Kinderklinik in Godeshöhe – Prof. Heiner Müller. Leverkusen, den 18.7.1961.

es sich um ein städtisches „Tbc-Kinderkrankenhaus“ (Folberth 1964, S. 216). Leiter der Einrichtung war zu der Zeit Prof. Dr. Heiner Müller.[303]

Laut einer internen Aktennotiz von Bayer aus dem Jahr 1960 wurden in der Einrichtung die Präparate Bayer 5312 (Neoteben) und Bayer 5368 (Heteroteben ON) an „mittlerweile“ zwanzig Kindern und Jugendlichen gegen Tuberkulose eingesetzt.[304]

Aus einer weiteren internen Aktennotiz aus dem Jahr 1961 geht hervor, dass Prof. Müller Bayer-Mitarbeiter:innen berichtet hatte, dass er bei Kindern, die mit Iridocin[305] behandelt wurden (teilweise auch in Kombination mit anderen Präparaten), „das Auftreten eigentümlicher Hautveränderungen“ beobachtet habe.[306] Das klinische Bild entspräche „insgesamt dem einer akuten Pellagra“.[307] Auch von Übelkeit und Erbrechen wurde berichtet.[308] Das forschende Interesse des Unternehmens wird auch in folgender Bitte deutlich: „Wir erhielten auch das Einverständnis von Herrn Prof. Müller bezüglich unserer Bitte bei Kindern, bei denen ohnehin punktiert werden muß, ein wenig Liquor zu erhalten, um die Liquorspiegel des Iridocin nochmals zu überprüfen.“[309] Ein Einverständnis der Eltern oder anderer gesetzlicher Vertreter:innen der Kinder bzw. Jugendlichen wird offensichtlich nicht thematisiert. Prof. Müller sei auch bereit, verschiedene

303 Bayer AG, Bayer Archives Leverkusen (BAL) 367-637. Interne Notiz. Betr.: Bayer 5488. Leverkusen, den 23.7.1964.

304 Vgl. Bayer AG, Bayer Archives Leverkusen (BAL) 367-639. Aktennotiz. Betr.: Bayer 5312 und Bayer 5368 / Besuch Dr. Querfeld und Dr. Forzberg [oder Porzberg] in der Kinderheilstätte Godeshöhe über Bad Godesberg. Leverkusen, den 11.11.1960.

305 Iridocin (Ethionamid) ist ein Antibiotikum, das zur Behandlung von multiresistenten Tuberkulose-Erregern eingesetzt wird, es war offenbar im Jahr 1961 in Deutschland zugelassen, vgl. Helwig (1961, S. 108).

306 Bayer AG, Bayer Archives Leverkusen (BAL) 367-326. Aktennotiz. Betr.: Iridocin / Besuch Dr. Querfeld/Dr. Weuta am 14.8.1961 der Kinderklinik Godeshöhe. Leverkusen, den 17.8.1961. Vgl. auch Bayer AG, Bayer Archives Leverkusen (BAL) 367-326. Aktennotiz. Betr.: Iridocin / Nebenwirkungen / Heilstätte Kinderklinik Godeshöhe – Ergänzung der Aktennotiz vom 17.8.1961. Leverkusen, den 8.9.1961.

307 Pellagra bezeichnet einen Vitamin B3-Mangel. Bayer AG, Bayer Archives Leverkusen (BAL) 367-326. Aktennotiz. Betr.: Iridocin / Besuch Dr. Querfeld/Dr. Weuta am 14.8.1961 der Kinderklinik Godeshöhe. Leverkusen, den 17.8.1961.

308 Vgl. BayArch 367-326. Aktennotiz. Betr.: Besuch Dr. Querfeld am 17.7.1961 in der Kinderklinik in Godeshöhe – Prof. Heiner Müller. Leverkusen, den 18.7.1961.

309 Bayer AG, Bayer Archives Leverkusen (BAL) 367-326. Aktennotiz. Betr.: Iridocin / Heteroteben ON / Besprechung mit Prof. Müller in Godeshöhe am 13.1.1961. Leverkusen, den 26.1.1961 und BayArch 367-639. Aktennotiz. Betr.: Iridocin / Heteroteben ON / Besprechung mit Prof. Müller in Godeshöhe am 13.1.1961. Leverkusen, den 26.1.1961. Auch bei einem Besuch im Jahr 1960 wurde im Zusammenhang mit der Prüfung von Tuberkulosepräparaten bereits um Liquorproben durch erforderliche Liquor-Punktionen gebeten: vgl. BayArch 367-639. Aktennotiz. Betr.: Bayer 5312 und Bayer 5368 / Besuch Dr. Querfeld und Dr. Forzberg [oder Porzberg] in der Kinderheilstätte Godeshöhe über Bad Godesberg. Leverkusen, den 11.11.1960.

Dosierungen von Heteroteben ON in Versuchsgruppen zu testen und auch hier „Liquor zur Überprüfung der tuberkulostatischen Aktivität" zu übersenden.[310] Etwa ein halbes Jahr später wurde in einer internen Notiz festgehalten, dass bei einem Besuch in der Heilstätte Nebenerscheinungen des Präparats Iridocin aufgetreten seien.[311] „Bei Kleinkindern habe man wegen erheblicher Unruhezustände und Unleidlichkeit die Therapie mit Iridocin abbrechen müssen."[312] Weiter wurde bei dem Besuch offensichtlich ein „Versuch der Behandlung frischer Tuberkulosen mit Trasylol"[313] angeregt.

Weiter wird in einem Besuchsbericht aus dem Jahr 1964 festgehalten: „Für die Zusammenstellung der klinischen Erfahrungen mit Iridocin pro infusione konnte Prof. M. noch keinen Termin angeben. […] Zur Durchführung eines Doppelblindversuchs und zum Vergleich von Penicillin V und Bayer 5488 besteht prinzipielle Bereitschaft."[314]

Bereits etwa zwei Monate später, im Juli 1964, hatte sich Prof. Müller bereit erklärt, „bei der Prüfung des Bayer 5488 mitzuarbeiten"[315]. Bei dem Präparat handelte es sich offensichtlich um ein Antibiotikum, dessen Wirksamkeit in Bezug auf „Anginen und Sinu-Bronchitiden"[316] mit der von Penicillin V verglichen werden sollte. Die „Behandlungsdauer für den Versuch"[317] solle 14 Tage betragen.

7.4.4 Kinderkurheim Bad Waldliesborn, Kinderheim „Haus Bernward" und weitere Einrichtungen

Das Kinderkurheim Bad Waldliesborn (Lippstadt) ist 1946 vom Provinzialverband Westfalen (ab 1953 Landschaftsverband Westfalen-Lippe (LWL)) in zwei Gebäuden mit 100 Betten eingerichtet worden. 1970 ist die Einrichtung vom Landschaftsverband aufgegeben worden (Höötmann 2021, S. 49).

---

310 Bayer AG, Bayer Archives Leverkusen (BAL) 367-326. Aktennotiz. Betr.: Iridocin / Heteroteben ON / Besprechung mit Prof. Müller in Godeshöhe am 13.1.1961. Leverkusen, den 26.1.1961.

311 Bayer AG, Bayer Archives Leverkusen (BAL) 367-326. Aktennotiz. Betr.: PAS-Lösungen/ Iridocin/Trasylol Rücksprache mit Prof. H. Müller, Kinderklinik Godeshöhe, gemeinsam mit Dr. Beuchelt. Leverkusen, den 15.6.1962.

312 Ebd.

313 Ebd.

314 Bayer AG, Bayer Archives Leverkusen (BAL) 367-326. Besuchsbericht Pharm. Wiss. Med. Entw. Abt.5. Betr.: Iridocin pro infusione / Besuch von Dr. Querfeld und Dr. Weuta bei Prof. Müller, Godeshöhe, am 13.5.64. Leverkusen, den 13.5.1964.

315 Bayer AG, Bayer Archives Leverkusen (BAL)Bayer AG, Bayer Archives Leverkusen (BAL) 367-637. Interne Notiz. Betr.: Bayer 5488. Leverkusen, den 23.7.64.

316 Ebd.

317 Ebd.

Im Archiv des LWL in Münster existiert zu dieser Einrichtung ein Aktenbestand mit einer Laufzeit von 1950 bis 1970.[318] Für die Zeit vom 11.8.1970 bis 15.9.1970 gibt es bspw. 187 Kurbögen einzelner Kinder.[319] Hier sind auch die medikamentösen Verabreichungen notiert. So fällt auf, dass nicht wenige junge Menschen medikamentös sediert wurden: Zum Einsatz kam vor allem das Präparat Hovaletten,[320] das als rein pflanzliches Präparat Baldrian und Hopfen enthielt. Aber auch Hovaletten forte kam zum Einsatz, das neben den pflanzlichen Auszügen zusätzlich Phenobarbital enthielt.[321] Ebenso konnte für diesen Zeitraum der Einsatz von Truxaletten Saft[322] und Aolept Tropfen[323] gefunden werden.

Beim Kinderheim Dr. Müller („Haus Bernward") in Bonn-Oberkassel waren die Zustände offenbar so katastrophal, dass Beschwerden von Eltern und aus der Nachbarschaft letztlich 1976 zur Schließung des Heims führten (Schuch 2024).[324] Im Kinderheim wurden nach Angaben in den Akten des Stadtarchivs Bonn vor allem „neurotische" Kinder mit Schwerpunkt auf die sog. „Bettnässer" aufgenommen. 60 Kinder zwischen 4–13 Jahren konnten für jeweils sechs Wochen dort untergebracht werden. Beschickt wurde die Klinik vor allem durch den LVR.

Schon 1974 hatte eine ehemalige Kinderpflegerin sehr deutliche Vorwürfe erhoben, die an den Deutschen Kinderschutzbund weitergeleitet wurden. Dieser wiederum setzte das Landesjugendamt von dem Schreiben in Kenntnis. Da diese Anschuldigungen sehr schwerwiegend waren, soll das Schreiben hier ausgiebig zitiert werden. So berichtete der Kinderschutzbund über die Vorwürfe der ehemaligen Mitarbeiterin:

> „Um die Kinder – vor allem in der Mittagszeit – zur Ruhe zu bringen, spritzt der Arzt zur Einschüchterung wahllos 5- bis 6-mal aqua dest. in den Rücken. Dieselbe Methode wendet er an, um das Bettnässen zu unterbinden. Gegen schreiende und verängstigte Kinder geht er in übertriebenem Maß mit der Beruhigungsspritze vor. Es werden Impletol und Protactyl, das als Nebenwirkung Halsbeschwerden verursacht, gespritzt. Ein Kind wurde derart massiv damit behandelt, daß es weder schlucken noch reden

318 Archiv LWL, Bestand 631.

319 Archiv LWL, Bestand 631, Nr. 7.

320 Z. B. Archiv LWL, Best. 631, Nr. 6, Bd 3_224.

321 Z. B. Archiv LWL, Best. 631, Nr. 6, Bd 2_0655 und Best. 631, Nr. 6, Bd 3_220.

322 Archiv LWL, Best. 631, Nr. 7_318.

323 Archiv LWL, Best. 631, Nr. 7_002.

324 https://kinderverschickungen-nrw.de/oberkassel-orte-des-grauens [Letzter Zugriff 28.2.2025] Wir danken Detlef Lichtrauter vom Verein Kinderverschickungen NRW e. V. dafür, dass er uns die entsprechende Akte aus dem Stadtarchiv Bonn zur Verfügung stellte. StABN (Stadtarchiv Bonn) Amt 53 Zug. 1886 Nr. 242: Kinderkrankenanstalt „Haus Bernward" Dr. Müller.

konnte. Bei einem Jungen sind nach einer Spritze, die das Rückenmark getroffen hatte, heftige Krampfanfälle aufgetreten; vorher hatte das Kind nie derartige Anfälle. Frl. X berichtete weiter, dass sie eines Tages von Dr. Müller mit den Worten ‚Sedieren, sedieren, bis er im Stehen einschläft!' beauftragt worden sei, einem Jungen, der sich wild und ungebärdig aufführte, durch Spritzen zu beruhigen. Viele Kinder könnten oft morgens und nach dem Mittagsschlaf kaum zu sich kommen und torkelten umher. Im Frühjahr 1974 seien zwei Kinder aufgenommen worden, die Windpocken hatten, so daß sich Personal und andere Kinder infiziert hätten. Das Personal würde in der ungehörigsten Weise angeschnauzt. Im vergangenen Jahr seien 26 Kündigungen von Angestellten selbst zu verzeichnen gewesen. Einige seien mit der Absicht wegegangen [sic!], die Zustände anschließend aufzuzeigen, was aber wohl aus verschiedenen Gründen unterblieben ist. Sie selbst sei nötigenfalls aber zu einer Aussage darüber bereit.
Wir bitten Sie dringend, den Dingen nachzugehen. Ein Arzt aus Godesberg bestätigte uns, schon von den im Heim Dr. Müller herrschenden misslichen Zuständen gehört zu haben, dass es aber fast unmöglich sei, nur auf Verdacht einen Kollegen anzuzeigen. Vielleicht kann man auch ein oder zwei Ersatzdienstleistende, die später zur Aussage bereit wären, dorthin vermitteln, um dem ehemaligen Personal evtl. berufsschädliches Aussagen zu ersparen.
Frl. X kann allerdings Anschriften von ehemaligen Kolleginnen und von Eltern nennen, deren Kinder bei Dr. Müller untergebracht waren."[325]

Diese Vorwürfe, die durch den Kinderschutzbund an das Landesjugendamt weitergeleitet wurden, sorgten tatsächlich dafür, dass eine Kontrolle durch das Landesjugendamt zum Haus Bernward durchgeführt wurde und die Zustände überprüft wurden. Dieser Kontrollkommission gehörten immerhin ein Jugendpsychiater, ein Verwaltungsbeamter und ein Kinderpsychologe an. Der Leiter des Heims, Dr. Müller, konnte zu diesem Zeitpunkt alle Vorwürfe mit dem Argument abwehren, dass die Anschuldigungen von einer „böswilligen" gekündigten ehemaligen Mitarbeiterin kämen, die dem Haus schaden wolle. Die eingesetzte Kontrollkommission berichtete, dass alles einwandfrei hygienisch und sauber vorgefunden wurde,[326] und die Sache wurde zunächst zu den Akten gelegt. Doch schon anderthalb Jahre später, im März 1976, wurden die nächsten Anschuldigungen schriftlich eingereicht. Nun waren es ein promovierter Studienrat und seine Ehefrau – die möglicherweise ein eigenes Kind dort untergebracht hatten, das wird aus den Dokumenten nicht deutlich –, die schwerwiegende Vorwürfe erhoben.

---

325 Stadtarchiv Bonn StABN Amt 53 Zug. 1886 Nr. 242: Kinderkrankenanstalt „Haus Bernward" Dr. Müller; Schreiben (Verfasser unbekannt, der Name lag dem Kinderschutzbund nach eigenen Angaben vor) an den Deutschen Kinderschutzbund, Abschrift vom 25.10.1974, Bl. 36.

326 StABN Amt 53 Zug. 1886 Nr. 242: Kinderkrankenanstalt „Haus Bernward" Dr. Müller: Vermerk vom 10. Dez. 1974, Bl. 39.

Das Schreiben des Studienrats vom 17.3.1976 an das Landesjugendamt Rheinland (beim LVR) und seine Ergänzung vom 20.3.1976 sind nicht vollständig erhalten. Aber so viel wird deutlich: Die Kinder wären der gegenseitigen Selbstjustiz ausgeliefert, würden sich gegenseitig mit Stöcken schlagen und das Personal würde die Kinder bedrohen und erniedrigen. Der Studienrat berichtet, dass er Anzeige bei der Staatsanwaltschaft erwöge. Inzwischen waren wohl auch Beschwerden aus der Nachbarschaft eingegangen. Nun kamen die Dinge schließlich doch in Gang. Anfang April 1976 wurde eine Kommission auf „kommunaler und Landesebene“ unter Leitung von Dr. Hofer aus Düsseldorf nach Bonn-Oberkassel geschickt. Während des Besuchs der Kommission war der Leiter von Haus Bernward, Dr. Müller, krank. Von dieser Kommission wurden zahlreiche hygienische und technische Mängel gemeldet. Auch über die medizinischen und pädagogischen Mängel wurde offenbar berichtet, auch wenn sie sich nicht im überlieferten Kommissionsbericht befinden. Ein Schließungsantrag zum August 1976 listet jedenfalls nicht nur bauliche und hygienische Mängel auf, sondern begründet die Schließung auch mit den unnötigen, „schmerzhafte(n) und angsterzeugende(n)“ Impletol-Spritzen, die subkutan in die Kreuzgegend gesetzt wurden. Zudem wären die Kinder nicht ausreichend psychologisch betreut und die Krankenpapiere wären lässig geführt worden. Darüber hinaus wurden noch zahlreiche weitere Mängel angeführt.[327]

Offenbar hatte diese zweite Kommission deutlich gründlicher gearbeitet als die erste vom Landesjugendamt geleitete. Hinzu mag kommen, dass der Bericht eines promovierten Studienrates schwerer wog als der Bericht einer Kinderpflegerin, zumal der Studienrat auch rechtliche Schritte erwog. Darüber hinaus hatten sich offenbar noch andere Eltern und Nachbarn beschwert.[328] Deutlich wurde hier also, dass schon einiges zusammenkommen musste, bevor man ernsthaft die Schließung eines Heims erwog. Ebenso deutlich wurde auch, dass die Häufung von Beschwerden letztlich aber auch zu einem Vorgehen der Aufsichtsbehörden führte.

Für Nordrhein-Westfalen lässt sich die Prüfung von Arzneimitteln noch für die Kinderklinik der städtischen Krankenanstalten Düsseldorf belegen (Kinderkliniken waren aber nicht Teil dieser Untersuchung). So wurden im Jahr 1960 Muster von Bayer 5312 zur Verfügung gestellt.[329] Für den Juli 1961 liegen Ergebnisse der biologischen Prüfung von Liquor- und Serumproben von jungen Menschen aus der Kinderklinik nach Behandlung mit Bayer 5368 vor.[330]

327 StABN Amt 53 Zug. 1886 Nr. 242: Kinderkrankenanstalt „Haus Bernward“ Dr. Müller: Schreiben des Regierungspräsidenten in Köln an Dr. Müller vom 6.8.1976, Bl. 46.

328 Ebd.

329 Bayer AG, Bayer Archives Leverkusen (BAL) 367-326. Aktennotiz. Betr.: Bayer 5312 / Besprechung OA. Dr. Janssen (Kinderklinik der Städtischen Krankenanstalten Düsseldorf) mit den Herren Dr. Weuta und Dr. Querfeld. Leverkusen, den 20.12.1960. Ähnlich wie in der Godeshöhe wurde auch hier um Liquormaterial gebeten.

330 Bayer AG, Bayer Archives Leverkusen (BAL) 367-639. Pharma-Wiss. Med. Entwicklung Dr. Querfeld. Betr.: Heteroteben ON. Leverkusen, 26.7.1961.

Auch außerhalb von NRW wurden Präparate in Kinderheilstätten geprüft. Laut einem internen Bericht aus dem Jahr 1949 wurde etwa das Tuberkulosepräparat Thiosemicarbazon (TbI/698) in der Heilstätte Maria Grünewald in Wittlich in Rheinland-Pfalz „bei 60 Kindern und Jugendlichen im Alter von 2–20 Jahren“ angewendet.[331] Die Prüfung sei „unter der ganz besonderen Bitte der Beobachtung der Verträglichkeit eingeleitet“ worden.[332] An Nebenwirkungen seien u. a. Temperaturanstieg, Einfluss auf das weiße Blutbild, starke Müdigkeit, Erbrechen, Appetitlosigkeit, Durstgefühl, Hauteffloreszenzen, Schwindelgefühl und Nierenreizung zu beobachten gewesen.[333]

In der Heilstätte Großhansdorf bei Hamburg wurde laut einer Aktennotiz aus dem Jahr 1960 das Präparat Bayer 5312 an zunächst 10 Kindern mit Tuberkulose auf Verträglichkeit und Wirksamkeit geprüft.[334] In einer Anmerkung zu dem Arzt dieser Einrichtung offenbart sich zudem das Angebot finanzieller Anreize durch Bayer: „Im Gegensatz zu vielen anderen Prüfern stand Dr. K. der Möglichkeit einer Vergütung der einzelnen Fragebögen positiv gegenüber.“[335]

Von dem Leiter der Kinder- und Jugendlichen-Abteilung des Landeskrankenhauses Schleswig, Dr. Jacobs, ist nach einem internen Bericht aus dem Jahr 1964 das Präparat Bayer 5488 in einem Doppelblindversuch gegen Penicillin V getestet worden.[336] Es sollte untersucht werden, „ob bei Streptokokken-bedingten entzündlichen Erkrankungen des Rachens zwischen der Wirkung und Verträglichkeit beider Substanzen ein Unterschied“ bestehe.[337] Dafür wurden 16 nicht erkrankte Proband:innen und 46 Patient:innen mit klinischen Erscheinungen eines entzündlichen „Racheninfektes“ jeweils mit einem der beiden Präparate behandelt.[338] Auch Kinder unter fünf Jahren waren in den Versuch einbezogen.[339] Jacobs hatte in der Einrichtung auch andere Präparate, vor allem Neuroleptika, an den Heranwachsenden geprüft. Einwilligungen waren auch hier nicht zu finden (Wagner 2020, S. 73–90; Beyer et al. 2021).

---

331 Bayer AG, Bayer Archives Leverkusen (BAL) 316-3.23. Wissenschaftliche Abteilung. Farbenfabriken „Bayer“. Leverkusen, 22.2.1949.

332 Ebd.

333 Ebd.

334 Vgl. Bayer AG, Bayer Archives Leverkusen (BAL) 316-326. Aktennotiz. Betr.: Besuch von Dr. Schümann und Dr. Querfeld in der Heilstätte Grosshansdorf bei Hamburg / Dr. Koske. Leverkusen, den 11.4.1960.

335 Bayer AG, Bayer Archives Leverkusen (BAL) 367-326. Aktennotiz. Betr.: Iridocin / Besprechung mit Dr. Koske, Großhannsdorf [sic!] am 17.1.1961. Leverkusen, den 26.1.1961.

336 Bayer AG, Bayer Archives Leverkusen (BAL) 367-637. Pharm. Wiss. Med. Entw. Abt.5. Betr.: Bayer 5488 / Dr. Jacobs, Schleswig. Leverkusen, den 8.12.1964.

337 Ebd.

338 Ebd.

339 Ebd.

7.5 Hormonelle Schwangerschaftstests im Mädchenheim Tecklenburg

1973 übernahm der LWL das Tecklenburger Mädchenheim „Im Sonnenwinkel", das bis dahin von Diakonissen geführt worden war. Es bot Platz für ca. 70 Mädchen (Frölich 2011a, S. 19). Auch in dieser Einrichtung kam es zu einem missbräuchlichen Einsatz von Arzneimitteln im Sinne von nicht medizinisch indizierten Sedierungen, wie sie in Kapitel 1.1 exemplarisch aufgeführt worden sind. Einige Beispiele sollen dies verdeutlichen.

So wurde im September 1971 ein damals 16-jähriges Mädchen in die Einrichtung aufgenommen, weil sie durch häufige Entweichungen von Zuhause „zu verwahrlosen drohte."[340] Wenige Tage nach der Aufnahme wurde sie einer Nervenärztin vorgestellt, die als Diagnose bescheinigte: „Pubertätskrise, beginnende neurotische Verwahrlosung, Schwachbegabung, Vasolabilität"[341]. Die Ärztin verordnete dem Mädchen u. a. Melleretten und Megaphen, also zwei Neuroleptika.[342]

Ein 11-jähriges Mädchen erhielt von derselben Ärztin laut jugendpsychiatrischem Befundbericht aus dem Jahr 1971 die Diagnose „Vasolabilität, Milieuschädigung, Schwachbegabung, Teilretardierung, Verdacht auf eine frühkindlichen [sic!] Hirnschädigung."[343] Als Therapievorschlag gab die Ärztin u. a. an: „bei Bedarf Melleretten".[344] Der Hinweis „bei Bedarf" macht deutlich, dass den Mitarbeitenden in der Einrichtung die Einschätzung über die Notwendigkeit der Verabreichung und, da keine Dosierung angegeben ist, auch über die Dosierung überlassen wird.

In der Akte eines damals 17-jährigen Mädchens findet sich im Dezember 1959 der Eintrag: „Weiterhin launisch, gereizt, empfindlich. Stark beunruhigt durch eine Karte der Mutter, von der sie lange nichts mehr gehört hatte."[345] Anfang Januar 1960 wird notiert: „Zur Beruhigung Megaphen-Tabl. verordnet."[346] Doch auch eine Woche später heißt es weiterhin: „Sehr launisch, unruhig und laut, leicht aufgebracht, kann die kleinste Bemerkung nicht vertragen. Zeigt wenig Willen sich zusammenzureißen."[347]

Dass Medikamente zur Sedierung offenbar zum Teil auch über Jahre einer Unterbringung hinweg immer wieder verabreicht wurden, kann an folgendem Beispiel aufgezeigt werden. So wird über ein Ende 1955 geborenes Mädchen im Januar 1962 berichtet, dass es zur Beruhigung Megaphen erhielt. Trotzdem sei sie

340 Archiv LWL, Best. 513, Nr. 1330, Jugendpsychiatrischer Befundbericht vom 1.10.1971.

341 Ebd.

342 Ebd.

343 Archiv LWL, Best. 513, Nr. 1349, Jugendpsychiatrischer Befundbericht vom 12.10.1971.

344 Ebd.

345 Archiv LWL, Best. 513, Nr. 6, Eintrag vom 24.12.1959.

346 Archiv LWL, Best. 513, Nr. 6, Eintrag vom 5.1.1960.

347 Archiv LWL, Best. 513, Nr. 6, Eintrag vom 13.1.1960.

in der Gruppe nur schwer tragbar und habe sich kaum verändert.[348] Etwa zwei Wochen später wird festgehalten: „Auch die laufenden medikamentösen Versuche, sie ruhiger zu machen, bleiben ohne sichtbaren Erfolg (bei tgl. 3 × 25 mg Megaphen!)"[349] Und gut vier Jahre später wird über das Mädchen berichtet: „Zwischendurch tobte sie, schrie übers ganze Haus weg, schlug mit ihren Holzkläpperchen an Türen und Wände und war erst nach Verabreichung von 2 Tabletten Megaphen wieder einigermaßen zur Vernunft gekommen."[350]

Neben dem medizinisch nicht indizierten Einsatz von Arzneimitteln zur Sedierung kann für die Einrichtung auch ein Einsatz verschiedener hormoneller Schwangerschaftstests aufgezeigt werden.[351] Derartige Präparate sind spätestens ab Anfang der 1960er Jahre bei Verdacht auf Schwangerschaft bspw. bei Neuaufnahmen oder nach Entweichungen mit gesichertem oder vermutetem Geschlechtsverkehr eingesetzt worden.[352] Dies kann exemplarisch an einem Schreiben der damaligen Heimleiterin vom Juli 1961 an das Jugendamt der Stadt Schwerte verdeutlicht werden: „[...] befindet sich seit dem 21.7.61 in ärztlicher Behandlung. Sie erhielt vom Arzt am gleichen und darauffolgenden Tage je 1 Spritze Lutrogen-Manole[353]. Es stellt sich heute die Menses ein und liegt bei [...] somit keine Schwangerschaft vor."[354] Ab spätestens 1963 kamen als Schwangerschaftstest in der Einrichtung vor allem Duogynon Dragees zum Einsatz.[355] Aufgrund der langjährigen Diskussionen um dieses Präparat soll hier speziell auf dieses Präparat eingegangen werden.

Das Unternehmen Schering AG brachte Duogynon Dragees im Oktober 1958 in Deutschland auf den Markt. Eine Packung enthielt zwei Dragees, die wiederum jeweils die synthetischen Hormone Norethisteronacetat (5 mg) und Ethinylestradiol (0,01 mg) enthielten. Ab September 1962 enthielten die Dragees den doppelten Wirkstoffgehalt (Lenhard-Schramm 2022, S. 5, S. 52). Als Indikation waren

348 Archiv LWL, Best. 513, Nr. 259, Eintrag vom 26.1.1962.

349 Archiv LWL, Best. 513, Nr. 259, Eintrag vom 9.2.1962.

350 Archiv LWL, Best. 513, Nr. 259, Eintrag vom 25.5.1966.

351 Hierfür ist der gesamte Aktenbestand der Tecklenburger Einrichtung mit den Signaturen 513/1 bis 513/1418 nach dem Einsatz hormoneller Schwangerschaftstests „durchgescannt" worden. Bei diesen Akten bis Nr. 1418 handelt es sich um einen „alten" Bestand. Ab Akte Nr. 1419 um einen „neuen" Bestand mit Aufnahmen ab ca. 1975. Zu diesem Zeitpunkt waren Hormonpräparate nicht mehr als Schwangerschaftstests indiziert. Zur Geschichte dieser Präparate (insbesondere Duogynon) in Deutschland s. Lenhard-Schramm (2022, 2025).

352 Z. B. Archiv LWL, Best. 513, Nr. 98.

353 Lutrogen wurde in der Bundesrepublik durch die Farbwerke Hoechst von 1953 bis 1974 vertrieben (vgl. Lenhard-Schramm (2022, S. 5). Eine „Spritze" bzw. Ampulle des Präparats enthielt 20 mg Progesteron und 2 mg Estradiolbenzoat.

354 Archiv LWL, Best. 513, Nr. 98, Schreiben der Heimleiterin vom 27.7.1961 an die Stadtverwaltung Schwerte Abt. Jugendamt.

355 Z. B. Archiv LWL, Best. 513, Nr. 556, Eintrag Erziehungsbogen vom 23.9.1963.

angegeben: Sekundäre Amenorrhoe[356] und Schwangerschaftsdiagnostik. Für die angegebene Indikation als Schwangerschaftstest waren die beiden Dragees an zwei aufeinanderfolgenden Tagen einzunehmen (Bundesverband der Pharmazeutischen Industrie 1963, S. 332f.). Blieb auch bis eine Woche nach Verabreichung die Menstruation aus, war die Frau wahrscheinlich schwanger. Außerhalb der offiziellen Indikationen wurde Duogynon in einer höheren Dosierung als Abtreibungsmittel eingesetzt (Lenhard-Schramm 2022, S. 48; vgl. auch die Internetseite der Interessenvertretung von Betroffenen (Netzwerks Duogynon e. V.): https://duogynonopfer.de/geschichte/ [Letzter Zugriff 03.02.2015]).

Die Verabreichung von weiblichen Sexualhormonen in der Schwangerschaft wurde bereits in den 1940er Jahren kritisch gesehen und schädliche Auswirkungen auf den Embryo bis hin zu einer abortiven Wirkung wurden wissenschaftlich diskutiert (vgl. Fühner 1943, S. 262 und 265, und Lenhard-Schramm 2022, S. 37).

Hormonelle Schwangerschaftstests wurden allerdings auch konkret bereits Anfang der 1950er Jahre mit einer abortiven Wirkung in Verbindung gebracht.[357] Selbst wenn Fehlbildungen und Aborte durch Verabreichung von Sexualhormonen als möglich, aber noch nicht als erwiesen angesehen wurden, galt in der Ärzteschaft bereits ab Mitte der 1950er Jahre ein weitgehender Konsens, dass derartige Präparate in der Schwangerschaft nur mit größter Vorsicht und nur in Ausnahmefällen anzuwenden seien (vgl. Wrete 1955, S. 49; Idelberger 1958, S. 860; Karte 1958, S. 586; Knörr 1961, S. 1978; Hartl 1961, S. 1209 und Lenhard-Schramm 2022, S. 39).

Ab 1961 wurde Duogynon, vergleichbar mit Contergan, mit Fehlbildungen von Neugeborenen und Aborten in Zusammenhang gebracht (Lenhard-Schramm 2022, S. 56–62). Ein kausaler Zusammenhang zwischen der Anwendung von Duogynon in der Schwangerschaft und Fehlbildungen bei Neugeborenen ist, im Gegensatz zu Contergan, allerdings nicht eindeutig belegbar. In England, wo das Präparat unter dem Namen Primodos im Handel war, strich Schering bereits im Jahr 1970 die Indikation als Schwangerschaftstest (ebd., S. 63). In Deutschland nahm Schering im April 1973 schließlich für die Dragees die Indikation als Schwangerschaftstest zurück und ab Juli 1973 wurde eine Schwangerschaft explizit als Kontraindikation genannt (ebd., S. 55, 65). Ende August 1978 wurden die Dragees vom deutschen Markt genommen (ebd. S. 5).

Bereits in den 1960er Jahren war die Anwendung der Duogynon Dragees als Schwangerschaftstest aus medizinischer Sicht zumindest zweifelhaft, da, so der Historiker Niklas Lenhard-Schramm, „drei Aspekte zusammenkamen: ein seit langem diskutiertes und gesichertes Risiko von hohen und langdauernden

356 Ausbleiben der Regelblutung. Während bei einer primären Amenorrhoe die Menstruation noch nie stattgefunden hat, haben bei einer sekundären Amenorrhoe bereits Regelblutungen stattgefunden.

357 Vgl. dazu Lenhard-Schramm 2022, S. 37, 47 und 61 und die Diskussion um Duogynon bei von Miquel 2025.

Hormongaben in der Schwangerschaft, konkrete Verdachtsmomente gegen das Präparat sowie definitiv harmlose Testalternativen" (Lenhard-Schramm 2022, S. 109).

Trotzdem ist das Präparat in der Tecklenburger Einrichtung bis mindestens 1972 als Schwangerschaftstest eingesetzt worden.[358] Bei einem positiven Testergebnis wurden die schwangeren Mädchen in der Regel direkt in entsprechende Einrichtungen wie bspw. Mutter-Kind-Heime überwiesen.[359] So kann nichts über die weiteren Verläufe der Schwangerschaften gesagt werden. In einem Fall Anfang der 1970er Jahre jedoch verblieb das Mädchen in der Einrichtung. Ein Grund dafür ist aus der Akte nicht erkennbar. Ihr Fall dokumentiert die Problematik im Umgang mit dem Präparat in der Einrichtung.

Die 17-jährige Christine[360] war im Rahmen der Freiwilligen Erziehungshilfe (FEH) am 30.7.1971 in die Tecklenburger Einrichtung aufgenommen worden.[361] Auslöser waren mehrfache Entweichungen in den Jahren zuvor aus dem Haus der Großeltern, bei denen sie lebte. Dabei war es auch zu intimen Beziehungen mit einem Mann gekommen.[362] Einige Tage nach der Aufnahme in die Einrichtung erhielt Christine im August 1971 zwei Duogynon Dragees „zur Regelung der Menses"[363]. Wann genau in der Einrichtung klar war, dass Christine schwanger war, kann nicht rekonstruiert werden. Auf jeden Fall muss sie schon bei der Aufnahme in die Einrichtung schwanger gewesen sein. Die Geburt wurde für Anfang März 1972 erwartet.[364] Zurückgerechnet ergibt sich daraus der Beginn der Schwangerschaft für etwa Ende Mai/Anfang Juni 1971, also deutlich vor der Aufnahme am 30.7.1971. Wenn man bedenkt, dass Christine aber aufgenommen wurde, weil sie mehrfach von zuhause weggelaufen war und intime Beziehungen zu einem Mann hatte, ist es verwunderlich, dass bei dem Einsatz von Duogynon wenige Tage nach ihrer Aufnahme als Indikation „zur Regelung der Menses"[365] angegeben war. Wahrscheinlich war die Menstruation ausgeblieben. Unter diesen Voraussetzungen hätte somit bereits an eine Schwangerschaft gedacht werden müssen. Anscheinend erkannte man die Schwangerschaft aber erst, als auch nach

358 S. Archiv LWL, Best. 513, Nr. 1005, handschriftlicher Eintrag vom 20.10.1972.

359 Vgl. z. B. Archiv LWL, Best. 513, Nr. 1314, Eintrag im Erziehungsbogen vom 15.5.1961.

360 Name geändert.

361 Archiv LWL, Best. 513, Nr. 1278, Beobachtungsbogen.

362 Archiv LWL, Best. 513, Nr. 1278, Stellungnahme zu dem Antrag auf Gewährung der Freiwilligen Erziehungshilfe. Schreiben der Stadt Gelsenkirchen, Jugendamt an den Landschaftsverband Westfalen-Lippe, Landesjugendamt vom 23.6.1971.

363 Archiv LWL, Best. 513, Nr. 1278, Erziehungsbogen, Eintrag vom: Datum nicht sicher erkennbar, aber sicherlich August 1971. Es gibt aber in der Akte einen weiteren handschriftlichen Eintrag über die Verabreichung der Duogynon Dragees vom 11.8.1971.

364 Archiv LWL, Best. 513, Nr. 1278, Schreiben Ev. Mädchenheim Haus Sonnenwinkel Tecklenburg nach Gelsenkirchen (vermutlich Jugendamt), vom 9.2.1972.

365 Archiv LWL, Best. 513, Nr. 1278, Erziehungsbogen, Eintrag vom: Datum nicht sicher erkennbar, aber sicherlich August 1971.

Verabreichung der Dragees die Menstruation ausblieb. Als Schwangerschaftstest waren die Duogynon Dragees zu diesem Zeitpunkt bereits hochumstritten. Christine erklärte sich bereit, das Kind nach der Geburt zur Adoption freizugeben.[366] Vom 20.2.1972 bis zum 22.2.1972, also etwa eine Woche vor dem ursprünglich erwarteten Geburtstermin, wurde Christine in ein Krankenhaus aufgenommen. Dort wurde versucht, die Geburt einzuleiten, jedoch ohne Erfolg.[367] Am 28.2.1972 wurde sie wieder in das Krankenhaus aufgenommen und von einer Totgeburt entbunden.[368]

Nun kann keine Kausalität hergestellt werden zwischen der Totgeburt und der Verabreichung der Duogynon Dragees.[369] Auch muss erwähnt werden, dass Christine etwa zwei Wochen vor der Entbindung „wegen starker Schmerzen nach Fallen im Bad“[370] in ein Krankenhaus aufgenommen worden war. Zu sehen ist in diesem Fall vor allem, dass die bereits als problematisch erkannten Duogynon Dragees nicht nur als Schwangerschaftstest eingesetzt wurden, sondern auch in einem Fall, in dem durch die Umstände eigentlich eine Schwangerschaft zu erwägen gewesen wäre, das Präparat trotzdem „zur Regelung der Menses“[371] eingesetzt und damit ein Abbruch in Kauf genommen wurde.

Die Kausalität einer fruchtschädigenden Wirkung eines Präparates festzustellen, ist an sich schon schwierig, da sich Versuche am Menschen aus ethischer Sicht verbieten und Ergebnisse aus Tierversuchen nicht unbedingt auf Menschen zu übertragen sind. Bei der Einschätzung einer möglichen Kausalität der damals eingesetzten hormonellen Schwangerschaftstests kommt erschwerend hinzu, dass ein frühzeitiger Abort, eventuell ausgelöst durch die Hormongabe, unter Umständen von den Frauen gar nicht bemerkt wird. Vor diesem Hintergrund kann folgendes Beispiel gesehen werden. Die knapp 14-jährige Birgit[372] wurde Mitte Oktober 1969 in das Mädchenheim Tecklenburg aufgenommen.[373] Am 26.1.1970 wurden ihr Duogynon Tabletten verordnet.[374] Gut vier Wochen später, am 29.2.1970, erhielt das Mädchen eine Überweisung zum Frauenarzt.[375] Etwa drei weitere Wochen später findet sich in ihrer Akte der Eintrag: „Eine frauenärztl.

366 Archiv LWL, Best. 513, Nr. 1278, Beobachtungsbogen.

367 Archiv LWL, Best. 513, Nr. 1278, Erziehungsbogen, Eintrag vom 20.-22.2.1972.

368 Archiv LWL, Best. 513, Nr. 1278, Erziehungsbogen, Eintrag vom 29.2.1972.

369 Von Duogynonbetroffenen wird das Präparat indirekt auch mit Totgeburten in Verbindung gebracht, vgl. https://duogynonopfer.de/geschichte/ [Letzter Zugriff 2.3.2025].

370 Archiv LWL, Best. 513, Nr. 1278, Erziehungsbogen, Eintrag vom 12.-14.2.1972.

371 Archiv LWL, Best. 513, Nr. 1278, Erziehungsbogen, Eintrag vom: Datum nicht sicher erkennbar, aber sicherlich August 1971.

372 Name geändert.

373 Archiv LWL, Best. 513, Nr. 1024, Schreiben des LWL, Landesjugendamt an die Stadtverwaltung Altena, vom 21.10.1969.

374 Archiv LWL, Best. 513, Nr. 1024, Eintrag Erziehungsbogen vom 26.1.1970 und handschriftlicher Eintrag vom 26.1.1970.

375 Archiv LWL, Best. 513, Nr. 1024, handschriftlicher Eintrag vom 29.2.1970.

Untersuchung war nicht mehr erforderlich da Brigitte am 17.3.70 die Menses bekommen hat."[376] Offensichtlich war die Menstruation also auch nach Verabreichung der Duogynon Dragees ausgeblieben und das Mädchen somit sehr wahrscheinlich schwanger, was anscheinend auch durch die geplante gynäkologische Untersuchung abgeklärt werden sollte. Theoretisch kann es sich bei diesem Fall um einen Abort, ausgelöst durch die Duogynon Tabletten, gehandelt haben.

Sicher aufgezeigt werden kann die Feststellung einer Schwangerschaft durch hormonelle Schwangerschaftstests in der Tecklenburger Einrichtung in fünf Fällen.[377]

Abgesehen davon, dass ein Risiko von Hormongaben in der Schwangerschaft bereits bekannt war, dass es konkret gegen Duogynon Verdachtsmomente gab und es bereits alternative und harmlose Testmethoden gab, muss hier zudem gefragt werden, inwieweit die Anwendung eines Schwangerschaftstests ohne eine erkennbare medizinische Notwendigkeit und vermutlich ohne, dass sich die Betroffenen dem hätten entziehen können, einen missbräuchlichen Einsatz des Präparats darstellt. Es zeigt sich hier einmal mehr die mehrfache Vulnerabilität der Mädchen bzw. jungen Frauen in der Einrichtung. Eine mögliche Schwangerschaft ist etwas sehr Intimes. So kann besonders der Einsatz eines hormonellen Schwangerschaftstestes nicht nur als eine medizinische Grenzüberschreitung, sondern auch als eine soziale Grenzüberschreitung und Verletzung gesehen werden.

Abschließend kann hier nur spekuliert werden, inwieweit es auch in anderen Mädchenheimen zu einem Einsatz derartiger Schwangerschaftstests gekommen ist. Recherchen zu weiteren Einrichtungen mit eventuellen weiteren Funden positiver Schwangerschaftstests könnten retrospektiv eventuell zumindest eine Tendenz zeigen, inwieweit es einen kausalen Zusammenhang gibt zwischen dem Einsatz der Präparate und embryonalen Fehlbildungen, Aborten und Totgeburten. Dies wäre wichtig für die heute noch lebenden Betroffenen und ihre Angehörigen.

Während Betroffene in Deutschland weiter um eine Anerkennung durch die Politik kämpfen,[378] sind die Betroffenen in England bereits einen Schritt weiter. Im Juli 2020 erschien in Großbritannien „der Bericht eines unabhängigen Prüfungskomitees, das beauftragt worden war, den Fall Duogynon zu untersuchen. Es kam zu dem Schluss, dass die britischen Behörden ihrer Verantwortung beim Schutz der Bevölkerung nicht nachgekommen waren" (Habich 2020). Aufgrund der Ergebnisse einer im Fachjournal „Nature" erschienenen Studie hätte der Hormontest bereits 1967 vom Markt genommen werden müssen. Nach der Studie

376 Archiv LWL, Best. 513, Nr. 1024, handschriftlicher Eintrag vom 15.3.1970. Aus der Chronologie der Eintragungen geht hervor, dass der Eintrag jedoch wahrscheinlich am 25.3.1970 erstellt wurde und nicht am 15.3.1970.

377 Archiv LWL, Best. 513, Nr. 1278, 1010, 1314, 556 und 581.

378 Vgl. die Fernsehreportage des Bayerischen Rundfunks vom 18.10.2023 in der Sendung Kontrovers: Duogynon-Betroffene konfrontieren Lauterbach; https://www.ardmediathek.de/video/Y3JpZDovL2JyLmRlL3ZpZGVvL2RmZTRlYTlhLTAyOTMtNDE4Mi1iOTExLTgxOTFjMjU2YTg3Yw [Letzter Zugriff 2.3.2025].

hätten Mütter von Kindern mit Fehlbildungen überdurchschnittlich häufig hormonelle Schwangerschaftstests durchgeführt (ebd.):[379]

> „Nach Erscheinen des Berichts entschuldigte sich der britische Gesundheitsminister Matt Hancock tatsächlich umgehend bei den Betroffenen. Und die ehemalige Premierministerin Theresa May forderte die britische Regierung auf, über Ausgleichszahlungen nachzudenken“ (ebd.).

7.6 Der probeweise Einsatz von Nahrungsergänzungsmitteln im Grenzbereich zur Arzneimittelstudie (am Beispiel des St. Vinzenz-Kinderheims Aachen, Neu-Düsselthal und KJP Gütersloh)

7.6.1 St. Vinzenz-Kinderheim Aachen

Ergänzend zu den in den früheren Arbeiten aufgeführten relevanten Publikationen konnte eine weitere Publikation über die Prüfung eines Arzneimittels aufgefunden werden. Es handelt sich dabei um die Prüfung des „T-Vitamin ‚Götsch‘“[380] im St. Vinzenz-Kinderheim in Stolberg bei Aachen (Blatzheim 1951). Bei „T-Vitamin ‚Götsch‘“ handelte es sich um einen Hefeextrakt (Schack 1952, S. 5f.). Der Autor der Studie „Dr. R. Blatzheim“ beschreibt in der Publikation, dass in dem Heim „im Laufe von 15 Monaten das Präparat bei 40 Kindern zur Anwendung gebracht“ (Blatzheim 1951) wurde. Bei den Betroffenen handelte es sich offenbar um Säuglinge und Kleinkinder, „deren Gewichtszunahme in der Rekonvaleszenz unbefriedigend ist“ (ebd.). Blatzheim schreibt: „Wir haben sofort das neue Präparat, das zunächst nur in Versuchsmengen erhältlich war, in uns geeignet erscheinenden Fällen in Anwendung gebracht […]“ (ebd.). Insgesamt kommt Blatzheim zu einem positiven Ergebnis der Prüfung:

> „[…] haben wir bei der überwiegenden Mehrzahl der von uns mit T-Vitamin ‚Götsch‘ behandelten Kinder sehr gute, ja bisweilen frappante Erfolge erzielen können. Bisweilen fiel uns eine deutliche Hebung der Vitalität und der Stimmungslage bei teilnahmslosen und mißmutigen Kindern auf, die bereits wenige Tage nach der ersten Gabe des Präparats eintrat. Die vorher recht appetitlosen Kinder lassen sich jetzt mühelos ernähren“ (ebd.).

379 Auch wenn diese Studie wissenschaftliche Unstimmigkeiten aufwies, war die Arbeit alarmierend, Vgl. hierzu Lenhard-Schramm (2022, S. 60–62).

380 Andere Schreibweise auch „T-Vitamin ‚Goetsch‘“.

Die Mehrzahl der guten Erfolge mit dem Präparat hätten sie jedoch „in der Behandlung des dystrophischen Säuglings“ (ebd.) erzielt. Zu unerwünschten Wirkungen durch das Mittel schreibt Blatzheim (1951):

> „Wir haben den Eindruck, daß das Präparat bei sehr labilen Darmverhältnissen leicht zu einem Rezidiv der Störung führt. Die Störung ließ sich allerdings in jedem Fall durch sofortiges Absetzen des Präparates auffangen. Ob das gelegentliche Auftreten von Pyodermien [bakterielle Hautinfektion] während der Verabreichung von T-Vitamin auf das Präparat selbst zurückzuführen ist, können wir nicht mit Sicherheit behaupten […]“ (ebd.).

Das „T-Vitamin ‚Götsch‘“ wurde Anfang der 1950er Jahre von dem Unternehmen Pharmazell GmbH in Raubling hergestellt (Schack 1952). Ob sie die Substanz für diese Untersuchung in der Heimeinrichtung zur Verfügung gestellt hat, ist nicht bekannt. Laut Aussage des Unternehmens ist das Mittel zu keiner Zeit als Arzneimittel im Handel gewesen. In dem Versuch in der Heimeinrichtung ist es jedoch im Rahmen einer medizinischen Indikation zur „Behandlung des dystrophischen Säuglings“ (Blatzheim 1951) eingesetzt worden. Deshalb könnte es hier auch als Arzneimittelversuch eingeordnet werden und nicht unbedingt als Ernährungsversuch, obwohl es sich bei dem Präparat um einen Hefeextrakt handelte.

7.6.2 Diskussion um einen Versuch mit Nahrungsergänzungsmitteln

In einem anscheinend internen Vermerk des Provinzialverbands Rheinland vom 28.2.1952 notierte die damalige Regierungsrätin Martha Beurmann (1907–1983)[381] unter dem Betreff „Erprobung von Zusatznahrungsmitteln“, der Leiter des Fachausschusses Gesundheit in der Arbeitsgemeinschaft für Jugendpflege und Jugendfürsorge, Dr. Hoske,[382] habe sie „anlässlich der Tagung für Erziehungsberatungsstellen in Königswinter“ aufgesucht. Sie hielt fest:

> „Er ist der Auffassung, dass die Ernährung allgemein, und besonders auch die Heimernährung, häufig durch falsche Zusammensetzung nicht den erforderlichen Effekt hat. Es werden nach der Richtung der Ergänzung der üblichen Ernährung durch speziell zusammengestellte Nahrungsmittel (nach meiner Erinnerung sprach er von Nestle-Präparaten) Versuche gemacht, diese Ernährungsschäden durch besonders zusammengestellte Nahrungsmittel auszugleichen. Die Wirksamkeit müsste erprobt werden. Er möchte diese Erprobung in einem Heim an insgesamt 120 Minderjährigen, durchgeführt in 3 Kontrollgruppen, durchführen, und zwar über einen Zeitraum von

381 Zu Beurmann siehe Henkelmann/Kaminsky (2011, S. 50–52).
382 ALVR 41021, Schreiben Hopmann vom 20.3.1952.

4 Monaten. Ich habe dieserhalb bereits mit dem Allgemeinen Fürsorgeerziehungstag, Frl. Schulz, gesprochen und war auf das Heim Neu-Düsselthal aufmerksam gemacht worden. Man scheint dort grundsätzlich bereit gewesen zu sein."[383]

Nach Beurmanns Vermerk habe Hoske nach näheren Erläuterungen angegeben, es wäre für die Durchführung des Versuchs notwendig,

> „dass:
> 1. die Kinder jeden Morgen gewogen werden,
> 2. gewisse Leistungsprüfungen etwa wöchentlich gemacht werden,
> 3. täglich genau die Menge und die Art der den Kindern vom Heim verabreichten Nahrung festgestellt wird,
> 4. mit den Erziehern, je nach dem auch mit Lehrern oder den Werkmeistern Rücksprache wegen Leistungsfähigkeit, Ermüdbarkeit, Konzentriertheit usw. gehalten wird,
> 5. die Zusatzernährung täglich, allerdings in der Form eines einfachen Frühstücksgetränks verabreicht bzw. zeitweise zur Kontrolle ausgesetzt wird."[384]

Für die erforderlichen Untersuchungen und Rücksprachen würde Dr. Hoske eine Studentin zur Verfügung stellen. „Sie würde allerdings während der Zeit im Heim wohnen müssen". Ebenso würde die erforderliche Zahl von Waagen und evtl. auch Messgeräten für die Leistungsfähigkeit gestellt werden. Beurmann fuhr fort:

> „Ich habe Herrn Dr. Hoske erklärt, dass die Auswahl eines Heimes nicht einfach sei, da ja mit ziemlicher Sicherheit dann garantiert werden müsste, dass diese 120 Jugendlichen (nach Angabe von Herrn Dr. Hoske kann es sich auch etwa schon um Kinder ab 13. Lebensjahr handeln) für 3–4 Monate konstant in diesem Heim bleiben. Ein Kinderheim und noch dazu ein Aufnahmeheim wie Neu-Düsselthal scheidet m. E. aus. Es ist ferner auch die psychologische Wirkung dieses Experimentes, das immerhin durch das tägliche Wiegen den Kindern ja sehr deutlich wird, nicht ausser acht zu lassen."[385]

Weiter notierte Beurmann:

> „Auf die Frage, ob für den Versuch Jungen oder Mädchen geeigneter erschienen, erklärte Herr Dr. H., dass er Untersuchungen in einem Mädelheim vorziehen würde, weil dann auch der Einfluss auf etwaige Mensisbeschwerden mit berücksichtigt werden könne.

383 ALVR 41021, Vermerk von Dr. Beurmann, Düsseldorf 28.2.1952.
384 Ebd.
385 Ebd.

Ich habe Herrn Dr. Hoske sofortige Unterbreitung seines Wunsches nach Rückkehr von Frau Regierungsdirektorin Hopmann zugesagt."[386]

Unter diesem Vermerk fügte Beurmann eine Notiz an, die „Frau Regierungsdirektorin Hopmann vorzulegen" sei.[387] Darin führte Beurmann aus:

„Trotz der belastungsmässigen Bedenken glaube ich, sollten grundsätzlich die Bemühungen um eine zweckmässigere Gestaltung der Heimernährung gefördert werden. [...]. Ich möchte anregen, ob evtl. das Agnesstift in Bonn für diese Untersuchungen gewonnen werden könnte. Bei diesem Heim würde Unterbringung der Hilfskraft im Heim wohl in Fortfall kommen, da die Studentin nach Angaben von Herrn Dr. Hoske wohl aus Köln oder Bonn ausgewählt würde. Zwar ist die Heimbelegung (130) knapp, doch würde vielleicht ja auch diese Zahl genügen."[388]

Etwa drei Wochen später, am 20.3.1952 adressierte die Regierungsdirektorin Hopmann vom Arbeits- und Sozialministerium Düsseldorf (Swiderek 2011, S. 174) einen Brief mit dem Betreff „Erprobung von Nahrungsmitteln" an das St. Agnes Stift Bonn, die Leitung der Mädchenheime der Diakonissen-Anstalt Düsseldorf-Kaiserswerth, das Jugendheim St. Raphael in Aachen-Soers sowie das Evangelische Mädchenheim Ratingen.[389] Hierin schrieb sie:

„Bei dem reichhaltigen Programm auf der Tagung in Königswinter konnte leider ein von Herrn Dr. med. Hoske an die hiesige Stelle vorgetragener Wunsch betreffend Erprobung von Nahrungsmitteln in einem von hier aus belegten Heim nicht mehr erwähnt werden. Herr Dr. Hoske, Köln-Nümmersdorf [sic!], Stadion, der auch den Fachausschuss Gesundheit in der Arbeitsgemeinschaft für Jugendpflege und Jugendfürsorge leitet, befasst sich sehr rege mit Problemen der Gesundheitsförderung auf allgemeiner Grundlage, wie zum Beispiel zweckmässige Erholungsfürsorge, richtige Ernährung und dergleichen. Er hat sich daher auch einem heute viel diskutierten Problem der richtigen Zusammensetzung der Ernährung in Heimen zugewandt. Wie er in einem Gespräch mit Frl. Dr. Beurmann dargelegt hat, ist es hierbei sein Ziel, auf die Verwendung solcher Nahrungsmittel aufmerksam zu machen, die – preislich nicht über den üblicherweise verwandten liegend – in besonders guter Weise wichtige Nährstoffe enthalten. Er gab hierbei an, dass er z. Zt. die Möglichkeit habe, von der Firma Nestle zur Erprobung eines unter diesen Gesichtspunkten zusammengestellten Nährmittels die benötigte Menge und alles sonst Erforderliche zu erhalten, wenn

386 Ebd.

387 Ebd.

388 Ebd.

389 ALVR 41021, Schreiben Hopmann das St. Agnes Stift Bonn, die Leitung der Mädchenheime der Diakonissen-Anstalt Düsseldorf-Kaiserswerth, das Jugendheim St. Raphael in Aachen-Soers sowie das Evangelische Mädchenheim Ratingen vom 20.3.1952.

an einer grösseren Anzahl Jugendlicher die Güte dieses Nährmittels erprobt werden könnte. Dieses Nahrungsmittel selbst müsste für den Zweck über einen längeren Zeitraum hinweg (etwa 4 Monate) unter verschiedenen Bedingungen verabreicht werden. Dies kann in Form eines Morgengetränks geschehen, bereitet also in dieser Beziehung keine besonderen Schwierigkeiten."[390]

Hopmann listete auch noch einmal die Anforderungen auf, die Dr. Hoske erläutert hatte (dass die Kinder jeden Morgen gewogen werden müssten etc.) und dass eine Studentin für die Arbeiten zur Verfügung gestellt würde.[391]

Schließlich kam Hopmann zu ihrem eigentlichen Anliegen:

„Ich möchte nun an Sie die Frage richten, ob Sie bereit wären, in Ihrem Hause eine derartige Untersuchung durchführen zu lassen. Ich bin mir durchaus der Erschwernis des normalen Heimerziehungsbetriebes, die durch eine solche Aktion eintritt, bewusst, obwohl ich an sich anerkenne, dass gerade für den Bereich der Heimverpflegung nach ärztlichem Urteil förderungswerte Neuerungen auf dem Gebiet des Nahrungsmittelwesens Beachtung finden müssen. Ich bitte, mir jedoch ganz offen zu schreiben, ob Sie einen derartigen Versuch in Ihrem Heim mit Rücksicht auf die Arbeitsgegebenheiten und evtl. auch pädagogischen Auswirkungen für möglich halten und bereit wären, dieses auf sich zu nehmen.
Für eine möglichst umgehende Beantwortung wäre ich Ihnen dankbar."[392]

Anschließend findet sich ein Brief und ein Vermerk vom 18.4.1952, also etwa einen Monat nach dem Brief von Hopmann an die Einrichtungen.

Beurmann hielt in einem Vermerk mit dem Betreff „Erprobung von Zusatznahrungsmitteln" fest:

„Gemäss dem vorgetragenen Wunsch von Herrn Dr. Hoske habe ich fernmündlich mit der Oberin des Agnes-Stiftes gesprochen. Sie wäre grundsätzlich zu einer Erprobung bereit, hält den augenblicklichen Zeitpunkt aber für nicht günstig, weil infolge Oberinnenwechsels und des Wechsels der Küchenleitung dieser Versuch jetzt für das Agnes-Stift eine zu grosse Belastung bedeutete.
Ich habe sodann mit Schwester Hanna vom Mädchenheim Ratingen gesprochen. Sie ist grundsätzlich bereit, einen derartigen Versuch machen zu lassen, wenn sie durch eine persönliche Besprechung mit Herrn Dr. Hoske klarer über die hierdurch mögliche Belastung des Hauses sieht. Finanzielle Belastungen irgendwelcher Art dürfen allerdings nicht entstehen. Auch die Aufnahme der als Hilfskraft gestellten Studentin

390 Ebd.
391 Ebd.
392 Ebd.

würde sich evtl. ermöglichen lassen. Schwester Hanna möchte die engültige [sic!] Entscheidung nach einem Gespräch mit Herrn Dr. Hoske treffen."[393]

Am selben Tag sendete Hopmann einen Brief an Hoske, der in Abschrift auch an Schwester Hanna Retzlaff, die damalige Leiterin des Evangelischen Mädchenheims Ratingen, ging.[394] Hopmann schrieb an Hoske:

> „Ich komme zurück auf Ihre Besprechung mit Frau Regierungsrätin Dr. Beurmann, in der Sie baten, Ihnen dabei behilflich zu sein, dass innerhalb eines Heimes Nährmittel, die unter neuzeitlichen Gesichtspunkten von der Firma Nestle zusammengestellt sind, in einem etwa 3 monatigen Untersuchungsgang an einer Gruppe von 100–120 Jugendlichen, möglichst Mädchen, erprobt würden. Sie erläuterten diese Versuche dahin, dass das betreffende Nahrungsmittel in einfacher Form durch ein Frühstücksgetränk gegeben werden könne, aber erforderlich sei, dass während des Untersuchungszeitraumes die Minderjährigen etwa täglich gewogen werden [...]. Auf hiesige Anfrage hat sich jedoch trotzdem das Evangl. Mädchenheim in Ratingen bereit erklärt, Ihrem Wunsche näher zu treten. Die Leiterin des Heimes, Schwester Hanna Retzlaff, ist gern zu einer Besprechung mit Ihnen bereit, da die hiesigen Angaben nicht genügten, um ihr ein endgültiges Bild über die dadurch entstehende arbeitsmässige Belastung des Hauses und etwa sonst zu beachtende Umstände zu gewinnen. Ich stelle Ihnen deshalb anheim, unter Bezugnahme auf das von Frl. Dr. Beurmann mit der Heimleiterin, Schwester Hanna Retzlaff, geführte Gespräch sich mit ihr in Verbindung zu setzen. Nach dieser Unterredung wird es sich dann zeigen, ob der Versuch möglich ist.
> Ich darf jedoch schon jetzt darauf hinweisen, dass auf jeden Fall die Massnahme so geregelt werden müsste, dass dem Evangl. Mädchenheim Ratingen keinerlei Kosten durch die Durchführung des Versuchs entstehen."[395]

Ein Antwortschreiben einer Mitarbeiterin Hoskes an die Regierungsdirektorin ist vom 4.5.1952 datiert.[396] Darin heißt es:

> „Herr Dr. Hoske läßt Ihnen für Ihr ausführliches Schreiben verbindlichst danken. Inzwischen ist es ihm gelungen, für die Versuche das evgl. Erziehungsheim in Schweicheln/Westf. zu bekommen. Das schließt aber nicht aus, daß er sich trotzdem nach seiner Rückkehr aus der Schweiz – in ca 3 Wochen – mit Schwester Hanna Retzlaff gerne in Verbindung setzen wird. Vielleicht ergibt sich in diesem Heim eine noch bessere Möglichkeit oder der Umstand, dass der Versuch in zwei Heimen durchgeführt wird."[397]

---

393 ALVR 41021, Vermerk von Dr. Beurmann, Düsseldorf, 18.4.1952.
394 Schreiben von Regierungsdirektorin Hopmann an Dr. Hoske vom 18.4.1952.
395 Ebd.
396 Schreiben von S. M. Sabath (Arbeitsgemeinschaft für Jugendpflege und Jugendfürsorge) an das Sozialministerium des Landes Nordrhein-Westfalen, Reg. Dir. Hopmann vom 4.5.1952.
397 Ebd.

Weitere Dokumente konnten zu dem Vorgang bisher nicht gefunden werden.

7.6.3 Versuche mit Glutaminsäure in der KJP Gütersloh

Erwähnt werden kann in Bezug auf Arzneimittelerprobungen noch der Einsatz von Glutaminsäure in der KJP Gütersloh Anfang der 1950er Jahre.[398] Ähnlich wie bei dem in Kapitel 7.6.1 genannten Präparat „T-Vitamin ‚Götsch'" handelt es sich hierbei nicht um eine Substanz, die als ein Arzneimittel auf dem Markt war oder später auf den Markt kam. Anfang der 1950er Jahre ist es jedoch im Sinne eines Arzneimittels (siehe Kap. 1.1) an über 20 Kliniken in Deutschland u. a. an „schwachsinnigen Kindern" getestet worden (Anonymus 1952; vgl. auch Kersting/Schmuhl 2018, S. 87f.).

Zu dieser Zeit wurde, so Kersting und Schmuhl (2018, S. 87f.) in ihrer Studie zu Marsberg, in verschiedenen Staaten mit Glutaminsäure experimentiert, nachdem Frederick Z. Zimmermann von der Columbia University die Meinung vertreten hatte, dass Glutaminsäure eine fördernde Wirkung auf die geistige Funktion des Menschen habe. Man meinte damals, man habe – so DER SPIEGEL – ein „Pulver gegen Dummheit" gefunden (Anonymus 1952): Demnach liefen zu dieser Zeit an über 20 Kliniken in Deutschland Versuche mit Glutaminsäure, so etwa an den Kliniken Hamburg-Eppendorf mit 45 Kindern und Jugendlichen, an der Tübinger Nervenklinik, wo man mit Heilbronner Hilfsschüler:innen experimentierte, in Berlin-Spandau mit Hirnverletzten und an der Universität Rostock mit „schwachsinnigen Kindern". Mittlerweile war aber Ernüchterung eingekehrt. Man glaubte, erkannt zu haben, „dass die Glutaminsäure bestenfalls eine Art Betriebsstoff zur Entfaltung der Intelligenz ist, nicht aber ein Mittel, das vorhandene Intelligenz steigern kann." Damit war die Theorie, dass „Schwachsinn" eine „Mangelkrankheit" sei, obsolet.

In Bezug auf Nahrungsersatz- oder Ergänzungsmittel gab es folglich keine Restriktionen und offenbar auch keine Bedenken von rechtlicher, medizinischer oder gesellschaftlicher Seite. Vermutlich wurde ihr Einsatz als harmlos angesehen und damals nicht als Arzneimittelversuch betrachtet, obwohl sie im Falle des „T-Vitamin ‚Götsch'" und der Glutaminsäure im Sinne eines Arzneimittels eingesetzt wurden oder eingesetzt werden sollten.

Auffällig ist zudem, dass es im Falle des Zusatznahrungsmittels der Firma Nestlé offenbar nicht beabsichtigt war, die Heranwachsenden über den Versuch zu unterrichten. Gestützt wird die Vermutung dadurch, dass den Kindern und Jugendlichen die Zusatzernährung täglich in Form eines „einfachen Frühstücksgetränks" verabreicht werden sollte. Der Umstand, dass Hoske als Leiter des Fachausschuss Gesundheit in der Arbeitsgemeinschaft für Jugendpflege und

398 Archiv LWL, Best. 665, Nr. 112, Best. 665, Nr. 139, Best. 665, Nr. 214, Best. 665, Nr. 758.

Jugendfürsorge und Hopmann vom Arbeits- und Sozialministerium Düsseldorf sich für den Versuch einsetzten, kann als eine aktive Initiative eines Stellvertreters des Landes NRW bei diesen zielgerichteten Erprobungen gelesen werden.

7.7 Auffälligkeiten im medizinischen Umgang mit Kindern und Jugendlichen neben Arzneimittelgaben (KJP Viersen-Süchteln und des Mädchenheims Ratingen)

In zwei Aktenbeständen fielen stereotaktische Operationen an Minderjährigen und eine ungewöhnliche Häufung von Blinddarmoperationen ins Auge. Da davon auszugehen ist, dass während der Operationen Arzneimittel zum Einsatz kamen, berührt auch dieses Feld das Thema des Arzneimittelmissbrauchs. Vor allem aber soll der Befund hier geteilt werden, da er Fragen zum Umgang mit den betreuten Mädchen aufwirft.

7.7.1 Stereotaktische Operationen in Viersen-Süchteln

Bei der Durchsicht der ersten 350 Fallakten der KJP Viersen-Süchteln (siehe Kap. 7.2.1, Dipiperon-Studie) fielen auch stereotaktische Operationen bei zwei Mädchen der Einrichtung auf, die nicht unmittelbar einen missbräuchlichen Arzneimitteleinsatz dokumentieren, aber doch mittelbar, weil sie die Konstellationen abbilden, in denen Kinder und Jugendliche in Heimen medizinischen Eingriffen ausgesetzt waren, in deren Logik auch Arzneimittelgaben eine Rolle spielten. (Gleiches gilt für das hierauf folgende Kapitel zum Mädchenheim Ratingen).

Das stereotaktische Operationsverfahren gehört zu den psychochirurgischen Eingriffen. Diese basierten auf der Annahme, dass sich jede psychische Erkrankung einem bestimmten Hirngebiet zuordnen lasse. Durch einen gezielten chirurgischen Eingriff in dem entsprechenden, morphologisch „gesunden" Hirngebiet sollte die psychische Erkrankung beeinflusst werden (vgl. Adler/Saupe 1979, S. VI). Die Geschichte der psychochirurgischen Operationen begann 1935 „mit der Operation einer melancholischen Prostituierten" (Sigusch 1977, S. 4) durch die Portugiesen António de Egas Moniz (1874–1955) und Pedro Manuel de Almeida Lima (1903–1985). Sie durchschnitten Fasern in der weißen Substanz des Stirnhirns und begründeten so die Leukotomie, auch Lobotomie genannt. Im Bemühen, die frontale Lobotomie durch einen mehr selektiven und schonenderen Eingriff zu ersetzen, entwickelte eine Gruppe um den New Yorker Neurochirurgen Ernest Adolf Spiegel (1895–1985) 1947 die stereotaktischen Operationen. Die Methode der stereotaktischen Operation beruht auf einer gezielten „Elektrokoagulation von winzigen Hirnarealen mit Hilfe eines hochfrequenten Wechselstroms" (ebd., S. 5).

Die Einschätzungen um die stereotaktischen Operationen gingen weit auseinander. Der Freiburger Neurochirurg Fritz Mundinger (1924–2012) berichtete 1975:

> „Die Patienten werden, wie auch die Familienangehörigen beschreiben, insgesamt ruhiger, fügen sich besser in den Kreis der Familie ein. Die Kinder sind leichter zu führen und gehorsamer, die Reizbarkeit und Aufsässigkeit verschwinden, die Verletzungs- und Zerstörungswut hören auf, die innere Spannung und Unruhe lösen sich, ebenso die motorische Hyperaktivität." (Mundinger 1975, S. 73f.).

Der Sexualwissenschaftler Volkmar Sigusch (1940–2023), ein scharfer Kritiker des Verfahrens, merkt hingegen an, dass stereotaktische Eingriffe in der Regel nichts weiter seien

> „als eine moderne Variante der alten Leukotomien: multilokulär angewandt, eine Koagulation neben die andere gesetzt, dreißig, vierzig, fünfzig, nicht selten auf beiden Hirnseiten, und wenn das nicht reicht, eine ganz andere Hirnregion, bestenfalls Millimeter um Millimeter, verbrannt. Leukotomien bzw. präfrontale Lobotomien, Durchtrennungen der Stirnhirn-Thalamus-Verbindungen werden heute eben stereotaktisch durchgeführt, an denselben Hirnstellen mit derselben Absicht. Die Sonde reicht aber weiter" (Sigusch 1977, S. 7).

Kritische Stimmen sehen in der Psychochirurgie ein „Instrument sozialer Kontrolle und Symbol einer inhumanen Psychiatrie" (Meier 2015, S. 12) Auch hier äußerte sich Sigusch:

> „Einige wollen erklärtermaßen aufsässige Gefangene, politisch motivierte Gesetzesbrecher und jene, die politischen Widerstand leisten, mittels Hirnverletzung in ihrer Persönlichkeit so weit und so lange reduzieren, bis sie Ruhe geben, gebrochen sind, gedankenleer euphorisch, sorglos und bildbar. Sie operieren nicht gegen organpathologische Prozesse, sie operieren gegen gesellschaftliche Verhältnisse an" (Sigusch 1977, S. 18).

Bislang konnten stereotaktische Operationen an jungen Menschen in drei Fällen in den Rotenburger Werken aufgezeigt werden (Wagner 2018, S. 329–333). In Viersen-Süchteln kann die Operation für zwei Fälle belegt werden.

Am 19.12.1972 wandte sich Dr. Stratmann von der KJP Viersen-Süchteln in einem Schreiben an Prof. Dr. med. Nittner von der Neurochirurgischen Klinik der Universität Köln. Dabei ging es um ein zu dem Zeitpunkt neunjähriges Mädchen. Die Diagnose lautete „Geistiger Rückstand vom Grade einer Grenzdebilität."[399] Stratmann erläuterte Nittner, dass das betreffende Mädchen schon

399 ALVR 77659, Rhein. Landesklinik für Jugendpsychiatrie in Süchteln, EEG-Abteilung, 25.1.1974.

zum zweiten Mal in der Klinik in Viersen sei und er es ihm gerne zur operativen Therapie zuführen würde.[400] Zur Patientin macht Stratmann folgende Angaben:

> „Inzwischen hat jedoch die erethische Unruhe des Kindes weiter zugenommen, trotz ständiger Behandlung mit verschiedenen Neuroleptika und Sedativa. Das Mädchen ist jetzt nicht mehr gemeinschaftsfähig und in seiner sozialen Einordnung in höchstem Maße gestört, infolgedessen auch nicht mehr unter schulischen Bedingungen bildungsfähig. […]. […] lässt sich sagen, daß es sich bei dem jetzt knapp 10-jährigen Mädchen um ein […] cerebral stärker geschädigtes Kind handelt, bei dem jetzt eine mit Psychopharmaca [sic!] therapieresistente Erethie im Vordergrund steht. Wir wenden uns deshalb an Sie mit der Fragestellung, ob durch eine stereotaktische Operation eventuell eine Ruhigstellung des Kindes soweit zu erzielen wäre, daß es bei der doch relativ guten Intelligenz wieder gemeinschaftsfähig und damit förderbar würde. Gegebenenfalls möchten wir Sie um Behandlung des Kindes bitten. Die Eltern sind nach Rücksprache mit einem derartigen operativen Eingriff grundsätzlich einverstanden."[401]

Zehn Tage später folgte die Antwort von Nittner direkt an Prof. Bosch:

> „Lieber Herr Bosch! Von Ihrem Stationsarzt Herrn Stratmann habe ich einen ausführlichen Bericht über das Kind […] bekommen, für den ich vielmals danke. Auch hier würde ich meinen, daß wir das Kind gleich für die stationäre Aufnahme vormerken, so daß sich ein Hin- und Hertransport für eine ambulante Untersuchung erübrigt. Wir werden Sie zu gegebener Zeit benachrichtigen."[402]

Am 21.3.1973 bat Stratmann die Eltern des Kindes in einem Brief um die schriftliche Einwilligung zur Operation in Köln. Über Art und Zweck der Operation habe er sie bei einem Gespräch im November 1972 umfassend unterrichtet.[403]

Bereits acht Tage später, am 29.3.1973 wurde das Mädchen zur stereotaktischen Operation nach Köln verlegt.[404] Die Operation erfolgte am 2.4.1973.[405] Am 13.4.1973 schickte Nittner einen Bericht mit Angaben zu der Operation.[406]

---

400 ALVR 77659, Schreiben KJP Viersen-Süchteln (Stat.-Arzt J. Stratmann) an Prof. Dr. med. Nittner, Neurochirurgische Klinik der Universität Köln, Betrifft: Kind […], 19.12.1972.

401 Ebd.

402 ALVR 77659, Schreiben Neurochirurgische Universitätsklinik Köln Direktor: Prof. Dr. R. A. Frowein, Abteilung für Stereotaxie, Leiter: Prof. Dr. K. Nittner an Bosch KJP Viersen, 29.12.1972.

403 ALVR 77659, Schreiben Stratmann (KJP Viersen-Süchteln) an „Familie […]", 21.3.1973.

404 ALVR 77659, Schreiben Stratmann (KJP Viersen Süchteln) an Nittner, Neurochirurgische Universitätsklinik Köln, Abteilung für Stereotaxie, 29.3.1973.

405 ALVR 77659, Schreiben Nittner, Neurochirurgische Universitätsklinik Köln, Abteilung für Stereotaxie, an Frau Dr. Bosch KJP Viersen-Süchteln, vom 13.4.1973.

406 Ebd.

Insgesamt scheinen sich die Erwartungen, die an die Operation geknüpft waren, nicht erfüllt zu haben. So ist am 7.5.1973 in der Akte des Mädchens notiert: „Vorstellung bei Herrn Prof. Bosch. [...] wirkt nach der Operation in ihrem Verhalten noch distanzloser. Es treten primitive Massenbewegungen auf (Stammhirn). Angedeuteter Rootingreflex Insgesamt [sic!] ist das Reflexniveau heute niedrig. Der ASR ist rechts sehr lebhaft auslösbar."[407]

Weitere drei Monate später wurde festgehalten:

> „Die Gehbehinderung die nach der stereotaktischen Operation aufgetreten war, ist nicht mehr vorhanden. Ebenso sistierte das Einnässen. [...] extreme Hyperkinese mit ballistischen Wurfbewegungen besteht unverändert. Aus diesem Grunde ist [...] zu Schuljahrbeginn nicht förderungsfähig. Es wurde ein Gespräch mit Herrn Rektor Ruppe diesbezüglich geführt. [...]."[408]

Und noch einmal zwei Monate später, im Oktober 1973, stellte die Kindergärtnerin fest, dass das Verhalten des Mädchens wieder dem vor der Operation ähnlich sei.[409]

In einem der Schreiben Nittners an Stratmann in dieser Akte erwähnte Nittner, dass auch ein weiteres Mädchen aus der KJP Viersen-Süchteln in der Kölner Klinik stereotaktisch operiert worden sei und zwar am 15.3.1973.[410]

7.7.2 Evangelisches Mädchenheim Ratingen

Das evangelische Mädchenheim Ratingen bestand seit 1912 und lag an der Stadtgrenze zu Düsseldorf.[411] In den 1950er Jahren bot die Einrichtung Platz für 140 Mädchen und junge Frauen von 14 bis 20 Jahren. Die meisten von ihnen waren im Rahmen der öffentlichen Erziehungshilfe dort untergebracht und konnten in der Einrichtung eine Berufsausbildung absolvieren. Hier konnte ein überlieferter Aktenbestand durchgesehen werden, in dem kein direkt im Heim durchgeführter missbrauchlicher Arzneimitteleinsatz dokumentiert war, aber zumindest hatte es sich für den oben erwähnten Ernährungsversuch zur Verfügung stellen wollen

407 ALVR 77659, Eintrag vom 7.5.1973.

408 ALVR 77659, Eintrag vom 8.8.1973.

409 Vgl. ALVR 77659, Eintrag vom 25.10.1973.

410 Vgl. ALVR 77659, Schreiben Nittner, Neurochirurgische Universitätsklinik Köln, Abteilung für Stereotaxie, an Stratmann KJP Viersen-Süchteln, vom 19.3.1973.

411 Vgl. Artikel „1. Mai in Ratingen. Mädchen ziehen singend in die Innenstadt". Rheinische Post vom 30.04.2021: https://rp-online.de/nrw/staedte/ratingen/maedchen-ziehen-singend-in-die-innenstadt_aid-57704425 [Letzter Zugriff 2.3.2025]. Auch die folgenden Angaben zu der Einrichtung hiernach.

(Kapitel 7.6.2).[412] Es fielen aber Blinddarmoperationen ins Auge, die ungewöhnlich erscheinen und die daher hier mit aufgenommen wurden.

In vierteljährlichen Schreiben an das Sozialministerium des Landes NRW, Jugendwohlfahrt, mit Betreffen wie „III. B./-Rechnungen“ oder „III./2.-Rechnungen für Zöglinge“ werden von der Heimleiterin Hanna Retzlaff Krankenhausaufenthalte der jungen Frauen mitgeteilt.[413] Es handelt sich um „Rechnungen“ aus den Jahren 1949 bis 1952. Dabei fallen viele „Blinddarmoperationen“ auf. Insgesamt sind es für den Zeitraum von Oktober 1949 bis März 1952 mindestens 34 Eingriffe. Konkret sind festgehalten:

1. Im Oktober, November und Dezember 1949 fünf Blinddarmoperationen[414]
2. Im Januar, Februar und März 1950 fünf Blinddarmoperationen[415]
3. Im April, Mai und Juni 1950 drei Blinddarmoperationen[416]
4. Im Juli, August und September 1950 acht Blinddarmoperationen[417]
5. Im Oktober, November und Dezember 1950 zwei Blinddarmoperationen[418]
6. Im Januar, Februar und März 1951 zwei Blinddarmoperationen[419]
7. Im April, Mai und Juni 1951 keine Blinddarmoperationen[420]
8. Im Juli, August und September keine Angaben gefunden

412 ALVR 41033.

413 ALVR 41033. Der frühere Provinzialverband Rheinland war in den Jahren 1946 bis 1953 verschiedenen Ministerien in NRW als P-Verwaltung zugeordnet, hier war aufgrund der Aufgabenstruktur der Provinzialverbände vor allem das Sozialministerium beteiligt. 1953 wurde schließlich der LVR gegründet und wurde als eigene Behörde wieder ausgelagert.

414 ALVR 41033, Hanna Retzlaff, Heimleiterin evangl. Mädchenheim Ratingen an das Sozialministerium des Landes Nordrhein-Westfalen – Jugendwohlfahrt – Düsseldorf Landeshaus, Betr.: III. B.-Rechnungen, 3.1.1950.

415 ALVR 41033, Hanna Retzlaff, Heimleiterin evangl. Mädchenheim Ratingen an das Sozialministerium des Landes Nordrhein-Westfalen – Jugendwohlfahrt – Düsseldorf Landeshaus, Betr.: III. B/2.-Rechnungen, 15.3.1950.

416 ALVR 41033, Hanna Retzlaff, Heimleiterin evangl. Mädchenheim Ratingen an das Sozialministerium des Landes Nordrhein-Westfalen – Jugendwohlfahrt – Düsseldorf Landeshaus, Betr.: III. B.-Rechnungen für Zöglinge, 1.7.1950.

417 ALVR 41033, Hanna Retzlaff, Heimleiterin evangl. Mädchenheim Ratingen an das Sozialministerium des Landes Nordrhein-Westfalen – Jugendwohlfahrt – Düsseldorf Landeshaus, Betr.: III./2.-Rechnungen für Zöglinge, 1.1.1950.

418 Ebd.

419 ALVR 41033, Hanna Retzlaff, Heimleiterin evangl. Mädchenheim Ratingen an das Sozialministerium des Landes Nordrhein-Westfalen – Jugendwohlfahrt – Düsseldorf Landeshaus, Betr.: III./2.-Rechnungen, 16.3.1951.

420 ALVR 41033, Hanna Retzlaff, Heimleiterin evangl. Mädchenheim Ratingen an das Sozialministerium des Landes Nordrhein-Westfalen – Jugendwohlfahrt – Düsseldorf Landeshaus, Betr.: III./2.-Rechnungen für Zöglinge, 1.7.1951.

9. Im Oktober, November und Dezember 1951 eine Blinddarmoperation, 2 × Verdacht auf Blinddarmentzündung und einmal „Verdacht auf Blinddarmoperation“[421]
10. Im Januar 1951 keine Angaben gefunden
11. Im Februar und März 1952 acht Blinddarmoperationen[422]

Die Rechnungen hat vermutlich das Sozialministerium bezahlt. Genaueres ließ sich noch nicht ermitteln.

Neben der Häufigkeit der Blinddarmoperationen fällt auf, dass die Eingriffe zum Teil sehr dicht beieinanderliegen, z. B. zwischen dem 21.2.1952 und dem 17.3.1952 acht Blinddarmoperationen.[423] Zum anderen fällt ins Auge, dass andere Mädchen, die mit „Verdacht auf Blinddarmentzündung“ ins Krankenhaus eingewiesen wurden, nicht operiert wurden.[424] Diese Fälle (mit Verdachtsdiagnose) sind aber insgesamt deutlich weniger als die tatsächlich Operierten. Es drängt sich daher der Verdacht auf, dass die meisten der betroffenen Mädchen von vornherein ohne eine genaue Diagnose, aber mit einer Operationsabsicht, in das Krankenhaus eingewiesen wurden.

Das Mädchenheim Ratingen ist 1 × wöchentlich vom Chefarzt Dr. Erich Brinkmann, Facharzt für Chirurgie und leitendem Direktor des evangelischen Krankenhauses Ratingen, betreut worden.[425] In diesem Krankenhaus wurden auch die Blinddarmoperationen durchgeführt.

Diese Ereignisse lassen die Frage aufkommen, inwieweit es sich bei den „Blinddarmoperationen“ möglicherweise um Operationen gehandelt haben könnte, die Assistenzärzten/-ärztinnen dazu dienen sollten, Blinddarmoperationen zu erlernen. Allem voran aber konnte es sich auch um eine verdunkelte Sterilisation durch Verschließen oder Durchtrennen der Eileiter gehandelt haben. Dass diese Überlegung nicht abwegig ist, macht eine Publikation in der Schriftenreihe Medizinrecht aus dem Jahre 1988 deutlich. Darin heißt es vor dem Hintergrund der Diskussion zur Schaffung des Sterilisationsgesetzes in der BRD:

421 ALVR 41033, Hanna Retzlaff, Heimleiterin evangl. Mädchenheim Ratingen an das Sozialministerium des Landes Nordrhein-Westfalen – Jugendwohlfahrt – Düsseldorf Landeshaus, Betr.: III B2 und B/3 – Rechnungen für Zöglinge, 1.1.1952.

422 ALVR 41033, Hanna Retzlaff, Heimleiterin evangl. Mädchenheim Ratingen an das Sozialministerium des Landes Nordrhein-Westfalen – Jugendwohlfahrt – Düsseldorf Landeshaus, Betr.: III B/2 und III/B3 – Rechnungen für Zöglinge, 19.3.1952.

423 Ebd.

424 ALVR 41033, Hanna Retzlaff, Heimleiterin evangl. Mädchenheim Ratingen an das Sozialministerium des Landes Nordrhein-Westfalen – Jugendwohlfahrt – Düsseldorf Landeshaus, Betr.: III. B.-Rechnungen, 3.1.1950.

425 ALVR 38665 Gesundheitsbetreuung im Heim 1958–1970: Liste der Heimärzte, Stand 1958

> „Es werden immer noch Minderjährige, insbesondere Mädchen sterilisiert, meist ohne Aufklärung über den Eingriff bzw. die Folgen der Operation. Wirksame Kontrollen finden nicht statt. Man trifft an Schulen für geistig Behinderte Klassen, in denen fast alle Mädchen sterilisiert sind, und Heime, bei denen eine Aufnahme von einer vorausgegangenen Sterilisation abhängig gemacht wird. Lehrer drängen Eltern aus Angst vor Regressen wegen vernachlässigter Aufsichtspflicht, Eltern drängen Ärzte aus Angst, ein – vielleicht behindertes – Enkelkind aufziehen zu müssen. Ärzte sterilisieren im ‚Nebenbeiverfahren' bei anstehender Appendektomie Minderjährige ohne Aufklärung" (Boenigk et al. 1988, S. 43).

Ein konkretes Beispiel für Sterilisierungen junger Frauen mit einer Behinderung liefert der Auhof, eine Einrichtung für Menschen mit Behinderung der Rummelsberger Diakonie im fränkischen Hilpoltstein. Hier wurde im Jahr 1983 eine damals 20-jährige Bewohnerin mit einer attestierten leichten Intelligenzminderung und Verhaltensauffälligkeit ohne ihr Wissen sterilisiert (Wagner 2021, S. 434f.). Derartige Eingriffe wurden in mehreren Fällen bei Mädchen mit Behinderungen des Auhofs durchgeführt (ebd., S. 435). Auch Betroffene aus der 1. Heimkinder-Community NRW e. V. berichteten im Gruppengespräch von Sterilisationen.

Vergleichbare Fälle ohne Einwilligungen der Betroffenen hat es offensichtlich auch in der Schweiz (Niederhäuser 2023) und in Österreich (Koschuh 2012) gegeben. Im Kloster Dobbertin in der DDR finden sich nach 1962 zudem fünf Akten, die Sterilisationen bei Frauen dokumentieren. Einwilligungen liegen bei drei Personen im Alter von 24, 19 und 18 vor (Laudien 2021, S. 533).

Ob es sich in dem Ratinger Mädchenheim tatsächlich um Sterilisationen gehandelt hat, kann noch nicht abschließend beurteilt werden. Gerade die zeitliche Nähe zur Sterilisationspraxis nach dem „Gesetz zur Verhütung erbkranken Nachwuchses" und der in der frühen BRD vorherrschenden Einschätzung, dass es sich nicht um ein nationalsozialistisches Unrechtsgesetz gehandelt habe, lässt die Vermutung aufkommen. Den Betroffenen wurde bis 1998 (Aufhebung der Sterilisationsbeschlüsse) die Anerkennung verweigert, das Gesetz selbst wurde 1974 in der BRD aufgehoben und 1988 als nationalsozialistisches Unrechtsgesetz anerkannt (Tümmers 2011). Über eine Anzeige in regionalen Anzeigenblättern (z. B. Ratinger Wochenblatt) und Nachfragen in lokalen Archiven hat das Forschungsteam sich bemüht, Betroffene und/oder Zeitzeug:innen zu finden, die hierzu Auskunft geben konnten. Daraufhin hat sich aber niemand gemeldet. Es sollte dem Verdacht bei künftigen Forschungen weiter nachgegangen werden.

8. Fazit: Verantwortung auf allen Ebenen erkennen und übernehmen

Heiner Fangerau, Silke Fehlemann, Sylvia Wagner, Carolin Ehlke, Carolin Oppermann, Wolfgang Schröer

8.1 Missbräuchlicher Einsatz von Arzneimitteln

Die vorliegende Studie untersuchte den missbräuchlichen Einsatz von Arzneimitteln bei Kindern und Jugendlichen in Einrichtungen der stationären Kinder- und Jugendhilfe, der stationären Behindertenhilfe und Psychiatrie, sowie in sog. Heilstätten und Kureinrichtungen in Nordrhein-Westfalen seit Gründung des Landes bis 1980. Missbräuchlichkeit lag für das Forschungsteam vor, wenn der Einsatz oder der Umfang der Medikamentenvergabe die Menschenwürde oder die jeweiligen zeitgenössischen Grenzen der ethischen, juristischen oder medizinischen Norm verletzte oder erkennbar mehr Schaden als Nutzen für das Kind bzw. den/die Jugendliche:n mit sich brachte. Mit im Blick war ein Zwangskontext im Umfeld der Medikamentengabe, in dem das Ausgeliefertsein in der Unterbringung in den o.g. Einrichtungen nicht berücksichtigt oder ausgenutzt wurde oder in dem der Einsatz anderen Zielen und Zwecken als dem Wohl der jungen Menschen diente.

Als missbräuchlich mussten in dieser Lesart verschiedene Formen der Medikamentengabe eingestuft werden. Hierzu gehörten medikamentöse Behandlungen mit für damalige Verhältnisse zweifelhafter medizinischer Indikation, (wissentliche) Überdosierungen oder Kombinationen von Medikamenten mit berichteten Nebenwirkungen, medizinische Versuche bzw. neuartige Heilbehandlungen und Erprobungen ohne Wissen und Einwilligung der Kinder und Jugendlichen (bzw. ihrer Eltern oder gesetzlichen Vertreter:innen), Medikamentengaben zur Ruhigstellung oder „Normalisierung" aus fragwürdigen sozialen oder institutionellen Gründen, der Einsatz hormoneller Schwangerschaftstests unter Inkaufnahme von Risiken bei Vorliegen von Alternativen, der Einsatz von Arzneimitteln im Rahmen sexualisierter Gewalt und gegebenenfalls auch Medikamentengaben bei unerwünschten/unnötigen/nicht-indizierten Operationen.

Anhand der untersuchten Institutionen konnte die Forschungsgruppe zeigen, dass derartiger missbräuchlicher Einsatz in NRW in verschiedensten Einrichtungstypen verbreitet war und somit von einem flächendeckenden Phänomen auszugehen ist. Das Ausmaß ist als bedeutend einzustufen. Nach konservativer Schätzung aus Angaben aus der existierenden Literatur und der nun hier vorgenommenen Analyse von Akten waren je nach Auslegung der Missbrauchsdefinition ca. 10–25 Prozent aller in NRW in den genannten Institutionen untergebrachten jungen Menschen irgendwann in ihrer Kindheit und/oder Jugend von missbräuchlichem Medikamenteneinsatz betroffen. Zu beachten sind hier der zeitliche pharmaziehistorische Verlauf mit einem Anstieg der Medikamentengaben ab den 1960er Jahren (hier ist von mindestens 20 Prozent der Fälle auszugehen) und der Umstand, dass es große Unterschiede zwischen den Einrichtungstypen geben konnte (in Kinderpsychiatrien und in Heimen mit heilpädagogischer Ausrichtung wurden z. B. mehr psychoaktive Medikamente verordnet als in Heimen der Jugendfürsorge).

Die missbräuchliche Gabe von Arzneimitteln zeigte sich verflochten mit anderen Gewalterfahrungen. Vor allem die Verflechtungen mit Gewaltpraktiken und die Verbindung mit sexualisierter Gewalt waren umfassender als vorab angenommen. Vielfach wurde neben extremer Gewalt eine Akkumulation von Gewaltformen beobachtet, die an Kipppunkten, die zeitlich nicht immer klar benennbar sind, die Betroffenen so schädigten, dass sie bis heute unter der erlebten Gewalt einschließlich des Arzneimitteleinsatzes leiden. Und selbst in den Fällen, in denen keine offensichtliche Gewalt vorlag, hat die Kombination sozialer Faktoren wie Vernachlässigung, Ausgeliefertsein in einer autoritären und angstbesetzten Umgebung zu erheblichen Bedrohungsgefühlen auch bei der Gabe vieler zugelassener Medikamente geführt.

Exemplarisch wurde dargelegt, dass sich Kinder und Jugendliche, die in Heimen untergebracht waren, in einer besonders kontrollierten und ihre Selbstbestimmung begrenzenden sozialen Lage befanden, die wiederum Einfluss auf ihre Medikamentierung haben konnte. So wurden für die geschilderten Ernährungsversuche gezielt Mädchenheime (z. B. in Ratingen) gesucht, um auch die Wirkung auf etwaige Regelbeschwerden mit erfassen zu können, oder Probeimpfungen und Impftechnikversuche wurden häufiger in Kinder- und Säuglingsheimen (z. B. im Dorotheenheim Düsseldorf) durchgeführt, da sich dort eine kontrollierte Überprüfung der Wirksamkeit effektiv durchführen ließ. Darüber hinaus wurden auch Pflichtimpfungen dort systematischer und umfangreicher durchgeführt, so dass die Kinder und Jugendlichen in diesen Institutionen in einem größeren Maße als solche in Familien die Risiken für die kollektive Immunität (inkl. der Gefahr von Impfschäden) tragen mussten. Andere junge Menschen wurden der Impfpflicht deutlich häufiger entzogen. Es entsteht also der Eindruck, dass hier die Situation der Kinder und Jugendlichen eine Ermöglichungsbedingung darstellte und sie in diesem Sinne ausgenutzt wurden. In zwei Fällen (bei der Landesimpfanstalt und bei der Diskussion über Ernährungsversuche in verschiedenen Einrichtungen) konnte eine direkte Beteiligung von Vertreter:innen des Landes NRW identifiziert werden.

Ähnlich wurden besonders in den frühen Nachkriegsjahren in Kinderheilstätten (z. B. Aprath, Godeshöhe) TBC-Medikamente der Firma Bayer getestet, in manch anderen Fällen mit tödlichem Ausgang (Mammolshöhe, Hessen). Die Frage der Information und Einwilligung der betroffenen Familien bei solchen Testungen spielte sowohl in der organisierten Ärzteschaft als auch bei den individuellen

Ärzt:innen eine unbedeutende Rolle, obwohl sie auch damals im juristischen und medizinischen Diskurs adressiert wurde. In der Kinderlungenheilstätte Aprath zeigte sich das schwierige Spannungsverhältnis zwischen ökonomischem Wettbewerb, Wissenswettlauf und Heilabsichten in deutlicher Weise. Insgesamt ist hier auffällig, in welchem Umfang Arzneimittel verschiedenster Art getestet wurden und die Berichte der Betroffenen und Zeitzeug:innen weisen darauf hin, dass die Erprobungen mit einer nachlässigen Behandlung von Patient:innenteilhabe und einer lieblosen, zum Teil übergriffigen und gewalttätigen Versorgung der jungen Menschen bei ihrem mitunter monatelangen Aufenthalt verbunden waren. Dass am Ende die Skandalisierung des Vorgehens von Catel auf der Mammolshöhe zu einem vorsichtigeren Vorgehen in der übrigen Ärzteschaft führte, lassen zumindest die Formulierungen in den Jahresberichten von Aprath vermuten. Insgesamt lässt sich in Bezug auf die beteiligten Ärzt:innen konstatieren, dass sie es besser hätten wissen können. Sie haben in ihren täglichen Routinen und in ihren Forschungen genutzt, dass sich niemand vor Gericht für die betroffenen Kinder und Jugendlichen eingesetzt hat und haben vom vermeintlichen gesetzlichen und ethischen Spielraum, den die Rechtsprechung und Gesetzgebung bis 1978 nicht bis ins Letzte geklärt hatte, profitiert. Es gab aber durchaus Ärzt:innen und Jurist:innen, die die rechtlichen Erfordernisse auch damals klar gesehen haben.

Ein entlastendes Argument, das in der Forschung häufig vorgebracht wird, dass es sich bei vielen der Erprobungen „nur" um sog. Anwendungsstudien gehandelt habe, konnte nicht validiert werden, da dieser Begriff zeitgenössisch nicht existierte, heute eine ganz andere Bedeutung hat und somit nicht auf diese historischen Erprobungskonstellationen angewendet werden kann.

Das Land NRW, der LVR und der LWL als aufsichtsführende Behörden und auch die Kirchen als Träger von Einrichtungen nahmen ihre Aufsichtsmöglichkeiten und Schutzpflichten nur unzureichend wahr. In der KJP Viersen-Süchteln ist das Präparat Dipiperon offenbar ohne Wissen des Landesjugendamts an Heranwachsenden getestet worden. Als das Landesjugendamt durch einen Schriftverkehr mit der Einrichtung über ein dort untergebrachtes Mädchen von der Prüfung erfuhr, hat es anscheinend jedoch nicht darauf reagiert. Es sind zumindest keine diesbezüglichen Nachfragen oder gar ein Einschreiten des Landesjugendamts dokumentiert. Der Einsatz von Clonazepam in der Einrichtung erfolgte vor der Marktzulassung des Präparates in der damaligen BRD. Jedoch war das Präparat in der Schweiz bereits zugelassen. Hier könnte in einigen Fällen eine Einwilligung von Eltern durch sog. konkludentes Handeln vorgelegen haben.

Ferner zeigte sich, dass in Einrichtungen wie der KJP Gütersloh und der Nachfolgeklinik, der KJP Hamm, Medikamente zur Disziplinierung und Ruhigstellung eingesetzt wurden. Dabei wurden auch starke Medikamente offensichtlich vom Pflegepersonal nächtlich nach Bedarf eigenständig eingesetzt. Zur Ruhigstellung wurde neben Neuroleptika und anderen psychotropen Medikamenten auch Insulin gegeben, das zu einer vermehrten Essensaufnahme, Hypoglykämien oder anderen Nebenwirkungen führen konnte. Die Gaben und Kombinationen konnten umfangreich sein. Sowohl in der KJP Gütersloh als auch im Wittekindshof bei Bad Oeynhausen sowie in der Hephata in Mönchengladbach kam es zu einzelnen Todesfällen, die mit einer umfangreichen Medikamentengabe in Verbindung gestanden haben könnten. Die kausalen Zusammenhänge lassen sich im Nachhinein nicht mehr feststellen.

Der Fall des Kurheims „Haus Bernward“ in Bonn-Oberkassel ist nicht zuletzt vor allem deswegen hier noch einmal aufgegriffen worden, weil er einerseits zeigt, dass es neben Medikamentenanwendungen, die im rechtlichen und ethischen Graubereich liegen, auch ganz eindeutig Missbräuche gab, die mit böswilliger Niedertracht den Betroffenen Schaden zufügten. Andererseits zeigt die Geschichte dieses Hauses aber auch, dass mehrfache Beschwerden von bürgerlicher Seite durchaus zu Kontrolle und Schließung einer Einrichtung führen konnten.

Bei der Perspektive auf die jungen Menschen lassen sich institutionelle Unterschiede ausmachen, so waren die Berichte der Ärztinnen/Ärzte der Gutachterkliniken (Bonn und Gütersloh/Hamm) häufig besonders abwertend, während sich in anderen Institutionen ein stärker die Fähigkeiten der Kinder und Jugendlichen betonender Blick zeigte. Inwieweit die jeweilige Perspektive mit einer missbräuchlichen Medikamentenvergabe korrelierte, ist nicht mit Sicherheit festzustellen.

Die Verflechtung verschiedener Gewaltformen wird schließlich auch im Grenzbereich zu anderen medizinischen Eingriffen deutlich. Die bedenkenlos eingesetzten hormonellen Schwangerschaftstests im Mädchenheim Tecklenburg, die einen Abbruch der Schwangerschaft einkalkulierten, sind hier zu nennen. Ferner fielen bei den Recherchen zu missbräuchlichem Arzneimitteleinsatz zwei Vorgänge besonders ins Auge, die nur mittelbar mit dem Medikamenteneinsatz in Zusammenhang stehen. Es handelte sich um Eingriffe wie stereotaktische Operationen in Viersen-Süchteln oder die im Mädchenheim Ratingen reihenweise durchgeführten Blinddarmoperationen, bei denen die Frage im Raum steht, ob es sich um verdeckte Sterilisationen gehandelt haben könnte.

Im Betroffenen- und Zeitzeug:innenportal artikulierten sowohl Betroffene als auch Zeitzeug:innen ein starkes individuelles und allgemeines Aufarbeitungsbedürfnis im Hinblick auf den missbräuchlichen Arzneimitteleinsatz und darüber hinaus. Sie leiden bis heute an einer Unsicherheit, was eigentlich in der jeweiligen Einrichtung mit ihnen in ihrer Kindheit und Jugend passiert ist und wünschen sich Wissen auch über ihre persönliche Medikamentenbiografie, aber auch darüber, wer die Verantwortung trägt und wie die von ihnen erlebten Formen von Gewalt organisational ermöglicht wurden. Für sie ist das Leid und Unrecht nicht beendet, sondern wirkt bis in die Gegenwart nach. Sie fragen sich zudem, ob heutige Beeinträchtigungen Spät- oder Langzeitfolgen der verabreichten Medikamente sein könnten. Die Erwartungen der Betroffenen an das Projekt und ihre Wünsche in Bezug auf eine Aufarbeitung der persönlichen Erfahrungen mit dem missbräuchlichen Einsatz von Medikamenten sind daher berechtigt und nachvollziehbar.

8.2 Verantwortungskonstellationen

Vor diesem Hintergrund stellt sich die Frage nach der Verantwortung für das durch missbräuchlichen Arzneimitteleinsatz verursachte Leid und Unrecht. Hier ist ein kollektives und strukturelles Versagen von einem fallbezogenen und persönlichen Versagen zu unterscheiden. Die Verantwortungsfrage ist dabei doppelt und bezieht sich in gleichem Maß auf die verantwortungstragenden Personen oder Institutionen in der Vergangenheit und in der Gegenwart. Die Verantwortung, um die es genau geht, ist die für das Wohl der „in die Verantwortung" übergebenen jungen Menschen. Retrospektiv betrachtet muss jeweils eruiert werden, wer damals in der Verantwortung stand und wer heute für die Gewalt in der Geschichte der Institutionen einsteht.

In fast allen rekonstruierten Zusammenhängen waren nicht nur mehrere Personen beteiligt, sondern es wurden unterschiedliche organisationale, infrastrukturelle und systembezogene Ebenen benannt oder sichtbar. Hierzu gehörten Ärzt:innen, Apotheker:innen, Arzneimittelproduzent:innen, pädagogisches Fachpersonal und (Sozial-)Pädagog:innenverbände oder -organisationen ebenso wie Betreiber:innen von Heimen wie u. a. die Kirchen, die Heimaufsicht, das „System" der Jugend-, Sozial- und Gesundheitsfürsorge und „die Politik" als überzeitliche Repräsentanten einer Gesellschaft. Gerade die vielfache Verflochtenheit verschiedener Verantwortungsträger hat Missbrauch ermöglichenden und deckenden Strukturen einen Raum eröffnet.

Dieser Wahrnehmung folgend sollen im Folgenden – wie im konzeptionellen Rahmen dargestellt (vgl. Kap. 1.3) – Verantwortungskonstellationen auf drei unterschiedlichen Ebenen (Systemebene, Organisationsebene, personelle Ebene) beschrieben werden, wie sie sich aus dem bisherigen Bericht ergeben. Es wird diese Differenzierung vorgeschlagen, weil Medikamentenmissbrauch auf allen diesen Ebenen verantwortet wurde und die Betroffenen ein Recht darauf haben, dass entsprechend die Komplexität der sozialen und historischen Konstellationen wahrgenommen wird und die Verantwortungen verortet werden können. Dabei kann nur beispielhaft vorgegangen werden. Dieser Zugang wird als ein Modell begriffen, wie die soziale und historische Situiertheit von Verantwortung in historischen Rekonstruktionen thematisiert werden kann, ohne eine generelle und pauschale Relativierung vorzunehmen.

Auf der **Ebene systemischer Verantwortungskonstellationen** wird aus den Berichten der Betroffenen, der Zeitzeug:innen und den Aktenstudien deutlich, dass die Verflechtung von Verwaltungs- und Handlungsebenen dysfunktional wirkte und die wohlfahrtliche Verantwortungsgemeinschaft bis in die 1970er

Jahre wenig eigenen Schutz für die Adressat:innen vorsah (ab den 1970er Jahren gab es immerhin eine Sprechstunde für Jugendliche bei Besuchen von Heimen durch die Heimaufsicht (Frölich 2011a, S. 27)). Im System der öffentlichen Erziehung und Unterbringung von jungen Menschen finden sich zwar Vorgaben zu Kontrollen und Anweisungen oder Reaktionen auf Beschwerden, diese führten aber nicht grundsätzlich zu einer Kontrolle der Medikamentengaben vor Ort oder zur Prüfung von Verhältnismäßigkeiten. Die Kontrolle der gesundheitlichen Versorgung der untergebrachten Kinder und Jugendlichen wurde sehr oberflächlich durchgeführt und war durch große zeitliche Abstände gekennzeichnet. Es ist bspw. kaum erkennbar, wie und ob in den sich ab den 1960er Jahren etablierenden Formen der Heimaufsicht der Landschaftsverbände (LWL und LVR in ihrer Funktion als Landesjugendämter) oder in den Strukturen des Vormundschaftswesens systematisch Verfahren entwickelt wurden, um einem missbräuchlichen Einsatz von Medikamenten vorzubeugen oder bei einem solchen Einsatz zu intervenieren. Auch in dem System der individuellen Begleitung und Dokumentation der Unterbringungsverläufe der jungen Menschen von den jeweiligen zuständigen Behörden oder Organisationen – seien es Jugendämter, Landschaftsverbände, etc. – findet sich nur wenig Sensibilität gegenüber einem missbräuchlichen Einsatz von Arzneimitteln. Letztlich wurde eine versäulte wohlfahrtliche Verantwortungszuschreibung gelebt und die medizinischen Institutionen und Verfahren weitgehend allein für den Einsatz von Medikamenten responsibilisiert, was angesichts der damaligen Hierarchien in der professionellen und disziplinären Ordnung von den medizinischen Verantwortungsträger:innen wohl auch als folgerichtig angesehen wurde. Doch auch in der medizinischen Verantwortungs- und Kontrollstruktur war der Schutz von minderjährigen Adressat:innen wenig gesichert. So führte das eng miteinander verbundene korporatistische Gefüge aus Trägern, Verbänden, Kammern und Ämtern in einer wohlfahrtlichen Verantwortungsgemeinschaft und der medizinischen Organisationsstruktur – ohne unabhängige Kontrollen und Prüfverfahren, transparente institutionelle Aufgabenteilungen und Zuständigkeitsübernahmen sowie ohne starke und transparente Rechte der Adressat:innen – auch dazu, dass Menschen, die Missstände benannten, nicht gehört oder durch Drohungen zum Schweigen gebracht wurden.

Die Problematik von Arzneimittelgaben gegen den Willen und/oder ohne das Wissen der Kinder und Jugendlichen und/oder ihrer Eltern bzw. gesetzlichen Vertreter:innen sowie die Problematik von fragwürdigen Indikationen hätte nicht nur in der Medizin, sondern auch in der Jugendfürsorge und bei anderen Zeitgenoss:innen in größerem Maße wahrgenommen werden müssen. Experimentelle Medikamententestungen standen spätestens seit den 1930er Jahren in der Kritik. Neuartige Heilbehandlungen ohne Einwilligungen in Heimeinrichtungen und Psychiatrien entsprachen weder der Rechtsprechung noch den ethischen Vorgaben. Zu hohe Medikamentengaben und/oder Verordnungen in fragwürdigen Kombinationen hätten nach dem StGB ohne weiteres als Körperverletzung verstanden werden können und es gab auch ärztliche Vertreter:innen, die diese Praktiken immer wieder kritisierten. Auf diese Kritik wurde in den hier geschilderten Fällen wenig Rücksicht genommen. Die Durchführenden hatten überdies kaum mit Konsequenzen zu rechnen, auch weil die Betroffenen ihre Rechte nicht wahrnehmen konnten, keine Klagen einreichen konnten, ihnen die Artikulation des erlebten Leids und Unrechts verweigert oder ihnen kein Gehör geschenkt wurde. Vielleicht fehlen auch deshalb für den untersuchten Zeitraum weitergehende Urteile oder Gesetzgebungen, weil die Rechtswahrnehmung von Minderjährigen nur unzureichend ausgeübt wurde.

Ab den späten 1960er Jahren ist ein zunehmendes institutionelles und öffentliches Problembewusstsein zu konstatieren. Der Gesetzgeber hat trotzdem im institutionellen Feld noch lange weggesehen. Die mangelnde Kontrolle der Medikamentenvergabe an Kinder und Jugendliche in Institutionen war zu einem großen Teil dafür verantwortlich, dass Medikamente überdosiert oder in potenziell schädlicher Weise kombiniert, entsprechende Nebenwirkungen ignoriert und Arzneimittel für soziale und disziplinierende Zwecke eingesetzt wurden. Das betrifft auch die mangelhafte Kontrolle der pharmazeutischen Industrie. Das Land NRW, der LVR, der LWL und auch die Kirchen als Träger von Einrichtungen nahmen ihre Aufsichtsmöglichkeiten und Schutzpflichten nicht oder nur unzureichend wahr und scheinen medizinischen Autoritäten mehr Gewicht eingeräumt zu haben als internen Bedenken.

Dies zeigt sich insbesondere auf der **Ebene der organisationalen Verantwortungskonstellationen**. Hier fällt auf, dass die Heimaufsicht und die Medizin – wie bereits angesprochen – lange als voneinander getrennte institutionelle Ordnungen agierten, was in der Praxis der Heimaufsicht die Kontrolle über medizinische Maßnahmen erschwerte. In der Hephata bspw. war der Anstaltsarzt nicht angestellt, sondern verordnete Medikamente aus der freien Praxis heraus. Solche Konstellationen führten auch zur gegenseitigen Delegation von Aufgaben und gegenseitigen Verantwortungszuschreibungen. Die Medikamentenauswahl erfolgte durch die Medizin. Die Heilpädagogik als Fach und die Ebene der Erziehenden in Heimen verlagerten die Verantwortung für die Auswahl also in die Medizin und die Pharmazie. Die Praxis der Medikamentengabe vor Ort erfolgte aber nicht immer nach medizinischen Kriterien, sondern diente häufig auch der pädagogischen und sozialen Disziplinierung. Auch für die Form der Gabe, z. B. auch gegen den Willen der Betroffenen, tragen die Heiminstitutionen selbst eine Mitverantwortung. Deutlich wird aus den Fallbeispielen, wie wenig die Gaben in den Fallakten reflektiert werden und wie wenig auf die Komplexität von zusammenwirkenden Stoffen geachtet wurde.

Nachfragen zu Arzneimittelstudien oder den Verschreibungspraktiken von einzelnen Ärzt:innen bei den Landesärztekammern und Landesapothekerkammern konnte das Forschungsteam bisher keine finden. Anders als in Hessen ist auch keine Beschwerde dokumentiert. Ob und inwiefern diese Kammern eine

Aufsichts- oder Kontrollfunktion für ihre Mitglieder wahrgenommen haben, bleibt zu untersuchen. Zur Klärung dieser und weiterer Fragen ist es notwendig, dass alle beteiligten Organisationen, soweit wie datenschutzrechtlich möglich, Daten zur Verfügung stellen, einen potenziellen Aktenvernichtungsstopp erwirken, Verantwortung übernehmen und Betroffenen eigene Ressourcen für Selbstorganisationen und rechtliche Vertretung und Beratung zur Verfügung stellen. Insgesamt geht es darum, den Anliegen der Betroffenen entsprechend, Transparenz zur organisationalen Ermöglichung von Gewalt, Leid und Unrecht herzustellen und die Frage nach Verantwortlichkeiten für das Geschehene zu bearbeiten.

Grundsätzlich ist auf Organisationsebene zu konstatieren, dass die Institutionen sich gegen Beschwerden immunisierten und Kontrollmechanismen dysfunktional ausgestaltet waren. Immunisierungen erfolgten diskursiv, hierarchisch und praktisch. Betroffenen oder Angehörigen wurde bei Beschwerden nicht geglaubt oder sie wurden der Lüge bezichtigt (siehe Betroffenenberichte, Kap. 4), Beschwerden über missbräuchlichen Arzneimitteleinsatz wurden durch die Heimleitung nicht an die Heimaufsicht weitergeleitet (z. B. Betroffener 3, Kap. 4.2.3) und Beschwerdewege wurden erschwert, indem Betroffenen diffus blieb, wo sie Missstände überhaupt anzeigen konnten. Insgesamt ist, wie in Kapitel 4.3.5 beschrieben, von einem „Silencing" („zum Schweigen Bringen") der Betroffenen und der Angehörigen zu sprechen.

Die fehlende Transparenz und Diffusität bestimmte auch die fehlende Unabhängigkeit von Beschwerdeprüfungen und Kontrollen. In Düsselthal etwa stimmten an Forschung interessierte Akteur:innen das Landesjugendamt in einer kritischen Haltung zu Studien um und der durchaus kritische Anstaltsarzt zog sich zurück, nachdem seinen Bedenken kein Gehör geschenkt wurde. Geldleistungen von Pharmaunternehmen an Ärzt:innen für die Durchführung von Studien wurden nicht hinterfragt (Kaminsky 2011; Fehlemann/Sparing 2017). Am Ende kontrollierten sich LVR und LWL als Träger und Aufsicht von Einrichtungen selbst (Löffelbein/Kaminsky 2021, S. 110–117). Formen der unabhängigen Kontrolle sind – wie schon erwähnt – kaum zu erkennen. Zudem wurde aus den Betroffeneninterviews sichtbar, dass weder die Jugendämter noch die Landschaftsverbände (LWL und LVR) in ihrer Funktion als Landesjugendämter ihrer Verantwortung im Hinblick auf den Schutz der jungen Menschen genügend nachgekommen sind. Im Bereich des LVR wurde deutlich, dass die verantwortlichen Dezernent:innen zwar grundsätzlich betonten, dass Versuche an Kindern und Jugendlichen aus Heimeinrichtungen nicht statthaft wären, dass es aber in zahlreichen Fällen doch zu Studien gekommen ist, die offenbar entweder nicht früh genug bekannt wurden (Präphyson) oder mit fragwürdigen Argumenten gerechtfertigt wurden (z. B. Neu-Düsselthal). Anderen Vorgängen wie etwa der auffallend hohen Zahl an Blinddarmoperationen im Mädchenheim Ratingen ist offenbar gar nicht erst nachgegangen worden.

Auf der **Ebene von personenbezogenen Verantwortungskonstellationen** wird deutlich, dass handelnde Personen ihr eigenes Handeln im Hinblick auf Medikamentengaben nur selten hinterfragten, Folgen für andere nicht bedachten oder aus eigenbezogenen Motiven heraus an missbräuchlichem Arzneimitteleinsatz mitwirkten. Einzelne Ärzt:innen kümmerten sich zu wenig um die Folgen ihrer Medikamentengaben oder führten aus finanziellen Interessen oder wissenschaftlichem Ehrgeiz heraus Arzneimittelversuche, Versuche zur Dosierung oder für neue Indikationen durch, wobei sie die vulnerable Position von Schutzbefohlenen nutzten. Zeigte eine Person widerständiges Verhalten, konnte dieses durch persönlichen oder korporativen Druck eingehegt werden. Nicht zuletzt fanden sich Hinweise auf Handlungen, die eine totale Verantwortungsnegation nahelegen. Diese wurden durch ein Zusammenspiel von Verantwortungslosigkeit auf allen Ebenen ermöglicht, etwa wenn Personen beim missbräuchlichen Arzneimitteleinsatz gezielt zusammenarbeiteten, sich bei Fehlverhalten gegenseitig deckten oder in der Rolle von Bystander:innen bewusst zu beobachtetem Fehlverhalten schwiegen.

Es existieren zwar Berichte, dass einzelne handelnde Personen oder Fachkräfte auf ganz unterschiedlichen Ebenen Kritik übten oder einzelne junge Menschen unterstützten bzw. ihnen zuhörten, doch diese Personen konnten kaum substanzielle Veränderungen erwirken oder wurden abgewiesen. Auch die spätestens ab den 1960er Jahren fortschreitende Professionalisierung in der Jugendwohlfahrtsarbeit und Gesundheitsfürsorge führte nur in geringem Maße dazu, dass eine größere Sensibilität gegenüber dem missbräuchlichen Einsatz von Arzneimitteln nachgezeichnet werden kann. Ganz im Gegenteil: Häufig galt der vermehrte Einsatz von Medikamenten als modern und als Ersatz für „veraltete" Zwangsmaßnahmen.

Es ist zudem wichtig darauf hinzuweisen, dass auch in der Gegenwart die Aufmerksamkeit gegenüber einem missbräuchlichen Einsatz von Medikamenten sowie die Unterstützung von Betroffenen vor allem von diesen selbst und von Unterstützer:innen aus der Zivilgesellschaft initiiert und geleistet wird. Betroffenenorganisationen, die dahingehend eine sehr wichtige Rolle spielen, verfügen jedoch selten über eine systematische Unterstützung und Förderung. Weitgehend müssen die Betroffenen mit Unterstützer:innen aus der Zivilgesellschaft ihre Rechte gegen die etablierten Strukturen und Organisationen durchsetzen. Die historische Untersuchung kann mit dazu beitragen, mit den Betroffenen ihre Erfahrungen und ihre eigene Lebensgeschichte in gewisser Weise nachvollziehbar zu machen und individuelle Erinnerungs- und Identitätsarbeit zu unterstützen.[1] Wichtig wäre wohl eine juristische Unterstützung von jungen Menschen in

1 Forschung von Betroffenen selbst, die ihre eigene Biografie rekonstruieren, kann hier ebenfalls wertvolle Identitätsarbeit leisten (Richter 2024).

Heimen gewesen, die gesichert dazu beigetragen hätte, dass Arzneimittelmissbräuche auch vor Gericht gebracht worden wären.

Zusammenfassend ist festzuhalten, dass der breit gestreute und verbreitete missbräuchliche Einsatz von Medikamenten an Kindern und Jugendlichen auch in NRW lange im politischen, öffentlichen und wissenschaftlichen Diskurs unsichtbar gemacht wurde. Den Hintergrund für die sich so nicht nur aus Betroffenensicht ergebende epistemische Ungerechtigkeit bildete – neben einer systematischen Negation – ein Muster der Responsibilisierung und Deresponsibilisierung im Geflecht aus Politik, Verwaltung, öffentlichen Einrichtungen und Körperschaften sowie den handelnden Personen. Am Ende waren es Betroffene selbst und Akteur:innen aus der Zivilgesellschaft, die der Thematik Sichtbarkeit und Gewicht verliehen (wie z. B. Journalist:innen oder Betroffene, die sich organisierten). Die Politik reagierte verzögert auf Missstände und Aufarbeitungsforderungen. In Bezug auf die Gaben von registrierten Arzneimitteln in Institutionen für Kinder und Jugendliche findet sich bis heute ein großer ärztlicher Ermessensspielraum, in dem die Gaben von Medikamenten auch in problematischen Kombinationen möglich ist und in dem eine „Kultur des Schweigens" noch nicht durch eine „Kultur des Hinsehens" (Görgen/Fangerau 2017, S. 56) abgelöst wurde.

8.3 Fragen an heutige in Verantwortung stehende Institutionen und Personen

Mit so einem Blick fällt es schwer, die Heimgeschichte, Kurgeschichte oder Verschickungsgeschichte als reine Fortschrittsgeschichte zu erzählen. Eher ist davon auszugehen, dass es auch heute ein tägliches Arbeiten für die Rechte von Kindern und Jugendlichen und das Kindeswohl geben muss, da diese nicht einfach existieren bzw. geachtet werden. Im medizinischen Kontext handelt es sich um eine in der Medizin der Moderne angelegte und sich ständig erneuernde Verantwortungsverpflichtung. Die historische Analyse von Arzneimittelkonsum, -gabe und -erprobung kann den aktuellen kritischen Blick auf sich permanent modernisierende pharmazeutische Praktiken schärfen.

Uwe Kaminsky und Katharina Klöcker haben in ihrer Studie zum Medikamenteneinsatz im Franz-Sales-Haus einen Vorschlag für einen Fragenkatalog zur kritischen Selbstreflexion unterbreitet, der für Fragen des Arzneimittelmissbrauchs in heutigen Einrichtungen sensibilisieren soll (Kaminsky/Klöcker 2020). Diesem Modell folgend soll auch dieser Bericht mit einer Reihe von Fragen an heute im Land NRW Verantwortung Tragende enden. Die Fragen sollen helfen, a) Unterstützungsformate für vom missbräuchlichen Arzneimitteleinsatz Betroffene zu entwickeln, b) Aufarbeitungsbemühungen voranzutreiben und c) in die Zukunft gerichtet den missbräuchlichen Einsatz von Arzneimitteln bei Kindern und Jugendlichen in Institutionen zu verhindern.

Entlang der beschriebenen Verantwortungsebenen ergeben sich folgende Fragen an alle Personen, die früher oder heute Entscheidungen über Arzneimittelgaben an Minderjährige auf allen Systemebenen mitverantwortet haben oder mitverantworten:

Systemische Verantwortungskonstellationen

1. Wie können die Rechte von Minderjährigen gerade auch in Bezug auf Gesundheitsversorgung und -förderung ausdifferenziert und gestärkt werden?
2. Wie können unabhängige Kontrollstrukturen für die Schnittstellen zwischen Medizin, Eingliederungshilfe, Kinder- und Jugendhilfe und Gesundheitsdiensten geschaffen werden?
3. Wie können rechtskreisübergreifend Verfahren etabliert werden, damit Medikamentengaben an Kinder und Jugendliche in Einrichtungen in öffentlicher Verantwortung dokumentiert und transparent nachvollziehbar werden?
4. Wie können die Rechte von Betroffenen auf Aufarbeitung festgeschrieben werden?
5. Wie können Strukturen geschaffen werden, damit Betroffene diese Rechte wahrnehmen können, z. B. durch die Stärkung ihrer Selbstorganisation?
6. Wie kann Aufarbeitung und Aufarbeitungsforschung zu missbräuchlichem Arzneimitteleinsatz weiter nachhaltig gefördert und unterstützt werden?
7. Wie kann gewährleistet werden, dass die arzneimittelproduzierende Industrie, Bildungseinrichtungen und Körperschaften öffentlichen Rechts wie Ärzte- oder Apothekerkammern sich an der Aufarbeitung beteiligen?
8. Wie können Betroffene im Sinne eines rückwirkenden Ausgleichs für durch missbräuchlichen Arzneimitteleinsatz erlittenes Leid und Unrecht entschädigt werden?

Organisationale Verantwortungskonstellationen

1. Wie können unabhängige Anlaufstellen auf der Ebene des LVR/LWL zur Wahrnehmung der Rechte der Betroffenen auf Aufarbeitung geschaffen werden?
2. Wie können unabhängige individuell angepasste Hilfestrukturen für Betroffene gewährleistet werden?
3. Welche Möglichkeiten der Hilfe existieren und wie können Betroffene die Information darüber erhalten? Welche Lotsenfunktion können hier Stellen des Landes einnehmen? Wie lassen sich Leitfäden für Betroffene entwickeln?
4. Wie kann verhindert werden, dass Betroffene in Aufarbeitungs- und Entschädigungsprozessen Retraumatisierungen erfahren?
5. Wie können Strukturen geschaffen werden, dass Menschen, die in Einrichtungen untergebracht waren, wo möglich niederschwellig ihre (Fall-)Akten einsehen können?

6. Wie kann sichergestellt werden, dass Unterlagen aus privaten und öffentlichen Archiven der Aufarbeitungsforschung und für Aufarbeitung zur Verfügung stehen (z. B. private Archive der pharmazeutischen Industrie, Aktenbestände von Körperschaften öffentlichen Rechts)?
7. Wie können Betroffene von missbräuchlichem Arzneimitteleinsatz beraten werden, welche Mittel sie als Kinder und/oder Jugendliche bekommen haben und ob diese ggf. Folgen bis heute zeigen? Lassen sich hierfür individuelle Beratungsangebote für Betroffene schaffen, z. B. durch Mithilfe von Ärzte- oder Pharmazeutenverbänden, Archiven und Medizinhistoriker:innen?
8. Wie kann sichergestellt werden, dass alle Medikamentengaben in Einrichtungen, in denen junge Menschen in öffentlicher Verantwortung untergebracht sind, auf individueller Basis sicher und einheitlich dokumentiert werden?
9. Wie kann sichergestellt werden, dass junge Menschen die notwendigen Informationen über die Medikamentengabe erhalten?
10. Wie können zukünftig Medikamentengaben in Fallakten dokumentiert werden, damit die „Medikamentenbiografie" für die Ehemaligen und Care Leaver:innen der unterschiedlichen Einrichtungen in öffentlicher Verantwortung transparent wird?

Persönliche Verantwortungskonstellationen

1. Wie kann sichergestellt werden, dass anonyme Strukturen für niederschwellige Beschwerdemöglichkeiten von Betroffenen und in Einrichtungen tätigen Personen eingerichtet werden können?
2. Wie wird der Schutz von „Whistleblowern" gewährleistet (EU-Richtlinie)?
3. Wie können in Verantwortung stehende Akteur:innen aller an der Betreuung von Kindern und Jugendlichen beteiligten Berufsgruppen für einen adäquaten Arzneimitteleinsatz sensibilisiert werden?
4. Wie kann das Wissen über die Rechte junger Menschen sowie über Medikamentengabe an junge Menschen in den Ausbildungen für die Fachberufe verbessert werden?
5. Wie können Heimräte/Selbstverwaltungsgremien gestärkt und für einen Arzneimitteleinsatz sensibilisiert werden?

9. Danksagung

Zuerst möchten wir allen Betroffenen danken, die sich in unterschiedlichen Formen an dem Aufarbeitungsprojekt beteiligt haben. Wir danken insbesondere denen, die uns im Betroffenen- und Zeitzeug:innenportal und in den Interviews von ihren Erfahrungen und ihrem Leid berichtet haben. Ohne diese Erzählungen wäre eine Aufarbeitung in dieser Form nicht möglich.

Namentlich soll sich darüber hinaus bei den folgenden Personen bedankt werden:

Norbert Kriegel danken wir für die vielfältigen Informationen zu seinen eigenen Erfahrungen, als er sich für Kinder in Heimen eingesetzt hat und für die zugesandten Unterlagen.

Detlef Lichtrauter vom Verein Aufarbeitung Kinderverschickungen NRW e. V. danken wir für die Überlassung der Unterlagen zu Haus Bernward in Bonn-Oberkassel sowie weitere zentrale Hinweise.

Uwe Werner von der 1. Heimkinder-Community NRW e. V. danken wir für seinen unermüdlichen Einsatz für das Forschungsprojekt und dafür, dass er sich auch auf politischer Ebene für die Bearbeitung der Thematik stark gemacht hat. Leider ist er im Juli 2025 verstorben und konnte das Erscheinen des Berichtes nicht mehr erleben.

Auch möchten wir der Zeitzeugin danken, die sich im Rahmen des Interviews die Zeit genommen hat, uns an ihren Erinnerungen teilhaben zu lassen. Dies war ebenfalls ein wertvoller Beitrag für das Projekt.

Carmen Behrendt danken wir für die sehr kollegiale Überlassung von Unterlagen aus dem Stadtarchiv Solingen und den produktiven Austausch zu den „Verschickungsheimen“, ebenso wie Bastian Tebarth vom „Verein Aufarbeitung und Erforschung von Kinder-Verschickungen e. V.“

Dr. Sabine Bernschneider-Reif, Leiterin des Firmenarchivs der Merck KGaA, danken wir für den Einblick in die Unterlagen. Die Merck KGaA hat eine eigene Aufarbeitungsforschung initiiert. Den zugehörigen Bericht von 2022, der dem nächst erscheint, durften wir vorab einsehen, auch dafür sprechen wir Dank aus. Dem Firmenarchiv von Bayer danken wir für die engagierte und kooperative Unterstützung.

Dr. Uwe Kaminsky war immer bereit, uns mit Rat und Tat beiseite zu stehen und hat uns gemeinsam mit Dr. Axel Hüntelmann den Bericht über die Recherche im Firmenarchiv von Merck zur Einsicht überlassen. Dafür danken wir sehr! Ebenso danken wir Prof. Renate Schepker für die Unterstützung zu den Recherchen der KJP Gütersloh.

Katharina Tiemann und Hans-Jürgen Höötmann haben uns bei den Recherchen im Archiv des LWL sehr unterstützt, beiden sind wir dankbar ebenso wie Dr. Matthias Klein für die Unterstützung bei der Recherche im LVR-Archiv Brauweiler.

Dem Vorstand der Evangelischen Stiftung Hephata in Mönchengladbach danken wir sehr für die Öffnung ihres Archives.

Valeska Ehlert schulden wir ebenso Dank, sie war als Ansprechpartnerin des FSH in Essen stets offen für unsere Fragen.

Auch danken wir Michael Spehr für die Unterstützung unserer Recherchen im Archiv der Diakonischen Stiftung Wittekindshof, sowie Alexander Bieri vom historischen Archiv Roche, F. Hoffmann-La Roche AG, der stets ein konstruktiver Ansprechpartner für Fragen zu Präparaten des Unternehmens war. Robert Sieber von der Novartis AG hat zu unseren Fragen dankenswerter Weise einen umfangreichen Bericht verfasst.

Britta Plöger vom Bundesinstitut für Arzneimittel und Medizinprodukte hat uns bei unseren Fragen in Bezug auf Anwendungsbeobachtungen unterstützt und Dr. Katharina Niedziolka hat uns ihre rechtswissenschaftliche Dissertation über Anwendungsstudien überlassen, dafür möchten wir uns ebenso bedanken.

Gerne möchten wir uns auch bei ehemaligen Kolleg:innen aus dem Projekt bedanken. Hier seien Julia Schröder, Josefine Frank, Florian Rück und Mike Willenborg erwähnt.

Vielen Dank nicht zuletzt an alle Personen, die das Projekt darüber hinaus unterstützt haben und hier nicht genannt werden. Ohne die ganze Unterstützung wäre das Projekt kaum umzusetzen gewesen.

10. Literatur- und Quellenverzeichnis

Abbas, Sascha/Ihle, Peter/Adler, Jürgen-Bernhard/Engel, Susanne/Günster, Christian/ Linder, Roland/Lehmkuhl, Gerd/Schubert, Ingrid: Psychopharmaka-Verordnungen bei Kindern und Jugendlichen in Deutschland. Bundesweite Auswertung von über 4 Millionen gesetzlich Versicherten von 2004 bis 2012. Deutsches Ärzteblatt 113 (2016), S. 396–403.

Aderhold, Volkmar: Neuroleptika minimal – warum und wie, 2014. https://www.dgsf.org/service/wissensportal/fachaufsaetze-als-pdf-datei/neuroleptika-minimal-warum-und-wie-2014 [Letzter Zugriff 19.11.2018].

Adler, Meinhard/Saupe, Rolf: Psychochirurgie. Zur Frage einer biologischen Therapie psychischer Störungen, Stuttgart 1979.

Anonymus: Beruhigungspillen – Das Seelen-Aspirin. Der Spiegel (1956), Heft 35, 28.8.1956, S. 44 [Letzter Zugriff 24.09.2024].

Anonymus: Pulver gegen Dummheit. Der Spiegel (1952), Heft 19, 7.5.1952, S. 31.

Auhagen, Ute/Breede, Georg: Dipiperon bei kindlichen Verhaltensstörungen. Acta Psychiatrica Scandinavica 48 (1972), S. 510–532.

Baader, Meike/Böttcher, Nastassia/Ehlke, Carolin/Oppermann, Carolin/Schröder, Julia/Schröer, Wolfgang: Ergebnisbericht „Helmut Kentlers Wirken in der Berliner Kinder- und Jugendhilfe – Aufarbeitung der organisationalen Verfahren und Verantwortung des Berliner Landesjugendamtes“, Hildesheim 2024. https://doi.org/10.18442/256.

Baader, Meike/Böttcher, Nastassia/Ehlke, Carolin/Oppermann, Carolin/Schröder, Julia/Schröer, Wolfgang: Zwischenbericht „Helmut Kentlers Wirken in der Berliner Kinder- und Jugendhilfe – Aufarbeitung der organisationalen Verfahren und Verantwortung des Berliner Landesjugendamtes“, Universitätsverlag Hildesheim 2022. DOI: 10.25528/149.

Baader, Meike Sophia: Vom beredten Schweigen der Disziplin Erziehungswissenschaft im Umgang mit sexualisierter Gewalt in Geschichte und Gegenwart. Erziehungswissenschaft 35(68) (2024), S. 15–26.

Bachmann, Christian J./Lempp, Thomas/Glaeske, Gerd/Hoffmann, Falk: Antipsychotika-Verordnungen bei Kindern und Jugendlichen. Auswertung von Daten einer gesetzlichen Krankenkasse für den Zeitraum 2005–2012. Deutsches Ärzteblatt 111/3 (2014), S. 25–34.

Balz, Viola: Zwischen Wirkung und Erfahrung – eine Geschichte der Psychopharmaka. Neuroleptika in der Bundesrepublik Deutschland 1950–1980, Bielefeld 2010.

Bay, Eberhard: Der Arzneimittelmißbrauch des „modernen Menschen“. Deutsche Medizinische Wochenschrift 85 (1960), S. 1676–1680.

Becker, Nikolaus/Liebermann, Dagmar/Wesch, Horst/Van Kaick, Gerhard: Epidemiologische Auswertung der Mortalität in der Thorotrast-exponierten Gruppe und der Kontrollgruppe im Vergleich zur Mortalität in der Allgemeinbevölkerung, hg. v. Bundesministerium für Umweltschutz und vom Deutschen Krebsforschungszentrum, Bonn 2006. https://www.bmuv.de/fileadmin/Daten_BMU/Download_PDF/Strahlenschutz/schriftenreihe_2006_682.pdf [Letzter Zugriff 02.03.2025].

Beddies, Thomas: Zur Einführung des Tuberkulosestatikums Conteben im Nachkriegsdeutschland. Pädiatrische Praxis 87/1 (2016), S. 153–160.

Behrendt, Carmen, Verschickungsheime im Raum Wuppertal – ein Forschungsbericht 22.1.2024, URL: https://kinderverschickungen-nrw.de/wp-content/uploads/2024/01/240123-Carmen-Behrendt-Bericht-Verschickungsheime-Wuppertal.pdf. [Letzter Zugriff 03.03.2025].

Benad, Matthias/Schmuhl, Hans Walter/Stockhecke, Kerstin: Endstation Freistatt. Fürsorgeerziehung in den v. Bodelschwinghschen Anstalten Bethel bis in die 1970er Jahre, Bielefeld 2009.

Benkert, Otto/Hippius, Hanns: Psychiatrische Pharmakotherapie, 4., vollst. überarb. Aufl., Berlin [u. a.] 1986.

Beppel, Antje: Ärztliche Aufklärung in der Rechtsprechung. Die Entwicklung der Rechtsprechung zur ärztlichen Aufklärung in Deutschland, Österreich und der Schweiz, Göttingen 2007, S. 20–35.

Berth, Felix: Zur Geschichte des Säuglingsheims. Eine vergessene Institution des bundesdeutschen Sozialstaats. Zeitschrift für Pädagogik 65/1 (2019), S. 73–94.

Beyer, Christof/Borck, Cornelius/Holst, Jonathan/Lingelbach, Gabriele: Wissenschaftliche Untersuchung der Praxis der Medikamentenversuche in schleswig-holsteinischen Einrichtungen der Behindertenhilfe sowie in den Erwachsenen-, Kinder- und Jugendpsychiatrien in den Jahren 1949 bis 1975, Abschlussbericht, Universität zu Lübeck 2021. https://www.imgwf.uni-luebeck.de/fileadmin/medien/Dokumente/Abschlussbericht_Medikamentenversuche-komprimiert.pdf [Letzter Zugriff 11.05.2024].

Birnbacher, Dieter: Grenzen der Verantwortung, in: Bayertz, Kurt (Hg.): Verantwortung. Prinzip oder Problem? Darmstadt 1995, S. 143–183.

Blandow, Jürgen: „Sichten und sieben". Zu den Anfängen der Jugendfürsorge im Nachkriegsdeutschland, in: Heribert Ostendorf (Hg.), Integration von Strafrechts- und Sozialwissenschaften (München 1986), S. 79–101.

Blatzheim, Rudolf: Erfahrungen mit T-Vitamin „Götsch" in der Behandlung dystrophischer Säuglinge und Kleinkinder. Die medizinische Welt 20/20 (1951), S. 673.

Bleidick, Ulrich: Einführung in die Behindertenpädagogik, Stuttgart u. a. 1977.

Boenigk, H. E./Schernus, R./Wolf, B.: Die Sterilisationsberatung bei geistig Behinderten — Behinderter, Eltern/Erziehungsberechtigte, Arzt als Gutachter und Operateur, Vormundschaftsgericht, in: Hiersche, Hans-Dieter/Hirsch, Gunter/Graf-Baumann, Toni (Hg.): Die Sterilisation geistig Behinderter, Berlin, Heidelberg 1988, S. 43–47.

Bohleber, Werner: Erinnerung, Trauma und kollektives Gedächtnis – Der Kampf um die Erinnerung in der Psychoanalyse. Psyche. Zeitschrift für Psychoanalyse und ihre Anwendungen 61(4) (2007), S. 293–321.

Bosch, Gerhard: Auch Sonne zwischen Ungewittern. Wege und Bilder einer Entwicklung von Krieg zu Krieg (= Erinnerungen: Leben und Wirken in der Psychiatrie der Nachkriegszeit 1946 bis 1980, Bd. I) (Frankfurt a. M. 1998a).

Bosch, Gerhard: Neue Wege zum Humanen (= Erinnerungen: Leben und Wirken in der Psychiatrie der Nachkriegszeit 1946 bis 1980, Bd. II) (Frankfurt a. M. 1998b).

Brink, Cornelia: Grenzen der Anstalt. Psychiatrie und Gesellschaft in Deutschland 1860–1980, Göttingen 2010.

Buchholz, Michael B./Dimitrijevic, Aleksandar (Hg.): Encountering Silencing. Forms of Oppression in Individuals, Families and Communities, Oxfordshire 2024.

Bücken, Carolin: Die Herausbildung und Entwicklung der kinder- und jugendpsychiatrischen Abteilung von 1952 bis 1957 in Weissenau und Gütersloh, Diss. Med. Uni Ulm 2020. https://oparu.uni-ulm.de/server/api/core/bitstreams/62b73522-f1a4-413e-b682-f871478604d1/content [Letzter Zugriff 14.06.2025].

Bundesministerium für Familie, Senioren, Frauen und Jugend (BMFSFJ): 17. Kinder- und Jugendbericht. Bericht über die Lage junger Menschen und die Bestrebungen und Leistungen der Kinder- und Jugendhilfe, Berlin 2024.

Bundesverband der Pharmazeutischen Industrie (Hg.): Rote Liste 1963. Verzeichnis pharmazeutischer Spezialpräparate der Mitglieder des Bundesverbandes der Pharmazeutischen Industrie, Aulendorf 1963.

Bundesverband der Pharmazeutischen Industrie (Hg.): Rote Liste 1965. Verzeichnis pharmazeutischer Spezialpräparate der Mitglieder des Bundesverbandes der Pharmazeutischen Industrie, Aulendorf 1965.

Bundesverband der Pharmazeutischen Industrie (Hg.): Rote Liste. Verzeichnis von Fertigarzneimitteln der Mitglieder des Bundesverbandes der Pharmazeutischen Industrie e. V. 1977/78, Aulendorf 1977.

Carspecken, Ferdinand: Probleme des Jugendwohlfahrtsgesetzes vom 11.8.1961. Fragen der freiwilligen Erziehungshilfe und der Fürsorgeerziehung, der Heimatsaufsicht und des Schutzes von Minderjährigen unter 16 Jahren in den Einrichtungen der Jugendhilfe, Berlin u. a. 1962.

Castell, Rolf/Nedoschill, Jan/Rupps, Madeleine/Bussiek, Dagmar: Geschichte der Kinder- und Jugendpsychiatrie in Deutschland in den Jahren 1937–1961, Göttingen 2003.

Corboz, Robert J.: Klinische Erfahrungen mit Psychopharmaka im Kindesalter, in Lutz, Jakob (Hg.): Psychopharmakologie im Kindesalter, Basel-Stuttgart 1965, S. 24–39.

Dahl, Matthias: Dr. Elisabeth Hecker (1895–1986): Verdienste als Kinder- und Jugendpsychiaterin einerseits – Beteiligung an der Ausmerzung Behinderter andererseits. Praxis der Kinderpsychologie und Kinderpsychiatrie 52/2 (2003), S. 98–108.

Damberg, Wilhelm/Frings, Bernhard/Jähnichen, Traugott/Kaminsky, Uwe (Hg.): Mutter Kirche – Vater Staat. Geschichte, Praxis und Debatten der konfessionellen Heimerziehung seit 1945, Münster 2010.

Dames, C.: Erfahrungen über Sexualdelikte erziehungsschwieriger und lernbehinderter Jugendlicher, in: Kluge, Karl-Josef: Entwicklungsphänomene, Pubertätsprobleme und sexualpädagogische Aufklärung Kinder und Jugendlicher, Gutachterliche Äußerungen zu Pubertätsproblemen und zur sexuellen Aufklärung der Dysmelie-Kindern, sonstiger körperbehinderter Kinder, lern- und geistig behinderter Kinder und verhaltensgestörter Kinder, zusammengestellt und bearbeitet von Karl J. Kluge im Auftrag des Bundesministerium für Jugend, Familie und Gesundheit, Neuburgweier 1971, S. 130–144.

Dejung, Christof: Oral History und kollektives Gedächtnis. Für eine sozialhistorische Erweiterung der Erinnerungsgeschichte. Geschichte und Gesellschaft 34/1 (2008), S. 96–115.

Diemer, Herbert: Kommentierung von §§ 133 bis 136a StPO, in: Bathe, Christoph/Gericke, Jan (Hg.): Karlsruher Kommentar zur Strafprozessordnung, 9. Auflage, München 2023, S. 844–875.

Dimitrijevic, Aleksandar/Buchholz, Michael B.: Introduction: silencing the trauma-tised and hearing silencing, in: Buchholz, Michael B./Dimitrijevic, Aleksandar (Hg.): Encountering Silencing. Forms of Oppression in Individuals, Families and Communities, Oxfordshire 2024, S. XV–XXXVii.

Dose, Matthias: Unerwünschte psychische Wirkungen der Neuroleptika. Beobachtungen aus der Frühphase der Einführung der Neuroleptika. Schriftreihe der Deutschen Gesellschaft für Geschichte der Nervenheilkunde 2 (1997), S. 59–65.

Enseling, Jost: Entwicklung und Bedeutung der preußischen Provinzialverbände und das Problem ihres Fortbestehens als Landschaftsverbände in Nordrhein-Westfalen, Diss. Jur. Uni Münster 1955.

Evangelische Bildungs- und Pflegeanstalt Hephata (Hg.): Beschützen, Helfen, Begleiten. Festschrift zum 125 jährigen Bestehen der Evangelischen Bildungs- und Pflegeanstalt Hephata Mönchengladbach 1859–1984, Mönchengladbach 1984.

Fangerau, Heiner: Geschichte der Forschung am Menschen, in: Lenk, Christian/Duttge, Gunnar/Fangerau, Heiner (Hg.): Handbuch Ethik und Recht der Forschung am Menschen, Berlin/Heidelberg 2014, S. 169–176.

Fangerau, Heiner/Dreier-Horning, Anke/Hess, Volker/Laudien, Karsten/Rotzoll, Maike (Hg.): Leid und Unrecht. Kinder und Jugendliche in Behindertenhilfe und Psychiatrie der BRD und DDR 1949 bis 1990, Köln 2021.

Fangerau, Heiner/Topp, Sascha/Schepker, Klaus (Hg.): Kinder- und Jugendpsychiatrie im Nationalsozialismus und in der Nachkriegszeit. Zur Geschichte ihrer Konsolidierung, Berlin 2017.

Färber, Helga/Rotthaus, Wilhelm (Hg.): Kinder- und Jugendpsychiatrie Viersen. Entwicklung, Stand, Perspektiven (= Festschrift zu Ehren von Dr. Gertrud Bosch und Prof. Dr. Gerhard Bosch), Viersen 1980.

Fehlemann, Silke/Fangerau, Heiner: Aufarbeitung und Geschichte: Plädoyer für einen emotionshistorischen Zugang, in: Trauma und Gewalt 2 (2025), S. 92–100.

Fehlemann, Silke/Sparing, Frank: Gestörte Kindheiten. Lebensverhältnisse von Kindern und Jugendlichen in psychiatrischen Einrichtungen des Landschaftsverbandes Rheinland (1945–1975), Berlin 2017.

Fehlemann, Silke/Sparing, Frank: Wiederkehrende Gewalt. (Kriegs-)Kinder in den psychiatrischen Einrichtungen des Rheinlandes 1945–1954, in: Grüner, Stefan/Raasch, Markus (Hg.): Zucht und Ordnung. Gewalt gegen Kinder in historischer Perspektive, Berlin 2019, S. 213–240.

Finzen, Asmus: Arzt, Patient und Gesellschaft. Die Orientierung der ärztlichen Berufsrolle an der sozialen Wirklichkeit. Stuttgart 1969, S. 130–132.

Flasher, Jack: Adultism. Adolescence 13/51 (1978), S. 517–523.

Fleermann, Bastian/Mauer, Benedikt (Hg.): Kriegskinder. Kriegskindheiten in Düsseldorf 1939–1945, Düsseldorf 2015.

Folberth, Sepp: Kinderheime – Kinderheilstätten in der Bundesrepublik Deutschland, Österreich und der Schweiz, München 1964.

Forrest, Irene S./Forrest Fred M./Mason Aaron S.: A rapid urine color test for thioridazine (Mellaril, TP21, Sandoz). The American Journal of Psychiatry, 116/10 (1960), S. 928–929.
Frevert, Ute/Pahl, Kerstin: Revisiting the history of emotions: An introduction. Geschichte und Gesellschaft 49/1 (2023), S. 7–26.
Frewer, Andreas: Medizingeschichte, Ethik und Menschenrechte. Vom Nürnberger Ärzteprozeß zum Genfer Gelöbnis. MenschenRechtsMagazin 2 (2008), S. 142–154.
Fricke, Irmgard: Verzeichnis der Erziehungsheime und Sondereinrichtungen für Minderjährige in der Bundesrepublik Deutschland einschließlich Berlin (West), 8. Auflage, Hannover 1968.
Fricker, Miranda: Epistemic Injustice: Power and the Ethics of Knowing. Oxford University Press, Oxford 2007.
Frings, Bernhard: Heimerziehung im Essener Franz Sales Haus 1945–1970. Strukturen und Alltag in der „Schwachsinnigen-Fürsorge", Münster 2012.
Frölich, Matthias: Heimkinder und Heimerziehung in Westfalen 1945–1980, in: Frölich, Matthias (Hg.): Quellen zur Geschichte der Heimerziehung in Westfalen, Paderborn 2011a, S. 3–44.
Frölich, Matthias (Hg.): Quellen zur Geschichte der Heimerziehung in Westfalen, Paderborn 2011b.
Frommann, Anne: Für wen brauchen wir heilpädagogische Kinderheime? Ursachen behandlungsbedürftiger seelischer Fehlentwicklungen bei Kindern. Sozialpädagogik 4 (1962), S. 250–255.
Fuchs, Margrit: Persönliche Probleme des Arztes bei der Prüfung neuer Psychopharmaka. Psychopharmacologia 5 (1963), S. 77–83.
Fühner, Hermann: Medizinische Toxikologie. Ein Lehrbuch für Ärzte, Apotheker und Chemiker, Leipzig 1943.
Gehltomholt, Eva/Hering, Sabine: Das verwahrloste Mädchen. Diagnostik und Fürsorge in der Jugendhilfe zwischen Kriegsende und Reform (1945–1965), Opladen 2006.
Gerst, Thomas: Catel und die Kinder – ein Fallbeispiel 1947/48, in: 1999 Zeitschrift für Sozialgeschichte des 20. und 21. Jahrhunderts 15/2 (2000), S. 100–109.
Gerst, Thomas: Ärztliche Standesorganisationen und Standespolitik in Deutschland 1945–1955, Stuttgart 2004.
Gesetz über den Verkehr mit Arzneimitteln (Arzneimittelgesetz) vom 16. Mai 1961. Bundesgesetzblatt I/33 (1961), S. 533–546.
Gesetz über die Pockenschutzimpfung vom 18. Mai 1976. Bundesgesetzblatt I/56 (1976), S. 1216–1218.
Gesetz zur Aufhebung des Gesetzes über die Pockenschutzimpfung vom 24. November 1982. Bundesgesetzblatt I/44 (1982), S. 1529.
Geyer, Martin H. (Hg.): Geschichte der Sozialpolitik in Deutschland seit 1945, Bd. 6: 1974–1982. Bundesrepublik Deutschland. Neue Herausforderungen, wachsende Unsicherheiten, Baden-Baden 2008.
Göllnitz, Martin/Mecking, Sabine (Hg.): Skandal!? Stadtgeschichten aus Marburg im 20. Jahrhundert, Bielefeld 2022.
Görgen, Arno/Fangerau, Heiner: Mediale Konjunkturen von Kinderschutzdebatten in der Bundesrepublik Deutschland – Rekonstruktion der Entstehung einer Kultur des Hinsehens und der Achtsamkeit, in: Fangerau, Heiner/Bagattini, Alexander/Fegert, Jörg M./Tippelt, Rudolf/Viehöver, Willy/Ziegenhain, Ute (Hg.): Präventive Strategien zur Verhinderung sexuellen Missbrauchs in pädagogischen Einrichtungen. Kindeswohl als kollektives Orientierungsmuster? Weinheim 2017, S. 16–62.
Görgen, Arno/Söhner, Felicitas/Fangerau, Heiner: Kindeswohl als kollektives Orientierungsmuster?, in: Zeitschrift für Pädagogik Beiheft 64 (2018), S. 40–53.
Goffman, Erving: Asyle. Über die soziale Situation psychiatrischer Patienten und anderer Insassen, Frankfurt am Main 1973.
Goncalves Brodte, Luis: Aolept und die Dauermedikation von Kindern und Jugendlichen in den 60er und 70er Jahren in der BRD. Eine kontextualisierte medizinhistorische Untersuchung. Diss. Med. Uni. Ulm 2022.
Graef, Peter/Hertz, Helge-Fabien: Kinderkurheime in St. Peter-Ording: Orte der Erholung, Orte der Gewalt? Ausstellung Sonderausstellung zum Thema „Kinderverschickung" nach St. Peter-Ording seit 1945. https://www.soziologie.uni-kiel.de/de/professuren/professur-fuer-soziologie-und-empirische-sozialforschung/forschung/kinderkurheime-in-st-peter-ording-orte-der-erholung-orte-der-gewalt [Letzter Zugriff 16.03.2024].

Grünewald, Gerhard/Grünewald-Zuberbier, Erika/Rode, I.: Beeinflußung der Handlungskontrolle durch Chlorprothixen bei unruhigen verhaltensschwierigen Kindern. Archiv für Psychiatrie und Zeitschrift für die gesamte Neurologie 211 (1968), S. 23–37.

Haberlandt, Walter F.: Zur Behandlung mit Haloperidol (Fluoro-Piperidino-Butyrophenon) in der Kinderpsychiatrie, in: Medizinische Welt 14 (1963), S. 210–212.

Habich, Irene: Duogynon. BMG leitet Untersuchung ein, DAZ.online 2020. https://www.deutsche-apotheker-zeitung.de/news/artikel/2020/09/22/bmg-leitet-untersuchung-ein [Letzter Zugriff 02.03.2025].

Hähner-Rombach, Sylvia/Hartig, Christine: Medikamentenversuche an Kindern und Jugendlichen im Rahmen der Heimerziehung in Niedersachsen zwischen 1945 und 1978, Abschlussbericht Modul 1 und 2, Forschungsprojekt im Auftrag des Niedersächsischen Ministeriums für Soziales, Gesundheit und Gleichstellung, Stuttgart 2019. https://www.ms.niedersachsen.de/themen/gesundheit/psychiatrie_und_psychologische_hilfen/versorgung-psychisch-kranker-menschen-in-niedersachsen-14025.html [Letzter Zugriff 01.03.2025].

Hänel, Hilkje: Epistemische Ungerechtigkeiten, Berlin/Boston 2024.

Hahn, Susanne: „Der Lübecker Totentanz“: Zur rechtlichen und ethischen Problematik der Katastrophe bei der Erprobung der Tuberkuloseimpfung 1930 in Deutschland. Medizinhistorisches Journal 30/1 (1995), S. 61–79.

Hansen, Fritz/Müller-Rentzsch, Wolfgang: Untersuchungen über die örtliche und allgemeine Reaktion nach Pockenschutz-Erstimpfung, besonders im Hinblick auf die Veränderungen im Blut und Knochenmark. Zeitschrift für Kinderheilkunde 80/2 (1957), S. 190–224.

Hartig, Christine: Medikamentenversuche an Kindern und Jugendlichen im Rahmen der Heimerziehung in Niedersachsen zwischen 1945 und 1978. Auswertung von Einzelfallakten zur Vertiefung der in Modul 1 und 2 orientierend beantworteten Fragen. Stuttgart 2020. https://www.ms.niedersachsen.de/download/158342/Bericht_2020_Medikamentenversuche_an_Kindern_und_Jugendlichen_im_Rahmen_der_Heimerziehung_in_Niedersachsen_zwischen_1945_und_1978_.pdf [Letzter Zugriff 15.06.2025].

Hartl, H.: Welche Medikamente sollen in der Schwangerschaft nicht gegeben werden? Medizinische Klinik 56 (1961), S. 1208–1209.

Hecker, Elisabeth: Neue Wege der klinischen Jugendpsychiatrie. Der öffentliche Gesundheitsdienst 16/12 (1955), S. 430–435.

Held, Fritz: Erfahrungen aus der Praxis. Das psychomotorisch unruhige Kind und seine Behandlung, in: Ärztliche Praxis 40 (1964), S. 1659–1660

Helwig, Burkhard: Moderne Arzneimittel: eine Spezialitätenkunde nach Indikationsgebieten für Ärzte und Apotheker, Darmstadt 1961.

Henig, Eva-Maria/Krafft, Fritz: Pockenimpfstoffe in Deutschland. Pharmazeutische Zeitung 38 (1999). https://www.pharmazeutische-zeitung.de/titel-38-1999/ [Letzter Zugriff 7.06.2025].

Henkelmann, Andreas/Kaminsky, Uwe: Die Geschichte der öffentlichen Erziehung im Rheinland (1945–1972), in: Henkelmann, Andreas/Kaminsky, Uwe/Pierlings, Judith/Swiderek, Thomas/Banach, Sarah (Hg.): Verspätete Modernisierung. Öffentliche Erziehung im Rheinland – Geschichte der Heimerziehung in Verantwortung des Landesjugendamtes (1945–1972). Essen 2011, S. 43–152.

Herpertz-Dahlmann, Beate/Resch, Franz/Schulte-Markwort, Michael/Warnke, Andreas: Entwicklungspsychiatrie. Biopsychologische Grundlagen und die Entwicklung psychischer Störungen, 2. Aufl., Stuttgart 2008.

Ho, Beng-Choon/Andreasen, Nancy C./Ziebell, Steven/Pierson, Ronald/Magnotta, Vincent: Long-term Antipsychotic Treatment and Brain Volumes. A Longitudinal Study of First-Episode Schizophrenia. Archives of general psychiatry, 68 (2011), S. 128–137.

Hockerts, Hans Günter (Hg.): Geschichte der Sozialpolitik in Deutschland seit 1945, Bd. 5: 1966–1974. Bundesrepublik Deutschland. Eine Zeit vielfältigen Aufbruchs (Baden-Baden 2006).

Hockerts, Theodor/Ströder, Josef: Reaktionsfolgen einer Encephalographie. Ein Überblick über Schrifttum und eigene Befunde, Acta Neurovegetativa 6/1 (1953), S. 44–51.

Holst, Jonathan: Die Wiederkehr der Vergangenheit – Skandalisierung und Aufarbeitung von Arzneimittelversuchen, in: Cornelius Borck/Gabriele Lingelbach (Hg.): Zwischen Beharrung, Kritik und Reform. Psychiatrische Anstalten und Heime für Menschen mit Behinderung in der deutschen Nachkriegsgeschichte, Frankfurt/Main 2023, S. 375–397.

Holzinger, Fritz: Sonderpädagogik, Wien 1978.
Höötmann, Hans-Jürgen: Quellen zur Kinderverschickung im Archiv des Landschaftsverbandes Westfalen-Lippe (Archiv LWL), in: Archivpflege in Westfalen-Lippe 95. 2021.
Hottenrott, Laura: Arzneimittel und klinische Studien, in: Fangerau, Heiner/Dreier-Horning, Anke/Hess, Volker/Laudien, Karsten/Rotzoll, Maike (Hg.): Leid und Unrecht. Kinder und Jugendliche in Behindertenhilfe und Psychiatrie der BRD und DDR 1949 bis 1990, Köln 2021, S. 216–268.
Hüntelmann, Axel/Kaminsky, Uwe unter Mitwirkung von Uwe Maier, Oliver Falk und Annette Hinz-Wessels: Einführung und klinische Erprobung von Decentan® und Encephabol®. Abschlussbericht, 31. Oktober 2022, Berlin 2022.
Idelberger, Karlheinz: Aetiologie, Pathogenese und Prophylaxe menschlicher Mißbildungen. Medizinische Klinik 53 (1958), S. 859–862.
Imbusch, Peter: Die Rolle von „Dritten". Eine unterbelichtete Dimension von Gewalt, in: Batelka, Philipp/Weise, Michael/Zehnle, Stephanie (Hg.): Zwischen Tätern und Opfern. Gewaltbeziehungen und Gewaltgemeinschaften, Göttingen 2017, S. 47–74.
Jacobs, Rolf: Ein Wort zur Pharmakotherapie anstaltsgebundener geistig-seelisch behinderter Kinder. Praxis der Kinderpsychologie und Kinderpsychiatrie 14 (1965), S. 312–317.
Jacobs, Rolf: Erfahrungen in der pädopsychiatrischen Anstaltspraxis. Praxis der Kinderpsychologie und Kinderpsychiatrie 15 (1966), S. 67–70.
Jans, Karl-Wilhelm: Jugendhilfe, in: Peters, Hans (Hg.): Handbuch der kommunalen Wissenschaft und Praxis, Band 2: Kommunale Verwaltung, Berlin u. a. 1957, S. 315–353.
Jans, Karl-Wilhelm/Beurmann, Martha: Öffentliche Erziehung im Rheinland. Aufgabe, Weg und Ziel, Köln 1963.
Jans, Karl-Wilhelm/Happe, Günter: Jugendwohlfahrtsgesetz. Kommentar mit systematisch gegliederten Erläuterungen, den einschlägigen Nebengesetzen und ergänzenden Bestimmungen, Köln 1963.
Jessen, Ralf: Reiz und Risiko der Selbsthistorisierung – die Geschichte der medizinischen Fachgesellschaften im Kontext zeithistorischer Aufarbeitungs- und Auftragsforschung. Medizinhistorisches Journal, 55/3 (2020), S. 280–289.
Johns, Irene/Schrapper, Christian: Landesfürsorgeheim Glückstadt: 1949–74; Bewohner – Geschichte – Konzeption, Neumünster 2010.
Jonas, Hanna Elisabeth: Das Lübecker Impfunglück von 1930 in der Wahrnehmung von Zeitzeuginnen und Zeitzeugen, Diss Med. Fak. Lübeck 2018. https://epub.uni-luebeck.de/handle/zhb_hl/2148 [Letzter Zugriff 28.02.2025].
Jones, Kingsley: Insulin coma therapy in schizophrenia. Journal of the Royal Society of Medicine 93/3 (2000), S. 147–149.
Jütte, Robert (Hg.): Geschichte der deutschen Ärzteschaft. Organisierte Berufs- und Gesundheitspolitik im 19. und 20. Jahrhundert, Köln 1997.
Kaminsky, Uwe: Die Verbreiterung der „pädagogischen Angriffsfläche" – eine medizinisch-psychologische Untersuchung in der rheinischen öffentlichen Erziehung aus dem Jahr 1966. In: Henkelmann, Andreas/Kaminsky, Uwe/Pierlings, Judith/Swiderek, Thomas/Banach, Sarah (Hg.): Verspätete Modernisierung. Öffentliche Erziehung im Rheinland – Geschichte der Heimerziehung in Verantwortung des Landesjugendamtes (1945–1972). Essen 2011, S. 485–494.
Kaminsky, Uwe/Klöcker, Katharina: Medikamente und Heimerziehung am Beispiel des Franz Sales Hauses. Historische Klärungen – Ethische Perspektiven, Münster 2020.
Kappeler, Manfred: Die Asymmetrie der Macht am Runden Tisch Heimerziehung. Widersprüche: Zeitschrift für sozialistische Politik im Bildungs-, Gesundheits- und Sozialbereich 32/123 (2012), S. 83–104.
Karte, Helmut: Ursachen und Verhütung von Fehlbildungen. Die Medizinische 15 (1958), S. 583–587.
Kaufung, Carolin/Holtmann, Martin/Boege, Isabel: Die Entwicklung der psychopharmakologischen Behandlung von 1952 bis 1957 in den kinder- und jugendpsychiatrischen Kliniken Weissenau und Gütersloh. Zeitschrift für Kinder- und Jugendpsychiatrie, 49/3 (2019), S. 1–10.
Kavemann, Barbara/Graf-van Kesteren, Annemarie/Rothkegel, Sibylle/Nagel, Bianca: Erinnern, Schweigen und Sprechen nach sexueller Gewalt in der Kindheit, Wiesbaden 2016.
Kersting, Franz-Werner: Anstaltsärzte zwischen Kaiserreich und Bundesrepublik. Das Beispiel Westfalen, Paderborn 1998.

Kersting, Franz-Werner/Schmuhl, Hans-Walter: Psychiatrie- und Gewalterfahrungen von Kindern und Jugendlichen im St. Johannes-Stift in Marsberg (1945–1980). Anstaltsalltag, individuelle Erinnerung, biographische Verarbeitung, Münster 2018.

Kersting, Franz-Werner/Teppe, Karl/Walter, Bernd (Hg.): Nach Hadamar. Zum Verhältnis von Psychiatrie und Gesellschaft im 20. Jahrhundert, Paderborn 1993.

Kleinewefers, Herbert: Ärztliche Aufklärungspflicht und Rechtsprechung des Bundesgerichtshofes. Fortschritte der Medizin 80 (1962), S. 235–236.

Klinda, Gergely: Zur Geschichte der Pneumencephalographie, Diss. Med. Berlin 2010.

Kluge, Karl-Josef: Entwicklungsphänomene, Pubertätsprobleme und sexualpädagogische Aufklärung Kinder und Jugendlicher, Gutachterliche Äußerungen zu Pubertätsproblemen und zur sexuellen Aufklärung der Dysmelie-Kindern, sonstiger körperbehinderter Kinder, lern- und geistig behinderter Kinder und verhaltensgestörter Kinder, zusammengestellt und bearbeitet von Karl J. Kluge im Auftrag des Bundesministerium für Jugend, Familie und Gesundheit, Neuburgweier 1971.

Knörr, Karl: Der heutige Stand der Mißbildungsforschung. Deutsche Medizinische Wochenschrift 86 (1961), S. 1975–1979.

Kobi, Emil E.: Grundfragen der Heilpädagogik und der Heilerziehung, Bern u. a. 1977.

Köhler-Saretzki, Thomas: Heimerziehung damals und heute – eine Studie zu Veränderungen und Auswirkungen der Heimerziehung über die letzten 40 Jahre!, Berlin 2009, zgl. Univ. Diss. Köln 2008.

Köster, Markus: Jugend, Wohlfahrtsstaat und Gesellschaft im Wandel. Westfalen zwischen Kaiserreich und Bundesrepublik, Paderborn 1999.

Kohlhaas, Max: Experimente, in: Kuhn, Richard R. (Hg.): Das gesamte Recht der Heilberufe, Berlin 1958, S. I/423f.

Kohlhaas, Max: Ärztliche Pflichten bei der Verabreichung neuer Arzneimittel (Versuchspräparate bzw. noch nicht registrierte Medikamente). Münchener Medizinische Wochenschrift 50 (1964), S. 2281–2288.

Kohlhaas, Max: Medizin und Recht, München 1969.

Kohut, Thomas: Empathie in der Geschichtswissenschaft. Einfühlendes Verstehen der menschlichen Vergangenheit, Frankfurt 2023.

Koschuh, Bernt: Zwangssterilisation bei Heimkindern, 2012. https://wien.orf.at/v2/news/stories/2550401/ [Letzter Zugriff 02.03.2025].

Krebs, Heinz: Psychopharmako-therapeutische Hilfen bei der Behandlung schwererziehbarer und verhaltensgestörter Jugendlicher, in: Herrmann Stutte (Hg.): Jugendpsychiatrische Probleme und Aufgaben in der öffentlichen Erziehungshilfe, Hannover 1967, S. 41–61

Kröger, Rainer/Schrapper, Christian (Hrsg.): Fürsorgeerziehung der 1950er und 1960er Jahre. Stand und Perspektiven, aktueller Forschung, Dokumentation eines ExpertInnengesprächs am 3. Juni 2009 in Koblenz (2009).

Kuhlmann, Carola: „So erzieht man keinen Menschen". Lebens- und Berufserinnerungen aus der Heimerziehung der 50er und 60er Jahre, Wiesbaden 2008.

Laudien, Karsten: Psychiatrisches Pflegeheim Dobbertin, in: Fangerau, Heiner/Dreier-Horning, Anke/Hess, Volker/Laudien, Karsten/Rotzoll, Maike (Hg.): Leid und Unrecht. Kinder und Jugendliche in Behindertenhilfe und Psychiatrie der BRD und DDR 1949 bis 1990, Köln 2021, S. 511–534.

LeFrancois, Brenda A.: Adultism, in: Teo, Thomas (Hg.): Encyclopedia of Critical Psychology, New York 2014.

Leber, Aloys (Hg.): Heilpädagogik, Darmstadt 1980.

Lenhard-Schramm, Niklas: Das Land Nordrhein-Westfalen und der Contergan-Skandal. Gesundheitsaufsicht und Strafjustiz in den „langen sechziger Jahren", Göttingen 2016.

Lenhard-Schramm, Niklas: Vorstudie zur Erforschung des Medikamenteneinsatzes in Kinderheimen, Einrichtungen der Öffentlichen Erziehung und heilpädagogischen und psychiatrischen Anstalten erstellt im Auftrag des MGEPA NRW 17.03.2017. Münster. https://www.landtag.nrw.de/portal/WWW/dokumentenarchiv/Dokument/MMI17-20.pdf [Letzter Zugriff 24.02.2025].

Lenhard-Schramm, Niklas: Sachverhaltsaufklärung zum Handeln deutscher Aufsichtsbehörden bei Registrierung, Zulassung, Arzneimittelsicherheit und Marktrücknahme des hormonellen Schwangerschaftstests „Duogynon", o. O. 2022. https://www.bundesgesundheitsministerium.de/fileadmin/Dateien/5_Publikationen/Ministerium/Berichte/Sachverhaltsaufklaerung_Duogynon_bf_NLS.pdf [Letzter Zugriff 24.02.2025].

Lenhard-Schramm, Niklas: Die Duogynon-Affäre: Staatliche Arzneimittelregulierung in der Bundesrepublik zwischen Öffentlichkeit, Recht und Medizin 1949–1981, Göttingen 2025.

Lenhard-Schramm, Niklas/Rating, Dietz/Rotzoll, Maike: Göttliche Krankheit, kirchliche Anstalt, weltliche Mittel: Arzneimittelprüfungen an Minderjährigen im Langzeitbereich der Stiftung Bethel in den Jahren 1949 bis 1975, Bielefeld 2022.

Levsen, Sonja: Autorität und Demokratie. Eine Kulturgeschichte des Erziehungswandels in Westdeutschland und Frankreich 1945–1975, Göttingen 2019.

Liebsch, Katharina: Zwischen Enhancement und Stigmatisierung: Medikalisierung kindlichen Verhaltens als (neue) Umgangsform mit sozialer Selektion und Exklusion. In: Diskurs Kindheits- und Jugendforschung. Heft 4/4 (2009), S. 499–511.

Liesveld, Jane: Eosinophilie. In: MSD Manual Profi-Ausgabe 2024. https://www.msdmanuals.com/de/profi/hämatologie-und-onkologie/störungen-der-eosinophilen/eosinophilie [Letzter Zugriff 13.05.2025].

Lindner, Lena Maria Elisabeth: Ausbruch einer hochinfektiösen, lebensbedrohlichen Erkrankung in Nordrhein-Westfalen. Welche Erfahrungen der Pockenausbrüche in NRW können in die heutige Zeit übertragen werden? Diss. Med. Uni Düsseldorf 2016.

Lindner, Ulrike: Gesundheitspolitik in der Nachkriegszeit. Großbritannien und die Bundesrepublik Deutschland im Vergleich, München 2004.

Loch, Ulrike: Heilpädagogik, totale Institutionalisierung und sexualisierte Gewalt, Österreichische Zeitschrift für Soziologie 50(1) (2025).

Löffelbein, Nils: Erziehungs- und Pflegeanstalt Haus Hall in Gescher, in: Fangerau, Heiner/Dreier-Horning, Anke/Hess, Volker/Laudien, Karsten/Rotzoll, Maike (Hg.): Leid und Unrecht. Kinder und Jugendliche in Behindertenhilfe und Psychiatrie der BRD und DDR 1949 bis 1990, Köln 2021a, S. 333–366.

Löffelbein, Nils: Rheinische Landesklinik für Jugendpsychiatrie in Bonn, in: Fangerau, Heiner/Dreier-Horning, Anke/Hess, Volker/Laudien, Karsten/Rotzoll, Maike (Hg.): Leid und Unrecht. Kinder und Jugendliche in Behindertenhilfe und Psychiatrie der BRD und DDR 1949 bis 1990, Köln 2021b, S. 593–615.

Löffelbein, Nils/Kaminsky, Uwe: Rechtliche Aspekte der Einweisung und Unterbringung. BRD 1949–1975, in: Fangerau, Heiner/Dreier-Horning, Anke/Hess, Volker/Laudien, Karsten/Rotzoll, Maike (Hg.): Leid und Unrecht. Kinder und Jugendliche in Behindertenhilfe und Psychiatrie der BRD und DDR 1949 bis 1990, Köln 2021, S. 81–117.

Martini, Paul/Oberhoffer, Gerhard/Welte, Eduard: Methodenlehre der therapeutisch-klinischen Forschung, 4. völlig neu bearb. Aufl., Berlin 1968.

Meier, Marietta: Spannungsherde. Psychochirurgie nach dem Zweiten Weltkrieg, Göttingen 2015.

Meier, Marietta/König, Mario/Tornay, Magaly: Testfall Münsterlingen. Klinische Versuche in der Psychiatrie, 1940–1980, Zürich 2019.

Meinertz, Friedrich: Heilpädagogik, Bad Heilbrunn 1962.

Meysen, Thomas/Paulus, Mareike/Derr, Regine/Kindler, Heinz: Sexueller Kindesmissbrauch und die Arbeit der Jugendämter, Berlin 2023. https://www.aufarbeitungskommission.de/wp-content/uploads/Fallstudie_Sexueller-Kindesmissbrauch-und-die-Arbeit-der-Jugendaemter_bf.pdf (Letzter Zugriff 17.02.2024).

Miquel, Marc v.: Rezension zu: Lenhard-Schramm, Niklas: Die Duogynon-Affäre: Staatliche Arzneimittelregulierung in der Bundesrepublik zwischen Öffentlichkeit, Recht und Medizin 1949–1981, Göttingen 2025, in: H-Soz-Kult 11.06.2025 https://www.hsozkult.de/publicationreview/id/reb-154173 (Letzer Zugriff 12.06.2025)

Miquel, Marc v.: Verschickungskinder in Nordrhein-Westfalen nach 1945. Organisation, quantitative Befunde und Forschungsfragen, Düsseldorf 2021, unter: https://www.landtag.nrw.de/portal/WWW/dokumentenarchiv/Dokument/MMV17-6308.pdf. [Letzter Zugriff 02.03.2025].

Misoch, Sabina: Qualitative Interviews. 2., erw. u. aktual. Aufl., Berlin, Boston 2019.

Müller-Jahnke, Wolf-Dieter/Friedrich, Christoph/Meyer, Ulrich: Arzneimittelgeschichte, 2. Aufl., Stuttgart 2005.

Müller-Lyer, Franz: Soziologie der Leiden, München 1914.

Mundinger, Fritz: Stereotaktische Operationen am Gehirn. Grundlagen – Indikationen – Resultate, Stuttgart 1975.

Mutschler, Ernst: Arzneimittelwirkungen; Lehrbuch der Pharmakologie und Toxikologie, Stuttgart 1991.

Niederhäuser, Sven: Urteilsunfähige werden ohne Zustimmung sterilisiert. Organisationen und Behörden vermuten eine Dunkelziffer von illegal durchgeführten Sterilisationen bei Urteilsunfähigen, 2023. https://www.srf.ch/news/schweiz/illegale-zwangsmassnahmen-urteilsunfaehige-werden-ohne-zustimmung-sterilisiert [Letzter Zugriff 02.03.2025].

Niedziolka, Katharina, Rechtliche Rahmenbedingungen der Anwendungsbeobachtung bei Arzneimitteln, Berlin 2012.

Nissen, Gerhardt: Psychisch gestörte Kinder und Jugendliche gestern und heute. Persönliche Erinnerungen aus 60 Jahren, Gießen 2009.

Noack, Thorsten: Eingriffe in das Selbstbestimmungsrecht des Patienten. Juristische Entscheidungen, Politik und ärztliche Positionen 1890–1960, Frankfurt/Main 2004.

Nützenadel, Alexander/Hauser, Nils/Krautter, Jonathan/Münzel, Martin/Pösche, Helge Jonas/Rudeck, Lena: Abschlussbericht zum Forschungsprojekt: Die Geschichte der Kinderkuren und Kindererholungsmaßnahmen in der Bundesrepublik 1945–1989, Freiburg 2025.

Oppermann, Carolin/Schröder, Julia: Der Ort der Betroffenen in der Aufarbeitungsforschung. Diskurs Kindheits- und Jugendforschung/Discourse. Journal of Childhood and Adolescence Research 2 (2024), S. 169–187.

Osten, Philipp: Pockengift. Geschichten aus der Berliner Impfbibliothek. Kursbuch 57/206 (2021), S. 20–46.

Pethes, Nicolas/Griesecke, Birgit/Krause, Marcus/Sabisch, Katja (Hg.). Menschenversuche. Eine Anthologie 1750–2000, Frankfurt am Main 2008.

Peukert, Detlev: Grenzen der Sozialdisziplinierung, Aufstieg und Krise der deutschen Jugendfürsorge von 1878 bis 1932, Köln 1986.

Pilaski, Jürgen: Zur Geschichte der Landesimpfanstalt Nordrhein-Westfalen, Düsseldorf 1978.

Pimm, Jonathan: Profile: Dr Bourne's identity – credit where credit's due. The Psychiatric Bulletin 38 (2014), S. 83, doi:10.1192/pb.bp.113.046060.

Plato, Alexander v: Oral History als Erfahrungswissenschaft. Zum Stand der „muendlichen Geschichte" in Deutschland. Bios, 4/1 (1991), S. 97–119.

Plato, Alexander v: Zeitzeugen und historische Zunft. Erinnerung, kommunikative Tradierung und kollektives Gedächtnis in der qualitativen Geschichtswissenschaft. Ein Problemaufriss. Bios, 13/1 (2000), S. 5–29.

Proksch, Nataly: Behandlung der Reisekrankheit bei Kindern. Ärztliche Praxis 11/45 (1959), S. 3–7.

Rexroth, Christian/Bussiek, Dagmar/Castell, Rolf: Hermann Stutte. Die Bibliographie, Göttingen 2003.

Richter, Johannes: Verschickungskinder im Spannungsfeld von Citizen-Science, Reconciliation Policies und Nutzer*innen- Forschung – Einblicke in eine geschichtspolitische Arena, in: Gather, Katharina/Grube, Norbert/Schwerdt, Ulrich (Hg.): Das Historische als Argument. Geschichtsbezüge in Bildungsdebatten, Frankfurt am Main 2024, S. 199–217.

Riederer, Peter/Laux, Gerd/Pöldinger, Walter (Hg.): Neuro-Psychopharmaka: ein Therapie-Handbuch, Band 1. Allgemeine Grundlagen der Pharmakopsychiatrie, Wien/New York 1992.

Röhl, Anja: Das Elend der Verschickungskinder. Kinderheime als Orte der Gewalt, Berlin 2., korr. Aufl. 2022.

Roelcke, Volker: Erbbiologie und Kriegserfahrung in der Kinder- und Jugendpsychiatrie in der frühen Nachkriegszeit: Kontinuitäten und Kontexte bei Herrmann Stutte, in: Fangerau, Heiner/Topp, Sascha/Schepker, Klaus (Hg.): Kinder- und Jugendpsychiatrie im Nationalsozialismus und in der Nachkriegszeit. Zur Geschichte einer Konsolidierung, Berlin 2017, S. 117–146.

Roelcke, Volker: Psychiatrische Diagnosen im Wandel. Soziale und kulturelle Dimensionen bei der Deutung und Prävalenz psychischer Störungen in historischer Perspektive, in: Freytag, Holger/Krah, Gordon/Krahl, Christina/Thomann, Klaus-Dieter (Hg.): Psychotraumatologische Begutachtung. Gesellschaftlicher Hintergrund, klinisches Bild psychischer Störungen, psychiatrische und psychologische Begutachtung, Frankfurt am Main 2011, S. 25–48.

Rose, Wolfgang/Fuchs, Petra/Beddies, Thomas: Diagnose „Psychopathie". Die urbane Moderne und das schwierige Kind. Berlin 1918–1933, Wien/Köln/Weimar 2016.

Rosenthal, Gabriele/Loch, Ulrike: Das Narrative Interview, in: Qualitative Gesundheits- und Pflegeforschung. Bern, Göttingen, Toronto, Seattle 2002, S. 221–232.

Rudloff, Wilfried/Kersting, Franz-Werner/Miquel, Marc v./Thießen, Malte (Hg.): Ende der Anstalten? Großeinrichtungen, Debatten und Deinstitutionalisierung seit den 1970er Jahren, Paderborn 2022.

Runder Tisch Heimerziehung: Abschlussbericht des Runden Tisches „Heimerziehung in den 50er und 60er Jahren", Berlin 2010. https://www.agj.de/fileadmin/files/publikationen/RTH_Abschlussbericht.pdf [Letzter Zugriff 09.05.2024].

Sachße, Christoph/Tennstedt, Florian: Geschichte der Armenfürsorge in Deutschland, Band 1–4, Stuttgart et al. 1980–2012.

Sauerteig, Lutz, Ethische Richtlinien, Patientenrechte und ärztliches Verhalten bei der Arzneimittelerprobung (1892–1931). Medizinhistorisches Journal 35 (2000), S. 303–334.

Schack, Winfried: Klinische Untersuchungen zur Vitamin T-Behandlung der Dystrophie im Kindesalter. Diss. Med. Med. Akad. Düsseldorf 1952.

Schepker, Klaus/Kölch, Michael: Die Kinder- und Jugendpsychiatrie der Nachkriegszeit – erst eine historische Kontextualisierung kann die Hintergründe klären. Zeitschrift für Kinder- und Jugendpsychiatrie und Psychotherapie 49/3 (2021), S. 157–161.

Schepker, Klaus/Kölch, Michael: Psychopharmaka in den 1950ern – zur Verwissenschaftlichung einer Debatte. Zeitschrift für Kinder- und Jugendpsychiatrie und Psychotherapie 45/5 (2017), S. 417–424.

Schildt, Axel: In der Welt historischer Kommissionen. Oder: Die Spezifik der Deutsch-Italienischen Historikerkommission, in Cornelißen, Christoph/Pezzino, Paolo (Hg.): Historikerkommissionen und historische Konfliktbewältigung, Berlin 2018, S. 315–328.

Schmiedebach, Heinz-Peter: Eine „antipsychiatrische" Bewegung um die Jahrhundertwende, in: Dinges, Martin (Hg.): Medizinkritische Bewegungen im Deutschen Reich (ca. 1879–ca. 1933), Stuttgart 1996, S. 127–159.

Schmitz, Hermann: Die Psychopharmaka im Anwendungsbereich der Kinder- und Jugendpsychiatrie, in: Abteilung Gesundheitspflege des Landschaftsverbandes Rheinland (Hg.): 4. Ärztliche Fortbildungstagung des Landschaftsverbandes Rheinland am 18. und 19. Oktober 1962 im Rheinischen Landeskrankenhaus Bedburg-Hau, Köln 1962, S. 106–110.

Schmuhl, Hans-Walter: Kur oder Verschickung? Die Kinderkuren der DAK zwischen Anspruch und Wirklichkeit, Hamburg 2023.

Schmuhl, Hans-Walter (Hg.): Hundert Jahre Jugendhilfe Hephata-Diakonie 1908–2008, Bielefeld 2008.

Schmuhl, Hans-Walter/Wilke, Karsten: Die Landesheilkinderstätte Mammolshöhe und ihr Direktor Werner Catel. Fürsorge, Therapie und unethische Forschung 1927–1954, Paderborn 2025.

Schmuhl, Hans-Walter/Winkler, Ulrike: Gewalt in der Körperbehindertenhilfe, das Johanna-Helenen-Heim in Volmarstein von 1947 bis 1967, Bielefeld 2010.

Schmuhl, Hans-Walter/Winkler, Ulrike: „Als wären wir zur Strafe hier." Gewalt gegen Menschen mit geistiger Behinderung – der Wittekindshof in den 1950er und 1960er Jahren, Bielefeld 2011.

Schmuhl, Hans-Walter/Winkler, Ulrike: „Der das Schreien der jungen Raben nicht überhört" – der Wittekindshof – eine Einrichtung für Menschen mit geistiger Behinderung, 1887 bis 2012, Bielefeld 2012.

Schmuhl, Hans-Walter/Winkler, Ulrike (Hg.): Welt in der Welt. Heime für Menschen mit geistiger Behinderung in der Perspektive der Disability History, Stuttgart 2013.

Schröter, Niklas Arzneimittelstudien an Kindern in der frühen Bundesrepublik – Eine Untersuchung der geltenden Vorschriften und Rechtspraxis am Beispiel der Erprobung des Wirkstoffs Thalidomid, MedR 41 (2023), S. 538–546.

Schuch, Martina, Verschickungsheime in Bonn Oberkassel, 2024. https://kinderverschickungen-nrw.de/oberkassel-orte-des-grauens [Letzter Zugriff 07.03.2015].

Schuhr, Jan C.: Kommentierung von §§ 133 bis 136a StPO einschließlich einer Vorbemerkung, in: Knauer, Christoph/Kudlich, Hans/Schneider, Hartmut (Hg.): Münchener Kommentar zur Strafprozessordnung (in 3 Bänden), Band 1 (§§ 1–150 StPO), 2. Aufl., München 2023, S. 2587–2722.

Schulz, Gertraude: Verzeichnis der Erziehungsheime und Sondereinrichtungen für Minderjährige in der Bundesrepublik Deutschland und Berlin. 6., erw. Aufl., Hannover 1959.

Schwerdtner, Lilian: Sprechen und Schweigen über sexualisierte Gewalt. Ein Plädoyer für Kollektivität und Selbstbestimmung, Münster 2023.

Seegers, Lu: „Vati blieb im Krieg". Vaterlosigkeit als generationelle Erfahrung im 20. Jahrhundert – Deutschland und Polen, Göttingen 2013.

Seifert, Otto: Die Nebenwirkungen der modernen Arzneimittel, Würzburg 1915.

Seyfarth, Carly: Der Arzt im Krankenhaus („Ärzte-Knigge"). Über den Umgang mit Kranken und über Pflichten, Kunst und Dienst der Krankenhausärzte, 5. durchges. und verb. Aufl., Leipzig 1946.

Sigusch, Volkmar: Medizinische Experimente am Menschen: das Beispiel Psychochirurgie, Berlin 1977.

Simon, Kurt: Aussprache, in: Kaufmann, Friedrich: Verhandlungen der Deutschen Gesellschaft für Innere Medizin, Berlin/Heidelberg 1955, S. 421.

Simon, Kurt: Poliomyelitis-Schluckimpfung (Typ II) und Tuberkulose. Deutsche Medizinische Wochenschrift 88/46 (1963), S. 2251–2252.

Sommer, H. R.: Klinische Erfahrungen mit Fluphenazin (OMCA) in der psychiatrischen Klinik. Münchener Medizinische Wochenschrift 31/104 (1962), S. 1639–1641.

Spaemann, Robert: Grenzen der Verantwortung, in: Heidbrink, Ludger/Hirsch, Alfred: Staat ohne Verantwortung? Zum Wandel der Aufgaben von Staat und Politik, Frankfurt am Main 2007, S. 39–41.

Sparing, Frank: Medikamentenvergabe und Medikamentenerprobung an Kindern und Jugendlichen. Eine Untersuchung zu kinder- und jugendpsychiatrischen Einrichtungen des Landschaftsverbandes Rheinland 1953 bis 1975, Berlin 2020.

Spitczok von Brisinski, Ingo: Prof. Dr. Gerhard Bosch zum 90. Geburtstag. Forum für Kinder- und Jugendpsychiatrie, Psychosomatik und Psychotherapie 2 (2008), S. 4–11.

Stauffer, Jill: Ethical Loneliness: The Injustice of Not Being Heard, Columbia 2015.

Stille, G./Brunckow, I./Kröger, H.: Die pharmakologische Wirkung des 5,5-Phenyl-äthyl-3-(βdiäthylamino-äthyl)-2,4,6-trioxo-hexahydropyrimidin-hydrochlorid (Hexamid). Arzneimittel-Forschung 6, (1956), S. 482–489.

Stöckmann, Fritz: Pubertätsschwierigkeiten, sexuelle Störungen und ihre medikamentöse Beeinflussung, in: Kluge, Karl-Josef: Entwicklungsphänomene, Pubertätsprobleme und sexualpädagogische Aufklärung Kinder und Jugendlicher, Gutachterliche Äußerungen zu Pubertätsproblemen und zur sexuellen Aufklärung der Dysmelie-Kindern, sonstiger körperbehinderter Kinder, lern- und geistig behinderter Kinder und verhaltensgestörter Kinder, zusammengestellt und bearbeitet von Karl J. Kluge im Auftrag des Bundesministerium für Jugend, Familie und Gesundheit, Neuburgweier 1971, S. 84–99.

Strehl, Waldemar/Brosswitz, Alfons: Klinische Beobachtungen über die Wirkung von UCB 6215 auf einige Hirnfunktionen bei Schulkindern im doppelten Blindversuch. Therapiewoche, 22(36), (1972), S. 2976–2979.

Swazey, Judith P.: Chlorpromazine in Psychiatry. A Study of therapeutic Innovation, Cambridge/Mass. 1974.

Swiderek, Thomas: Das Rheinische Landesjugendheim Halfeshof, Solingen, in: Henkelmann, Andreas/Kaminsky, Uwe/Pierlings, Judith/Swiderek, Thomas/Banach, Sarah (Hg.): Verspätete Modernisierung. Öffentliche Erziehung im Rheinland – Geschichte der Heimerziehung in Verantwortung des Landesjugendamtes (1945–1972). Essen 2011, S. 171–184.

ten Have, Henk: Vulnerability as a New Perspective on Ethical Challenges in Healthcare, in: Achella, Stefania/Marazia, Chantal (Hg.). Vulnerabilities. Rethinking Medicine Rights and Humanities in Post-pandemic, Cham 2023, S. 209–223.

Taupitz, Jochen: Die Standesordnungen der freien Berufe: Geschichtliche Entwicklung, Funktionen, Stellung im Rechtssystem, Berlin/New York 1991.

Thießen, Malte: Immunisierte Gesellschaft. Impfen in Deutschland im 19. und 20. Jahrhundert, Göt tingen 2017.

Tiefel, Sandra/Zeller, Maren (Hg.): Vertrauensprozesse in der Sozialen Arbeit, Baltmannsweiler 2012.

Tölle, Rainer/Schott, Heinz: Historischer Abriss: Geschichte der Psychopharmaka, in: Riederer, Peter Franz, Laux, Gerd (Hg.): Grundlagen der Neuro-Psychopharmakologie, Wien 2010, S. 11–29.

Topp, Sascha: Deutsche Vereinigung für Jugendpsychiatrie. Die Wiedererrichtung der Fachgesellschaft und ihr Wirken in der frühen Bundesrepublik, in: Fangerau, Heiner/Topp, Sascha/Schepker, Klaus (Hg.): Kinder- und Jugendpsychiatrie im Nationalsozialismus und in der Nachkriegszeit. Zur Geschichte einer Konsolidierung, Berlin 2017, S. 295–445.

Trost, Friedrich (Hrsg.): Handbuch der Heimerziehung, Frankfurt a. M. 1966.

Tümmers, Henning: Anerkennungskämpfe. Die Nachgeschichte der nationalsozialistischen Zwangssterilisation in der Bundesrepublik. Wallstein Verlag, Göttingen 2011.
Ubbelohde, Julia: Der Umgang mit jugendlichen Normverstößen, in: Herbert, Ulrich (Hrsg.), Wandlungsprozesse in Westdeutschland, Belastung, Integration, Liberalisierung 1945–1980 (Göttingen 2002), S. 402–435.
Ulbricht, Wolfgang: Neurologie des Kindesalters für Sonder-, Heil- und Sozialpädagogen, Berlin 1977.
Wagenblass, Sabine: Vertrauen in der sozialen Arbeit. Theoretische und empirische Ergebnisse zur Relevanz von Vertrauen als eigenständiger Dimension, Weinheim 2004.
Wagner, Sylvia: Ein unterdrücktes und verdrängtes Kapitel der Heimgeschichte: Arzneimittelstudien an Heimkindern. Sozial. Geschichte online 19 (2016), S. 61–113.
Wagner, Sylvia: Arzneimittel und Psychochirurgie. Der Einsatz von Medikamenten zur Sedierung, Arzneimittelstudien und Stereotaxie in den Rotenburger Anstalten 1950–1980, in: Wilke, Karsten/Schmuhl, Hans-Walter/Wagner, Sylvia/Winkler, Ulrike: Hinter dem grünen Tor. Die Rotenburger Anstalten der Inneren Mission, 1945–1975, Bielefeld 2018, S. 305–368.
Wagner, Sylvia: Arzneimittelprüfungen an Heimkindern von 1949 bis 1975 in der Bundesrepublik Deutschland unter besonderer Berücksichtigung der Neuroleptika sowie am Beispiel der Rotenburger Anstalten der Inneren Mission. Diss. Math.-Nat. Uni Düsseldorf 2019.
Wagner, Sylvia: Arzneimittelversuche an Heimkindern zwischen 1949 und 1975, Frankfurt am Main 2020.
Wagner, Sylvia: Arzneimittelprüfung und „soziale Medikation", in: Wilke, Karsten/Schmuhl, Hans-Walter/Wagner, Sylvia/Winkler, Ulrike, „Es sollte doch alles besser werden". Die Behindertenhilfe der Rummelsberger Diakonie 1945 bis 1995, Bielefeld 2021, S. 381–453.
Wagner, Sylvia/Wiebel, Burkhard: „Verschickungskinder" – Einsatz sedierender Arzneimittel und Arzneimittelprüfungen. Ein Forschungsansatz. Sozial. Geschichte online 28 (2020), S. 11–42.
Wapler, Friederike: Die Situation von Kindern und Jugendlichen in den Jahren 1949 bis 1975 in der Bundesrepublik Deutschland sowie in den Jahren 1949 bis 1990 in der Deutschen Demokratischen Republik in Einrichtungen der Behindertenhilfe, Göttingen 2013.
Weber, Matthias M.: Die Entstehung der modernen Psychopharmakologie. Heilanspruch und Heilvermögen eines psychiatrischen Therapiesystems aus medizinhistorischer Sicht. Medizin, Gesellschaft und Geschichte 19 (2000), S. 123–142.
Wehner, Christoph: Kinder- und Jugendrehabilitation in Deutschland. Historische Entwicklungslinien, in: Wehner, Christoph (Hg.): Aufbrüche in der Rehabilitation. Geschichte und Gegenwart der Rehabilitation in der gesetzlichen Rentenversicherung, Bochum 2019, S. 58–77.
Wensierski, Peter: „Hat laut geschrien". Der Spiegel (2016), Heft 48, 26.11.2016, S. 80–81.
Wensierski, Peter: Schläge im Namen des Herrn. Die verdrängte Geschichte der Heimkinder in der Bundesrepublik, München 2006.
Werner, Micha H.: Stichwort Verantwortung. in: Düwell, Marcus/Hübenthal Christoph/Werner, Micha H. (Hg.): Handbuch Ethik, Stuttgart 2006, S. 521–527.
Widok-Koenig, Ute: Zytologische Befunde im Rachenabstrich nach Pockenschutzerstimpfung. Diss. Med. Uni Düsseldorf 1977.
Winau, Rolf: Medizin und Menschenversuch, in: Wiesemann, Claudia/Frewer, Andreas (Hg.): Medizin und Ethik im Zeichen von Auschwitz. 50 Jahre Nürnberger Ärzteprozeß, Erlangen/Jena 1996, S. 13–29.
Winkler, Martina: Kindheitsgeschichte, Version: 1.0, in: Docupedia-Zeitgeschichte, 17. Oktober 2016.
Winkler, Ulrike: „Den eigenen Weg finden". 100 Jahre Jugendhilfe Hephata (1908–2008) in: Schmuhl, Hans-Walter (Hg.): Hundert Jahre Jugendhilfe Hephata Diakonie, Bielefeld 2008, S. 16–50.
Winkler, Ulrike: „Was sagt uns die Geschichte?" – Erfahrungen in der Aufarbeitung aus historischer Perspektive. Vortrag anlässlich der BeB Fachtagung „Gegen unsere Ohnmacht im Umgang mit Gewalt." vom 30. Januar bis 1. Februar 2011 in Hofgeismar. 2011. https://beb-ev.de/files/pdf/2011/dokus/gewalt/Vortrag_Winkler.pdf [Letzter Zugriff 20.03.2025].
Wohlrab, Rudolf: Die Pockenschutzimpfung, in: Spiess, Heinz (Hg.): Schutzimpfungen, Stuttgart 1958, S. 172–204.
Wolff, Stephan: Wie kommt die Praxis zu ihrer Theorie? Über einige Merkmale praxissensibler Sozialforschung, in: Kalthoff, Herbert/Hirschauer, Stefan/Lindemann, Gesa (Hg.): Theoretische Empirie, Frankfurt a. M. 2008, S. 234–259.

Wolters, Christine/Beyer, Christof/Lohff, Brigitte (Hg.): Abweichung und Normalität. Psychiatrie in Deutschland vom Kaiserreich bis zur Deutschen Einheit, Bielefeld 2013.
Wrete, Martin (1955). Die kongenitalen Mißbildungen. Ihre Ursachen und Prophylaxe, Stockholm 1955.
Zaft, Matthias: Der erzählte Zögling. Narrative in den Akten der deutschen Fürsorgeerziehung, Bielefeld 2011.
Zukunftsforum Heimerziehung (Hg.): Zukunftsimpulse für die Heimerziehung. Eine nachhaltige Infrastruktur mit jungen Menschen gestalten, Frankfurt/Main 2021. https://igfh.de/publikationen/broschueren-expertisen/zukunftsimpulse-fuer-heimerziehung [Letzter Zugriff 02.03.2025].

Zitierte Archivbestände

LWL-Archivamt für Westfalen (Archiv LWL): 103/223, 103/224, 132/1955, 513/1 bis 1418, 620/3406, 661/323, 631/6, 631/7, 665/97, 665/99, 665/106, 665/112, 665/139, 665/166, 665/181, 665/182, 665/214, 665/219, 665/221, 665/222, 665/270, 665/297, 665/321, 665/307, 665/352, 665/358, 665/383, 665/413, 665/444, 665/469, 665/551, 665/579, 665/606, 665/679, 665/693, 665/758, 665/820, 665/852, 665/882, 665/899, 665/917, 665/930, 665/1087, 665/1120 bis 1431, 665/1639, 665/1640, 665/1641

Archiv des Landschaftsverbandes Rheinland, Brauweiler (ALVR): 31360, 38524, 38662, 38665, 39383, 41033, 41021, 41271,77618, 77623, 77655, 77659, 77689, 77865, 77800, 77859,77870, 77873, 77905, 77944, 77949, 77971, 79174, 79233, 81725, 81976, 82494, 82496, 82645, 82653, 82753, 82862, 82896, 82952, 83129, 83161, 83241, 83270, 83387, 83389, 83458, 39383, 100494, 100937

Bayer AG, Bayer Archives Leverkusen (BAL): Humananzeigen A-Z 166-008; Akte Nr. 316-3.23; 316-326; 367-324; 367-326, 367-339; 367-637; 367-639; 5229 A

Bundesarchiv Koblenz (BArch)
BArch B 142/46,
BArch B 142/47
BArch B 142/44

Landesarchiv NRW (LAV NRW R)
-LAV NRW R, NW 328-103, Jahresbericht der Landesimpfanstalt Düsseldorf für das Jahr 1962
-LAV NRW R, NW 328-104, Jahresbericht der Landesimpfanstalt Düsseldorf für das Jahr 1963.

Patientenaktenarchiv der Evangelischen Stiftung Hephata
Bewohner/Krankenakten Jahrgänge 1930–1978

Stadtarchiv Bonn (StABN)
StABN Amt 53 Zug. 1886 Nr. 242

Stadtarchiv Solingen
-SG 9206
-SG 9207

Weitere zur Prüfung durchgesehene Archivbestände:
Landesarchiv NRW (LAV NRW R): NW 23: Nr. 19 Bd. 2 / NW 42: Nr. 68,69, 187 / NW 43: Nr. 391, 395, 425 / NW 75: Nr. 307, 308, 656, 736 / NW 88: Nr. 627, 634 / NW 105: Nr. 461, 501 / NW 160: Nr. 18, 22, 24, 58, 46 / NW 169: Nr. 2, 20, 39, 46, 47, 64, 68, 80, 89, 171, 202, 211, 216 / NW 184: Nr. 16, 20, 44, 46, 47, 64, 68, 80, 89, 131, 171, 173, 211, 216/ NW 271: Nr. 177 / NW 278: Nr. 19 / NW 328: Nr. 78–97, 100, 103–105 / NW 350: Nr. 46, 144 / NW 366: Nr. 33 / NW 372: Nr. 194, 796 / NW 423: Nr. 325, 327 / NW 471: Nr. 136 / NW 506: Nr. 454, 464, 519, 521, 524 / NW 583: Nr. 2250, 2251 / NW 945: Nr. 5, 6, 77, 104, 124 / NW 1207: Nr. 38, 50 / NW 1278: Nr. 123
BR 2041 Nr. 35, 36
Gerichte Rep. 115 Nr. 4725, 4877, 5441
Gerichte Rep. 139 Nr. 8,9
Gerichte Rep. 578 Nr. 149, Nr. 1376
Gerichte Rep. 587 Nr. 570, 571, 572, 573, 588, 589,593, 594

11. Abbildungsverzeichnis